Buchrezensionen

Ich habe seit den frühen 1980er Jahren Neugeborene bis hin zu Erwachsenen mit oralen Restriktionen untersucht und behandelt und habe noch nie eine so vollständige und gründliche Zusammenfassung zu diesem Thema gesehen. Dr. Baxter hat alles abgedeckt! Seine eigenen Erfahrungen waren seine große Motivation, dieses Buch zu schreiben, welches eine Pflichtlektüre für Eltern, Ärzte, Zahnärzte, StillberaterInnen und Therapeuten aller Art ist.

Greg Notestine, DDS, AAACD
Gründungsmitglied und ehemaliger Direktor der International Affiliation of Tongue-Tie Professionals (IATP)

Es gibt kein schöneres Gefühl, als zu sehen, dass es mir gelungen ist, Menschen wie Dr. Baxter dazu anzuregen, den Wissensfundus in Bezug auf orale Restriktionen zu erweitern! Die Weitergabe dieses Wissens ist notwendig, um das Gesundheitswesen und die Eltern darüber aufzuklären, dass restriktives orales Gewebe die Ursache vieler potenzieller Probleme im orofazialen Bereich ist. Es ist immens wichtig, die Zunge bei Untersuchungen mit einzuschließen, da sie nicht nur ein Muskel, sondern ein Teil unseres Körpers ist, der viele Körpersysteme, das Wachstum und die Entwicklung eines Kindes, die Sprache und vieles mehr beeinflussen kann. Ich gratuliere Ihnen zu diesem ausgezeichneten Buch.

Larry Kotlow, DDS
Pionier und weltweit anerkannter Experte für orale Restriktionen

"Zungenband" ist ein revolutionäres Hilfsmittel für Eltern, Patienten und Fachleute gleichermaßen. Eine derart detaillierte, umfassende und forschungsbasierte Zusammenfassung hat es bis jetzt noch nicht gegeben! Als Sprachpathologe und zertifizierter orofazialer Myologe wird dieses Buch ganz oben in meiner Bibliothek stehen und ich werde es meinen Kollegen, Patienten und Studenten empfehlen. Vielen Dank, dass Sie diese Lücke geschlossen haben!

Autumn R. Henning, MS, CCC-SLP, COM
Gründerin, TOTS Training

Wie erfrischend es ist, eine Quelle für Eltern und Fachleute zu haben, die auf klinischem Fachwissen und aktueller Forschung basiert! "Zungenband" ist eine geradlinige, sinnige Betrachtungsweise des Einflusses von oralen Restriktionen auf die Sprach- und Ernährungsentwicklung.

Melanie Potock, MA, CCC-SLP
***Autorin von* Adventures in Veggieland *und Co-Autorin von* Raising a Healthy Happy Eater**

Als chirurgischer Spezialist und klinischer Forscher auf dem Gebiet der oralen Restriktionen warte ich seit fast 20 Jahren auf eine komplette Zusammenfassung zu diesem Thema. "Zungenband" ist eine höchstwillkommene, längst überfällige Ergänzung des Portfolios. Es sollte sowohl Fachleuten als auch Familien, die weitere Informationen zu diesem Thema suchen, als prägnanter Leitfaden dienen. Danke, Dr. Baxter, dass Sie unser Fachgebiet voranbringen!

Scott A. Siegel, MD, DDS, FACS, FICS, FAAP, DABLS
Mund-, Kiefer- und Gesichtschirurg und Pionier der lasergestützten Lippen- und Zungenbandchirurgie

Dr. Baxter und seine Co-Autoren haben dadurch, dass sie alle aktuellen Informationen über restriktive orale Gewebe und deren gesundheitliche Auswirkungen an einem Ort zusammengetragen haben, herausragende

Arbeit geleistet! Diese Publikation ist das fehlende Bindeglied und wird uns allen helfen, die wir an der umfassenden Patientenversorgung von Neugeborenen bis zu unterdiagnostizierten Erwachsenen beteiligt sind. Gute Arbeit, Dr. Baxter und Team!

Martin A. Kaplan DMD, DABLS
Kinderzahnarzt und Direktor für Laserzahnchirurgie des American Board of Laser Surgery

ZUNGENBAND

Wie ein kleiner Strang unter der Zunge Stillen, Füttern, Sprache, Ernährung und mehr beeinflusst

RICHARD BAXTER, DMD, MS

mit

Megan Musso, MA, CCC-SLP, **Lauren Hughes** , MS, CCC- SLP,
Lisa Lahey, RN, IBCLC, COMS, **Paula Fabbie**, RDH, BS, COM,
Marty Lovvorn, DC, e **Michelle Emanuel** , OTR/L, NBCR, CST
Foreword by **Rajeev Agarwal**, MD, FAAP
Übersetzt von **Dr. med. dent. Maren Mittelhammer**, MHBA

Zungenband: Wie ein kleiner Strang unter der Zunge Stillen, Füttern, Sprache, Ernährung und mehr beeinflusst

Veröffentlicht von Alabama Tongue-Tie Center www.TongueTeAL.com
Informationsanfragen sollten an das Alabama Tongue-Tie Center Info@TongueTieAL.com gerichtet werden.
2480 Pelham Pkwy, Pelham, AL 35124

Erste Ausgabe

Umschlaggestaltung: Kostis Pavlou
Innenarchitektur: Allan Ytac
Redakteure: Barbara Stark Baxter, Christine Ekeroth, Michael McConnell, und Taylor McFarland

Autorenfoto von Christine Ekeroth
Übersetzer: Dr. med. dent. Maren Mittelhammer, MHBA
ISBN-13: 978-1-7325082-7-9
Gedruckt in den Vereinigten Staaten von Amerika

Verlagsdatenbank (Cataloging-in-Publication Data)
Namen: Baxter, Richard Turner, Autor. | Musso, Megan, Autorin. | Hughes, Lauren, Autorin. | Lahey, Lisa, Autorin. | Fabbie, Paula, Autorin. | Lovvorn, Marty, Autor. | Emanuel, Michelle, Autorin. | Agarwal, Rajeev, Vorwort Autor.

Titel: Tongue-tied : how a tiny string under the tongue impacts nursing , feeding , speech , and more / Richard Baxter, DMD, MS ; with Megan Musso, MA, CCC-SLP ; Lauren Hughes, MS, CCC-SLP ; Lisa Lahey, RN, IBCLC ; Paula Fabbie, RDH, BS, COM ; Marty Lovvorn, DC ; and Michelle Emanuel, OTR/L, NBCR, CST ; foreword by Rajeev Agarwal, MD.

Beschreibung: Pelham, AL: Alabama Tongue-Tie Center, 2024

Identifikatoren: ISBN 978-1-7325082-7-9 | LCCN 2018907841

Themen: LCSH Zunge. | Pädiatrische Hals-Nasen-Ohren-Heilkunde. | Stillen. | Sprechen. | Sprachstörungen bei Kindern. | Sprachtherapie für Kinder. | Ernährungsstörungen bei Säuglingen. | Ernährungsstörungen bei Kindern. | Kinderzahnheilkunde. | Kinder-Zahnheilkunde. | BISAC MEDICAL / Pädiatrie | MEDICAL / Zahnmedizin / Allgemein | MEDICAL / Audiologie & Sprachpathologie | MEDICAL / Perinatologie & Neonatologie

Klassifizierung: LCC RF47.C4 .B39 2018 | DDC 618.92/09751--dc23

Die Tantiemen der Autoren aus diesem Buch werden für wohltätige Zwecke gespendet.

Anmerkung: in diesem Buch werden weibliche und männliche Berufsbezeichnungen aufgrund besserer Lesbarkeit nicht explizit getrennt aufgeführt.

Für Hannah, Noelle und Molly,
und für all die Patienten, die wir behandeln durften.

Inhaltsverzeichnis

Danksagungen

Richard Baxter, DMD, MS

Zunächst möchte ich meiner Frau Tara für ihre Unterstützung bei diesem Projekt und ihre liebevolle Erziehung unserer drei Mädchen danken, die alle von einem zu kurzen Zungen- und Lippenbändchen betroffen waren und Still-Schwierigkeiten hatten. Ich danke Dr. Taylor McFarland, Dr. Bobbie Baxter, Christine Ekeroth, Michael McConnell und Lynn Richardson, die unzählige Stunden damit verbracht haben, die Texte zu redigieren und Verbesserungsvorschläge zu machen und die dieses Projekt durch diese Arbeit maßgeblich vorangebracht haben. Ich möchte den Pionieren auf dem Fachgebiet der Ankyloglossie danken, die es Behandlern wie mir durch ihre Arbeit erst ermöglichen, sich um betroffene Familien zu kümmern. Danke an Dr. Larry Kotlow, der mir und Tausenden von anderen Ärzten bei der Beantwortung von Fragen, bei Vorträgen und bei Fragen zu Behandlungsmethoden so unterstützend zur Seite stand. Danke an Dr. Marty Kaplan für seine Unterstützung, Ermutigung und hilfreichen Kurse über Zungenbändchen. Danke an Dr. Bobby Ghaheri für das Schreiben seiner anregenden Blogbeiträge, die Durchsicht des Manuskripts und seine unermüdliche Aufklärungsarbeit als HNO-Arzt bei Zahnärzten, um zur interdisziplinären Zusammenarbeit beizutragen. Viele der Gedanken und Ideen, die in diesem Buch vorgestellt werden, stammen aus Gesprächen mit diesen Menschen und aus Vorträgen, die sie gehalten haben. Und nicht zuletzt haben auch die Patienten mit zu kurzen Zungenbändchen, die wir tagtäglich in unserer Praxis sehen, zu zusätzlichen Erkenntnissen beigetragen. Vielen Dank an Megan, Lauren, Lisa, Paula, Marty, Michelle und Rajeev, die zu diesem Buch beigetragen und viele, viele Stunden darauf verwendet haben, dieses Buch Wirklichkeit werden zu lassen. Ich danke Gott dafür, dass er meine persönlichen Erfahrungen mit Zungenbändchen als Anreiz gesetzt hat, damit ich anderen mit dieser Krankheit helfen kann.

Megan Musso, MA, CCC-SLP

Ich möchte Dr. Baxter dafür danken, dass er mir ermöglicht hat, an diesem Buch mitzuarbeiten, und für seine Geduld und Unterstützung, als ich das Schreiben mit dem Alltag koordinieren musste. Courtney Gonsoulin, Diane Bahr, Melanie Potock, Autumn Henning, Kristie Gatto und Dana Hearnsberger - danke, dass Sie mir eine solide Grundlage in diesem Fachbereich verschafft haben, dass Sie mich ermutigt haben, eine Stimme für meine Patienten zu sein, dass Sie mir geholfen haben, als mir die Worte fehlten, und dass Sie mutige Pioniere im Feld der Ernährungswissenschaften sind. Kacie Peterson und Danielle Robinson - vielen Dank, dass Sie Teil unseres Netzwerkes sind und mir helfen, unsere Patienten besser zu versorgen. Ohne Sie beide könnte ich meine Arbeit so nicht machen. An meinen Mann - danke, dass du an mich glaubst und mich bei all meinen Bemühungen unterstützt, und dass du dich nie beschwerst, wenn ich Arbeit mit nach Hause bringe. Den Familien, die ich unterstützen darf, möchte ich dafür danken, dass ihr für eure Kinder kämpft und ihre größten Fürsprecher seid. Und schließlich verdanke ich all meine Gaben und Talente Gott und bin ihm so dankbar, dass er mich auserwählt hat, sein Werk durch diese äußerst lohnenswerte Arbeit zu erfüllen.

Lauren Hughes, MS, CCC-SLP

Zunächst möchte ich Dr. Baxter danken, nicht nur dafür, dass er mich in dieses Projekt einbezogen hat, sondern auch für all die Hilfe, die er mir beim Aufbau meiner Praxis zuteilwerden ließ. Ich hätte nicht meine heutige Erfahrung und mein Wissen über Zungenbändchen, wenn er mich nicht seit unserem ersten Treffen an seiner Erfahrung hätte teilhaben lassen. Ich danke Autumn Henning dafür, dass sie mir Zungenbändchen aus der Sicht einer Logopädin näher gebracht hat und dass ich einige ihrer wertvollen Informationen in meinen Kapiteln verwenden durfte. Ich danke meinen Freunden und meiner Familie, die mich auf meinem Weg in die eigene Praxis unterstützt haben. Vor allem aber danke ich dem Herrn für Dr. Baxter und seine Mitstreiter, und dass sie dazu beigetragen haben, das Bewusstsein für ein Thema zu schärfen, von dem mehr Familien, Kinder und Erwachsene betroffen sind, als jeder von uns weiß.

Lisa Lahey, RN, IBCLC, COMS

Vielen Dank, Herr Dr. Baxter, für Ihr Engagement, dieses Buch zu schreiben und mich zu bitten, einen Beitrag zu leisten. Ich brenne darauf, meine Erfahrungen weiterzugeben, zu lehren und Eltern und anderen Fachleuten dabei zu helfen, ihr Verständnis und Wissen über das Stillen und die orale Funktion in jedem Alter zu erweitern. Ich möchte den Familien, Kindern und Erwachsenen, mit denen ich zusammenarbeite, meine Anerkennung aussprechen, denn sie lehren mich jeden Tag etwas über komplexe Ernährungsfragen und Ausdauer. Ich möchte mich bei den Mentoren bedanken, die mich ermutigt haben, mehr über die orale Dysfunktion und Rehabilitation zu lernen. Besonders dankbar bin ich für meinen liebevollen Ehemann und meine fünf Kinder, die mich auf meinem Weg unterstützt haben und verstehen, dass ich dafür meine Zeit und mein Talent einsetzen muss. Ich bin Gott dankbar, dass er mich mit Talenten, Fähigkeiten und einer erfüllenden Berufung gesegnet hat, die es mir ermöglicht, anderen zu Gesundheit und Wohlbefinden zu verhelfen.

Paula Fabbie, RDH, BS, COM

Ich danke Dr. Baxter und allen Ärzten und medizinischen Fachkräften für ihr Vertrauen und ihren Einsatz in all den Jahren. Ihre Unterstützung ermöglichte es mir, mein Interesse und meine Fähigkeiten als oraler Myologe/Myofunktioneller Therapeut zu entwickeln und auszubauen. Ich bin meinen Kollegen dankbar, die mein hohes Maß an Altruismus teilen und im Laufe der Jahre viele Fälle erfolgreich mitbehandelt haben. Ein ganz besonderer Dank gilt Lorraine Frey RDH, LDH, BAS, COM, FAADH, meiner Mitautorin, für ihre Beiträge, ihre kontinuierliche Unterstützung und ihre hervorragende Arbeit in diesem wichtigen, aufstrebenden Bereich. Meinem Ehemann Joe, meinem Sohn Marc und seiner Frau Laura danke ich dafür, dass sie mir familienfreie Zeit ermöglicht haben, damit ich mich dieser leidenschaftlichen Aufgabe widmen konnte. Und schließlich danke ich allen Kindern und Erwachsenen, die von dieser dringend benötigten Therapie profitiert haben, dafür, dass sie mir erlaubt haben, sie auf ihrem Weg der Genesung zu begleiten.

Marty Lovvorn, DC

Ich bewundere Dr. Baxter und seine Fähigkeit, durch seine Arbeit einen positiven Einfluss auf künftige Generationen auszuüben. Ich fühle mich wirklich geehrt, an seinem Buch teilzuhaben. Ich weiß die Bereitschaft von Dr. Baxter aufrichtig zu schätzen, während dieses Unterfangens gemeinsam unser Wissen auszuweiten, und bin dankbar für die Möglichkeit, eine chiropraktische Perspektive zum Thema Zungenbändchen zu teilen. Ich möchte meiner wundervoll unterstützenden Frau Lindsey für ihren unerschütterlichen Willen danken, mit dem sie ihre unglaubliche Leidenschaft für die Chiropraktik und den Dienst an anderen teilt. Ihre Liebe zu Christus, ihr großzügiges Herz und ihre Hingabe bei der Erziehung unserer beiden wunderbaren Kinder inspirieren mich täglich. Vor allem aber möchte ich meinem Herrn und Erlöser Jesus Christus dafür danken, dass er allen, die an diesem Buch mitgewirkt haben, mit der Gabe gesegnet hat, das Leben anderer zu verbessern und ihnen zu optimaler Gesundheit zu verhelfen.

Michelle Emanuel, OTR/L, NBCR, CST

Ich bin dankbar für meine drei Kinder Eric Henry, Marin Elise und Ella Ann sowie für die Tausende von Babys, die ich in den letzten 22 Jahren untersucht und behandelt habe. Sowohl die Elternschaft als auch meine Tätigkeit als neonatale/pädiatrische Ergotherapeutin haben mein Fachwissen geformt und geprägt. Ich bin dankbar für meine anderen Lehrer, Loren "Bear" Rex, Stephen Porges, Sue Ricks, viele, viele Assistenzärzte, Stipendiaten und behandelnde Neonatologen und Neurologen während meiner Krankenhauskarriere und Therapiekollegen, die mein Denken herausforderten und mich ermutigten, eigene Gedanken und Beiträge zu entwickeln. Vielen Dank, Dr. Baxter, dass Sie dieses "Team" zum größten Nutzen der Babys und Familien, die ihren Weg durch die Welt der TOTs gehen, zusammengestellt haben.

Dr. med. dent. Maren Mittelhammer, MHBA

Herzlichen Dank, Dr. Baxter, dass Sie mein Interesse für dieses Feld unterstützen und fördern und für die Möglichkeit, durch die Mitarbeit an Ihrem Buch gleichermaßen Betroffene wie Interessierte in Deutschland an Ihrem gesammelten Wissen teilhaben zu lassen.

Danke für Ihre Großzügigkeit und die Gastfreundschaft, mit der Sie mich und meine Familie in Alabama empfangen haben.

Danke für Ihre Hingabe zu Ihrem Beruf, die mich für meine eigene berufliche Ausrichtung inspiriert hat und meine Faszination für unsere Arbeit und die Zahnmedizin jeden Tag aufs Neue weckt - thank you for starting my journey!

Danke an Frau Prof. Dr. Ekaterini Paschos, die durch ihre Leidenschaft und Begeisterung für ihren Beruf als Kieferorthopädin als Erste das Feuer für den Zahnarztberuf in mir entfacht hat und die ich fachlich und persönlich als Mensch sehr schätze.

Ich danke meinen Eltern, die mir durch ihre liebevolle Unterstützung und ihr Vorbild eine glückliche Kindheit und meine berufliche Ausbildung ermöglicht haben. Ganz besonders danke ich meiner Mutter Ingrid Kloster, IBCLC, die mir durch ihre langjährige Tätigkeit als Stillberaterin die beste fachliche Unterstützung war.

Danke an meinen Mann und unsere wunderbaren Kinder, für ihre bedingungslose Liebe und Unterstützung.

Der gesamte Erlös aus diesem Buch wird für wohltätige Zwecke hier vor Ort und in den ärmsten Gebieten der Welt gespendet. Wir möchten, dass dieses Buch zur Aufklärung von Eltern und Gesundheitsdienstleistern beiträgt. Bitte geben Sie dieses Buch an Ihre Ärzte, Zahnärzte, Angestellten im Gesundheitswesen und andere Eltern weiter, die mehr über diese sehr häufige Erkrankung wissen möchten und helfen Sie auch auf diese Weise mit, die Situation für Betroffene und ihre Familien zu verbessern!

Vorwort

Rajeev Agarwal, MD, FAAP

Es ist mir eine große Ehre und ein Privileg, das Vorwort zu dieser dringend benötigten, umfassenden und lehrreichen Publikation zur Beurteilung, Diagnose und Behandlung von oralen Restriktionen zu schreiben. Ich arbeite seit mehr als 10 Jahren auf diesem Gebiet und habe mir oft ein kollektives, umfassendes und ausgewogenes Werk gewünscht, das ich meinen pädiatrischen Kollegen sowie Patienten und Familien an die Hand geben kann und das die vergangenen, gegenwärtigen und zukünftigen Probleme im Zusammenhang mit diesen sehr häufigen Diagnosen umreißt.

Kinderärzte haben die Aufgabe, Veränderungen der lebenswichtigen biologischen Funktionen von Neugeborenen, einschließlich Atmung, Ernährung, Wachstum und Entwicklung, schnell und genau zu erkennen. Die Ernährung ist ein dynamischer, vielschichtiger Prozess, der die Physiologie und Anatomie, die Mundmotorik des Säuglings und Fragen im Zusammenhang mit der primären Bezugsperson, in den meisten Fällen der stillenden Mutter, umfasst. Mein Interesse an den Auswirkungen der oralen Restriktionen wurde durch die überwältigende Zahl von Stillpaaren geweckt, die keine angemessenen Ernährungsziele erreichen.

In den letzten Jahrzehnten ist die Flaschennahrung für Kinderärzte zur akzeptablen Lösung geworden, wenn sie mit einer langsamen Gewichtszunahme und Stillschwierigkeiten bei Säuglingen konfrontiert werden. Obwohl Zufüttern nützlich sein kann, um die Gewichtszunahme zu erreichen und Komplikationen nach der Geburt sowie längere Krankenhausaufenthalte zu vermeiden, könnte eine frühzeitige Erkennung von Stillhindernissen die

Erfolgsquote von Stillpaaren sicherlich erhöhen. In der frühen postpartalen Phase ist Zeit von entscheidender Bedeutung und Fütterungsschwierigkeiten sollten gründlich untersucht werden, um die Mütter bei der erfolgreichen Etablierung einer Stillbeziehung zu unterstützen.

Mein Interesse an oralen Restriktionen entwickelte sich in diesem bis dato wenig erforschten Fachgebiet in den letzten 20 Jahren meiner vorrangig kinderärztlichen Tätigkeit. Erst in den letzten Jahren haben andere Fachleute aus einer Vielzahl von Spezialgebieten begonnen, orale Restriktionen als Faktor für niedrige Stillraten zu erkennen. Dabei galt mein Interesse zunächst nur der unzureichenden Milchentleerung der Brust bei Neugeborenen. In diesem Zusammenhang fiel mir dann allerdings sehr schnell auf, wie sich orale Restriktionen auf ein Individuum im Laufe seines Lebens auswirken können. Die Kompensationsmechanismen, die Menschen mit oralen Restriktionen entwickeln, sind teilweise so gut, dass ein chirurgischer Eingriff zur Korrektur nicht angemessen erscheint. Bei einem großen Teil der Betroffenen führt der Ausgleichsmechanismus allerdings zu lebenslangen funktionellen Defiziten.

Ich denke oft an die Zeit zurück, in der ich gerade meine medizinische Ausbildung begonnen hatte. Mir wurden sehr komplizierte Algorithmen für die Diagnose und Behandlung seltener Krankheiten beigebracht, aber der vergleichsweise einfachere und häufigere Zusammenhang zwischen oralen Restriktionen und Still- bzw. Fütterschwierigkeiten wurde nicht gelehrt. Leider gilt das auch heute noch für die meisten pädiatrischen Facharztprogramme, obwohl die Vorteile des Stillens für die Gesundheit und das Gedeihen von Säuglingen durch überwältigend viele Studien belegt sind.

Im Laufe der Jahre wurde das Thema der oralen Restriktionen auch mit vielen Mythen, Rätseln und Superlativen belastet, welche die pädiatrische Gemeinschaft gespalten haben. Da sich so viele Fachrichtungen die Diagnose "zu eigen" gemacht und ihr ihren eigenen Stempel aufgedrückt haben, ist es wie mit dem Sprichwort vom blinden Mann und dem Elefanten![1] Jeder hat etwas dazu zu sagen, aber niemand hat bisher das Gesamtbild korrekt dargestellt.

Bei der Beurteilung, Diagnose und Behandlung von oralen Bändern, insbesondere der schwer erfassbaren posterioren Zungenbänder, hat sich bei den pädiatrischen Leistungserbringern ein zunehmender Widerstand gebildet, der in erster Linie auf Missverständnissen beruht. Das Fehlen standardisierter diagnostischer Kriterien und Behandlungspfade, das in erster Linie mit dem Fehlen veröffentlichter, quantifizierbarer Ergebnisse zusammenhängt, hat das Verständnis für diese Erkrankungen erschwert und zu Unklarheiten und Unterschieden bei den Behandlungsmethoden geführt. Pädiatrische Fachleute sind besorgt, dass "zu viele" Kinder frenektomiert werden, obwohl sie es vielleicht gar nicht "brauchen". Wie stellen wir den Bedarf fest? Wie können wir die Ergebnisse erfassen? Wie können wir standardisierte Verfahren entwickeln, um angemessene und sichere Einschlusskriterien zu schaffen? Sind Zungenbändchen ein "neues Problem" oder waren sie ein unerkanntes, unterdiagnostiziertes Problem? Der plötzliche Anstieg der Häufigkeit diagnostizierter Zungenbändchen in Verbindung mit einem steilen Anstieg der Zahl der Behandler, die diese Eingriffe vornehmen, hat zu großen Kontroversen innerhalb der medizinischen und stillfördernden Fachgesellschaften geführt.

Es ist zu hoffen, dass dieses Buch dabei hilft, Informationen zu prüfen, zu vereinheitlichen und zu klären und so eine wertvolle und nützliche Ressource für Eltern und Fachleute gleichermaßen geschaffen werden kann. Dieses Buch ist umfassend, klar strukturiert und gut geschrieben, aber vor allem ist es ausgewogen. Es kann dazu beitragen, das Bewusstsein, das Wissen und die Behandlungssicherheit

1 Die Geschichte der blinden Männer, die noch nie einen Elefanten gesehen haben, ist eine kurze Erzählung aus dem alten Indien über eine Gruppe blinder Männer, die durch Berühren eines solchen Tieres lernen sollen, wie es aussieht. Da jeder der Männer nur einen Teil des Elefanten berührt, stellt sich jeder von ihnen das Tier anders vor. Basierend auf dem jeweiligen subjektiven Erlebnis beschreibt nun jeder Mann das Tier anders. Es kommt zum Streit, wer die richtige Beschreibung geliefert hat. Die Moral der Geschichte ist, dass Menschen eine Tendenz dazu haben, ihre Sicht der Dinge als die einzig Richtige wahrzunehmen, aufgrund ihrer limitierten, subjektiven Erfahrung.

in Bezug auf orale Restriktionen und damit zusammenhängende Fragen für pädiatrische Fachärzte, für den Bereich der Praxis und für medizinische Ausbildungsprogramme zu erhöhen. Wie ich in meinen Vorträgen oft sage: "Deine Augen sehen nicht, was dein Verstand nicht weiß ... aber wenn du es einmal gesehen hast, kannst du es nicht mehr übersehen."

Einleitung: Warum ein Buch über Zungenbändchen?

Stellen Sie sich einen Moment lang vor, Sie würden kurzsichtig geboren (wie alle Babys von Natur aus), aber Ihre Kurzsichtigkeit (Myopie) würde sich im Laufe der Zeit nicht selbst korrigieren. Manche Leserinnen und Leser müssen ihre Vorstellungskraft dafür nicht sehr anstrengen, da dies ihre Realität ist. Wenn man als kleines Kind kurzsichtig ist, scheint alles in Ordnung zu sein: Spielzeug, Essen und geliebte Menschen sind ganz nah. Doch hinter den Kulissen macht diese Einschränkung die alltäglichen Aufgaben immer schwieriger. Das Kind ist sich dessen weitgehend nicht bewusst, da es davon ausgeht, dass das, was es erlebt, das ist, was alle Menschen erleben und daher "normal" ist, so wie ein Mensch, der farbenblind geboren wurde, davon ausgeht, dass sein Sehen normal ist. Das kurzsichtige Kind fängt an, seine Handlungen zu ändern, um seine unerkannte Einschränkung auszugleichen, indem es beispielsweise näher an den Fernseher heranrückt oder in der Schule vorne im Raum sitzt, um die Tafel besser sehen zu können. Obwohl die Diagnose oft schon vor dem 12. Lebensjahr gestellt wird, merkt das Kind manchmal erst mit 16 Jahren, dass es eine Brille braucht, wenn es bei der Augenuntersuchung für die Führerscheinprüfung durchfällt! Dank einer einfachen Diagnose durch eine Augenuntersuchung und einer unkomplizierten Behandlung mit einer Brille ist die Welt nun in Hochauflösung zu sehen. Zum ersten Mal kann das Kind die einzelnen Blätter an den Bäumen erkennen! Welche Wunder mögen uns noch erwarten?

Die Problematik eines unerkannten und nicht korrigierten Zungenbändchens (auch Ankyloglossie genannt) kann einen ähnlichen Verlauf nehmen wie eine unerkannte und nicht korrigierte

Kurzsichtigkeit. Immer häufiger werden die Auswirkungen eines Zungenbands aufgrund von Schwierigkeiten beim Stillen, Füttern oder Sprechen frühzeitig erkannt, aber manchmal wird das Problem trotzdem übersehen und bleibt bis zum Jugend- oder sogar Erwachsenenalter undiagnostiziert. Viele Erwachsene, die diese Zeilen lesen, leiden vielleicht unter Atemstörungen im Schlaf, Migräne, Nacken- oder Schulterschmerzen und Schluck- oder Sprachproblemen. All dies in Verbindung mit einer Vorgeschichte von Fütterungs- und/oder Sprachproblemen in der Kindheit rechtfertigt eine Untersuchung durch einen geschulten Zahnarzt oder Arzt auf eine eingeschränkte Zungenbeweglichkeit aufgrund eines undiagnostizierten zu kurzen Zungenbands.

Obwohl die Aufklärung zum Thema Zungenbändchen immer besser wird, können die Auswirkungen einer solchen Einschränkung immer noch verharmlost oder sogar verneint werden. Bei Fütterungsschwierigkeiten heißt es zum Beispiel, das Kind sei "leicht ablenkbar" oder "ein wählerischer Esser". Bei Stillschwierigkeiten wird der Mutter vielleicht gesagt: "Es ist normal, dass es in den ersten sechs Wochen weh tut", oder: "Mit der Zeit bilden sich Schwielen, dann verschwindet der Schmerz", oder: "Ihr Baby ist einfach ein faules Kind". Solche Ratschläge sind oft gut gemeint und sollen ermutigen, aber sie erkennen das eigentliche Problem nicht. Dieses Problem kann nämlich durchaus ein Zungenbändchen sein. Viele Lebensjahre können so damit verbracht werden, sich an diese unerkannte Einschränkung anzupassen, obwohl die eigentliche Diagnose und Behandlung eines Zungenbands sicher, einfach und unkompliziert sein kann, so wie wir es oben bei dem kurzsichtigen Kind gesehen haben. Ähnlich wie bei einem kurzsichtigen Kind, das sich nicht einmal bewusst ist, was ihm fehlt, kann ein Leben mit einer uneingeschränkt beweglichen Zunge die Tür zu einer ganz neuen Welt des Sprechens, Essens und vieler anderer unschätzbarer menschlicher Erfahrungen öffnen.

Zur Diagnose eines Zungenbands gehört eine ausführliche Anamnese, eine persönliche Voruntersuchung und eine Untersuchung der Mundhöhle sowie der Kopf- und Halsstrukturen. Dieser Prozess kann sowohl für Patienten als auch für Ärzte verwirrend sein. Mit diesem Buch wollen wir den Prozess der Diagnose und Behandlung von Zungenbändchen für Ärzte sicher, einfach und unkompliziert gestalten und den Zugang für Patienten erleichtern, da immer mehr Ärzte Zungenbändchen diagnostizieren und behandeln.

Sowohl auf persönlicher als auch auf beruflicher Ebene wurde mein Leben durch Zungenbändchen stark beeinflusst. Ich selbst hatte ein zu kurzes Zungenband, das bis ins Erwachsenenalter hinein nicht diagnostiziert wurde. Meine Zwillingstöchter litten ebenfalls beide an einem zu kurzen Zungenbändchen. Diese familiäre Häufung sollte nicht überraschen, ist doch die Veranlagung zu Zungenbändchen genetisch bedingt und weit verbreitet. Als mein zu kurzes Zungenbändchen erkannt wurde, befand ich mich gerade in der Ausbildung zum Zahnarzt und wurde mir nur als eine mögliche Ursache für einen leichten Zahnfleischrückgang genannt. Selbst nach meiner zahnärztlichen Ausbildung an einer hervorragenden Universität wusste ich nicht, dass Zungenbänder noch andere Probleme verursachen können, bis ich später feststellte, dass ich gleich mehrere andere typische Probleme ebenfalls hatte.

Einige Forscher schätzen die Prävalenz des Zungenbändchens auf 4 % bis 10 % der Bevölkerung. Die tatsächliche Zahl könnte jedoch höher sein, da in den meisten Studien die posterioren Zungenbändchen nicht berücksichtigt werden (dazu später mehr). Es ist wahrscheinlich, dass jemand, den Sie kennen, von dieser Krankheit betroffen ist und es nicht einmal weiß. Ein Zungenbändchen kann der versteckte Grund für Stillschwierigkeiten bei Säuglingen, Fütterungsprobleme bei Kleinkindern, Sprachprobleme bei Kindern und sogar Migräne oder Nackenschmerzen bei Erwachsenen sein. Ist das Zungenbändchen die Ursache aller Welten Übel? Nein. Aber es wird oft übersehen, falsch diagnostiziert und von vielen Ärzten abgeschrieben. Ich hoffe, dass dieses Buch und die darin enthaltenen Geschichten dazu beitragen werden, dass mehr Gesundheitsdienstleister, Pädagogen, Eltern und Patienten erkennen, dass es sich lohnt, diese Krankheit zu verstehen und zu behandeln. Lassen Sie uns gemeinsam auf diese Reise gehen.

KAPITEL 1

Was ist eigentlich ein zu kurzes Zungenband?

Ich bin mit einem zu kurzen Zungenbändchen aufgewachsen und habe nie gewusst, dass ich eines habe (und vielleicht geht es Ihnen oder jemandem in Ihrer Umgebung auch so). Ich habe das Zahnmedizin-Studium und die Facharztausbildung für Kinderzahnheilkunde abgeschlossen, ohne jemals eine einzige Vorlesung über Zungenbändchen gehört zu haben. Es drängt sich der Eindruck auf, dass Zungenbändchen entweder unwichtig sein müssen oder keine großen Probleme verursachen können, wenn die Thematik an zahnmedizinischen Fakultäten, medizinischen Fakultäten oder in der Facharztausbildung nicht gelehrt wird. Ist das alles nur ein Mythos? Ist die Diagnose und Behandlung von Zungenbändchen eine Modeerscheinung oder nur eine weitere Möglichkeit für Chirurgen, Geld zu verdienen? Dieses Buch ist mein Beitrag, Eltern von betroffenen Kindern, medizinischem Fachpersonal und sogar betroffenen Erwachsenen zu helfen, die Folgen eines unbehandelten oder schlecht behandelten Zungenbändchens zu erkennen. Wenn Sie Behandler für Zungenbändchen und skeptisch sind, können Sie gleich zu Kapitel 9 blättern, in dem es um Forschung und Beweise für den Zusammenhang zwischen Zungenbändchen und Stillen geht. Andernfalls lesen Sie unvoreingenommen weiter und sehen Sie sich das neue Paradigma an, das sich in Bezug auf Zungenbändchen abzeichnet.

Das als Ankyloglossie bekannte Leiden gibt es seit Tausenden von Jahren. Es wurden Dutzende von Definitionen vorgeschlagen und die meisten enthalten ähnliche Elemente, die visuelle Kriterien, entwicklungsbedingte Ursprünge und funktionelle Einschränkungen beinhalten. Vor kurzem hat sich die International Affiliation of Tongue-Tie Professionals (IATP, und ja, das ist eine echte Organisation!) auf eine knappe Definition geeinigt, die die verschiedenen Erscheinungsformen des Zungenbands umfasst. Darin heißt es, dass das Zungenband "ein embryologischer Geweberest in der Mittellinie zwischen der Unterseite der Zunge und dem Mundboden ist, der die normale Zungenbewegung einschränkt".[1] Das heißt, es handelt sich um einen straffen Gewebestrang unter der Zunge, der diese daran hindern kann, sich frei zu bewegen. Die meisten Menschen haben ein Bändchen oder eine ähnliche Struktur unter der Zunge, so dass viele Fachleute ein Zungenbändchen als Normvariante betrachten. Deshalb enthält die Definition den Vorbehalt "Einschränkung der normalen Zungenbewegung". Wenn man unter die Zunge schaut, muss neben dem anatomischen Befund auch eine funktionelle Einschränkung vorliegen, damit die oralen Strukturen die Kriterien für ein zu kurzes Zungenband erfüllen. Wenn ein Zungenband vorhanden ist, ist es wichtig zu beurteilen, welche Funktion beeinträchtigt ist. Es kann sein, dass funktionelle Defizite auf andere Faktoren zurückgeführt werden ("Er lässt sich beim Stillen ablenken" oder "Er ist ein wählerischer Esser", obwohl das Baby in Wirklichkeit Schwierigkeiten mit der grundlegenden funktionellen Bewegung der Zunge hat). Aus diesem Grund ist es wichtig, gezielte Fragen zu stellen. Oft scheint es, als käme ein Patient mit seiner eingeschränkt beweglichen Zunge gut zurecht, oder ein Baby nimmt an Gewicht zu, so dass den Eltern gesagt wird: "Es geht ihm gut" (selbst wenn viele andere, mit einem zu kurzen Zungenbändchen in Zusammenhang stehende Symptome die Lebensqualität erheblich beeinträchtigen). Wir wollen, dass Babys, Kinder und Jugendliche nicht nur überleben, sondern dass sie leben!

Und das bedeutet, ohne Einschränkungen und Kompensationen beim Stillen, Füttern, Sprechen und vielem mehr aufzuwachsen. Kein Elternteil wünscht sich ein Mittelmaß für sein Baby oder Kind. Wir wollen, dass es die beste Version seiner selbst sein kann, und dass es sein Potenzial voll ausschöpft. Etwas Einfaches wie das Durchtrennen eines Zungenbändchens kann dazu beitragen.

Umgekehrt kann es sein, dass die Zunge nicht sichtbar in ihrer Bewegung eingeschränkt ist, das Baby, das Kind oder der Erwachsene aber dennoch Symptome eines zu kurzen Zungenbands aufweist. In diesem Fall ist es wichtig, weitere Untersuchungen vorzunehmen, da es sich um eine Variante des zu kurzen Zungenbands handeln könnte, die als posteriores ("hinteres") Zungenband bekannt ist. Wir haben zahllose Patienten behandelt, die typische Symptome eines zu kurzen Zungenbands zeigten und denen von ihrem Arzt gesagt wurde, dass da aber kein zu kurzes Zungenband in ihrem Mund wäre. Das Stillen verbessert sich, das Füttern verbessert sich, das Sprechen verbessert sich und der Schlaf verbessert sich nach dem Eingriff. Meist geschieht dies unmittelbar nach dem Durchtrennen des Zungenbandes und kann somit nicht auf einen anderen Faktor zurückgeführt werden. Auch andere Gewebe können einschränkend wirken oder als zu straff angesehen werden und zu Problemen im Mund führen. Beispiele für solche Gewebe sind das Lippenbändchen (wenn es eingeschränkt ist, spricht man von einem zu kurzen Lippenbändchen) oder auch das Bukkal - oder Wangenbändchen (wenn es eingeschränkt ist, spricht man von einem zu kurzen oder straffen Wangenbändchen). Diese anderen Bänder werden zusammen mit den Zungenbändchen später in diesem Buch behandelt.

> ***Neben einem anatomischen Befund unter der Zunge muss auch eine funktionelle Einschränkung vorliegen, um die Kriterien für ein zu kurzes Zungenbändchen zu erfüllen.***

Da wir nun wissen, was ein Zungenbändchen ist, wollen wir uns ansehen, was ein Zungenbändchen bewirkt. Stellen Sie sich vor, dass bei Ihrem ersten Paar Laufschuhe die Schnürsenkel zusammengebunden sind. Sie versuchen eine Runde zu laufen, aber es fällt Ihnen schwer. Könnten Sie es irgendwann schaffen? Ja, höchstwahrscheinlich. Aber würden Sie dabei öfter zu Boden fallen, sehr langsam laufen oder das Gleichgewicht verlieren? Mit ziemlicher Sicherheit. Da Sie den Zustand aber gar nicht anders kennen, ist es für Sie vollkommen normal, so zu laufen. Wenn jemand Sie nun darauf hinweist, dass Ihre Schnürsenkel zusammengebunden sind und dann die Schnüre löst oder durchschneidet, können Sie plötzlich frei und ungehindert laufen. Diese Analogie veranschaulicht die Auswirkungen des Lebens mit einem Zungenbändchen. Oftmals werden viele Vorteile einer Zungenband-Durchtrennung erst nach der Beseitigung dieser Einschränkung wahrgenommen, aber der Eingriff allein bringt nicht den vollen Nutzen. Unsere fiktive laufende Person, die nun die volle Beweglichkeit ihrer Füße hat, wird anfangs etwas unbeholfen sein, weil sie nun mit zwei voneinander unabhängigen Füßen läuft, aber mit der Zeit wird sie sich mit etwas Training schnell anpassen. Eine chirurgische Behandlung in Kombination mit Sprach-, Ernährungs- und myofunktioneller Therapie für Patienten aller Altersgruppen sowie Unterstützung beim Stillen von Säuglingen führt in den meisten Fällen zu besseren Gesamtergebnissen. Wenn Sie mit zusammengebundenen Schuhen herumgelaufen sind, sind Ihre Muskeln und Fähigkeiten nicht voll entwickelt und die Kompensationsmechanismen, die Sie entwickelt haben, müssen eliminiert werden. Die Zunge ist ein Muskel. So wie Ihre Beine das Laufen neu erlernen müssen, muss nach einer Zungenband-Durchtrennung auch das Muskelgedächtnis der Zunge neu trainiert werden. Nur so ist es möglich, dass sie die richtigen Bewegungsmuster ausführen kann, um zu kauen, zu sprechen und zu schlucken.

Die Zunge ist ein komplexes Organ, das aus acht Muskeln besteht. Diese sind an der Nahrungsaufnahme, der Atmung, dem Sprechen, dem Schlaf, der Körperhaltung und vielen anderen wichtigen Funktionen beteiligt. Funktioniert eine Zunge ideal und sind die Muskeln optimal entwickelt, bildet das die Grundlage für das richtige Wachstum und die Entwicklung der Zahnbögen und der Gesichts- und Atemwege. Nach Abschluss der oralen Entwicklung des Fötus im Mutterleib verbleibt unter der Zunge eine dünne Membran, das so genannte Bändchen (medizinisch Frenum/ Frenulum). Dieser Gewebestrang variiert in Länge, Dicke, Position und Elastizität. Wenn ein Zungenbändchen zu kurz, zu dick, zu weit vorne an der Zungenspitze oder zu unelastisch ist (oder auch eine Kombination aller dieser Faktoren), kann das Baby, das Kind oder der Erwachsene Probleme mit der Nahrungsaufnahme, dem Sprechen und vielem mehr haben. Einige Bänder sind unter der äußeren Schleimhautschicht der Zunge verborgen und nicht ohne weiteres sichtbar. Der Mund ist von Natur aus ein Teil des Körpers, der einem Normalbürger weniger vertraut und in seiner Struktur bekannt ist als andere Teile, weil er nicht frei zugänglich ist bzw. sein Inhalt weniger offensichtlich ist. Wenn der Körper ein äußerlich sichtbares, angeborenes Problem hat, wie z. B. zusammengewachsene Finger, ist es in der Regel einfacher, dies zu diagnostizieren und zu behandeln als einen Geburtsfehler der oralen Strukturen. Einige anatomische Defekte des Mundraumes sind gut erforscht, ihre Beurteilung ist Routine und ihre Behandlungsnotwendigkeit ist allgemein anerkannt. Die meisten Ärzte und Anbieter im Gesundheitswesen erkennen zum Beispiel eine Gaumenspalte und wissen, dass sie Probleme beim Stillen, Füttern und Sprechen verursachen kann. Bei anatomischen Abweichungen der Zunge hingegen wissen viele nicht, wie man diese diagnostiziert und sie bringen auch die funktionellen Probleme nicht mit der Zunge und ihrer Bewegungseinschränkung in Verbindung.

Embryologie

Ein Zungenbändchen entsteht, wenn das Gewebe unter der Zunge während der Entwicklung nicht vollständig resorbiert wird. Dieser Prozess, medizinisch Apoptose (programmierter Zelltod) genannt, geschieht um die 12. Schwangerschaftswoche herum.[2,3] Ein allgemeines Beispiel für Apoptose ist das allmähliche Verschwinden des kaulquappenartigen Schwanzes, der während der Entwicklung des menschlichen Embryos zeitweise angelegt ist. Das vorherige Beispiel der zusammengewachsenen Finger, auch bekannt als Syndaktylie, ist ebenfalls auf eine fehlerhafte Apoptose des Gewebes zurückzuführen.

Das Zungenbändchen entsteht, wenn sich die Zunge vom primitiven Kieferknochen nach posterior (hinten) verschiebt. Das Bändchen hält dabei die Zunge in der richtigen Position. Nach diesem Entwicklungsschritt sollte sich das Zungenbändchen mittels Apoptose zurückbilden.[2] Ein Fehler im Apoptose-Prozess kann ein Band unter der Zunge hinterlassen, das zu weit vorne am Unterkieferknochen festgewachsen ist und die Zunge am Mundboden fixiert. Eine andere Variante der fehlerhaften Apoptose tritt auf, wenn das Bändchen größtenteils verschwunden ist, das Gewebe aber straffer oder weniger elastisch ist als es sein sollte. Dieses restriktivere Gewebe kann zu Problemen führen, die denen des klassischen Zungenbands ähneln.

Geschichtlicher Hintergrund

Zu kurze Zungenbändchen und ihre Behandlung wurden bereits in frühen japanischen Schriften, anderen historischen Dokumenten und sogar in der Bibel erwähnt. Moses selbst hatte wahrscheinlich ein zu kurzes Zungenband, denn in Exodus 4:10 heißt es, er sei "langsam in der Rede und in der Zunge" (ESV). In Markus 7,35 wird von einem tauben Mann berichtet, den Jesus heilte und der auch eine Sprachbehinderung hatte. Dort heißt es, dass "seine Ohren geöffnet und seine Zunge frei wurde, und er sprach deutlich" (ESV). Einige Übersetzungen erwähnen sogar "das dicke Band unter seiner Zunge" (KJV).[2]

Lange Zeit wurde ein Zungenbändchen bedenkenlos getrennt und als das angesehen, was es ist - ein einschränkendes Stück Gewebe, das die Zunge niederhält und sie an ihrer wichtigen Arbeit hindert. In den 1600er Jahren war die Frenotomie weithin bekannt. In einem geburtshilflichen Lehrbuch aus dem Jahr 1609 heißt es: "Man sollte auch vorsichtig mit dem Finger unter die Zunge fahren, um zu

2 ESV (English Standard Version) und KJV (King James Version) sind zwei in den USA sehr populäre, aber in Teilen unterschiedliche Übersetzungen der Bibel.

sehen, ob sie ein Band haben ... der dazu konsultierte Chirurg wird es ohne Risiko mit einem Scherenschlag entfernen."[4] Ludwig XIII., der 1610 geborene König von Frankreich, wurde diesem Eingriff unterzogen. "Als wir sahen, dass er Schwierigkeiten beim Stillen hatte, schauten wir in seinen Mund. Es zeigte sich, dass das Zungenband die Ursache war. Um fünf Uhr abends wurde es von M. Guillemeau, dem Chirurgen des Königs, an drei Stellen durchtrennt."[4] Um diese Zeit und bereits davor hielten Hebammen immer einen ihrer Fingernägel scharf, damit sie bei Bedarf einem Neugeborenen das zu kurze Zungenbändchen ohne Instrumente (die sie nicht benutzen durften) trennen konnten.[5] Es gibt Holzschnitzereien aus dem Jahr 1620, die die Fabricius - Technik zum Lösen der Zunge zeigen. Dabei wird das Kind mit den Armen fest in eine Decke gewickelt und die Zunge mit einem Taschentuch festgehalten, um den Eingriff besser durchführen zu können. Im Jahr 1666 wurde von Scultetus ein "Zungenheber" erfunden und 1680 von Mauriceau verbessert.

Im Jahr 1774, kurz vor der amerikanischen Revolution, erfand Petit auf Grundlage dieser Entwürfe einen geriffelten Heber[3], der noch heute verwendet wird.[4]

Die Durchtrennung des Zungenbändchens scheint einer der ältesten der noch heute durchgeführten chirurgischen Eingriffe zu sein, obwohl er früher öfter vorkam als heute. Stillprobleme und Sprachprobleme wie Stottern, Sprachverzögerung und Lispeln wurden ebenfalls als Probleme mit der Zunge angesehen und durch das Trennen des Zungenbändchens ohne Zögern behandelt.[5]

Von 1830 bis 1841 wurden chirurgische Eingriffe in Frankreich, Deutschland und England modern.[5] Viele Menschen suchten wegen aller möglichen Probleme Chirurgen auf. Einige Operationen waren wirklich hilfreich, andere wiederum weniger. Als die Menschen in den 1850er Jahren erkannten, dass eine Operation nicht in allen Fällen die beste Lösung darstellte, reagierten sie von da an mit einer allgemeinen Ablehnung von chirurgischen Eingriffen. Das Kind

3 im U.S. amerikanischen „grooved director", im Deutschen als Schmetterlingssonde bekannt

wurde sprichwörtlich "mit dem Bade ausgeschüttet"[4] und der chirurgische Eingriff zur Durchtrennung des Zungenbands geriet in Vergessenheit – nicht, weil er nicht funktioniert hatte, sondern aufgrund der kulturellen Entwicklung.

Wenn eine Mutter früher nicht in der Lage war, ihr Kind zu stillen, stellte die Familie entweder eine Amme ein oder das Kind musste verhungern. In einigen Epochen wurde das Stillen als etwas angesehen, was nur das "gemeine Volk" tat, so dass Könige und reiche Gesellschaftsschichten Ammen anstellten, anstatt selbst zu stillen. Ab den 1800er Jahren war das Ammengeschäft rückläufig, aber immer noch gebräuchlich. Als in den frühen 1900er Jahren die erste künstliche Säuglingsnahrung entwickelt wurde, begannen Unternehmen wie Nestlé® für ihre Säuglingsnahrungsprodukte zu werben und zu behaupten, sie seien besser als Muttermilch. Diese Unternehmen stellten sodann den Krankenhäusern Säuglingsnahrung zur Verfügung. Das Trinken aus der Flasche erforderte nur wenig Anstrengung seitens des Babys, so dass fortan Stillprobleme mit Flasche und künstlicher Säuglingsmilch "behandelt" wurden. Da die Ernährung mit künstlicher Milch von Anfang an immer üblicher wurde, blieben Zungenbändchen unbehandelt und unerkannt und sie blieben über das Kleinkindalter hinaus bis ins Erwachsenenalter bestehen. Da Zungenbändchen in vielen Fällen auf dominante Gene zurückzuführen sind, gab es in den folgenden Generationen immer mehr Menschen mit Zungenbändchen.

Die Durchtrennung eines zu kurzen Zungenbands ist einer der ältesten chirurgischen Eingriffe, die heute noch durchgeführt werden.

In den letzten Jahrzehnten hat erfreulicherweise das Stillen wieder an Bedeutung gewonnen, und es gibt immer mehr

4 Allgemein bekannte Redewendung, die eine zu wenig durchdachte Maßnahme beschreibt, mit der am Ende auch erhaltenswerte Zustände vorschnell beseitigt werden

Forschungsergebnisse, die die Vorteile des Stillens belegen.[6–8] Dazu gehört die Verringerung von Mittelohrentzündungen, Asthma, Ekzemen, Fettleibigkeit, Diabetes, Kinderleukämie und SIDS.[5][6] Immer mehr Mütter möchten stillen, haben aber Schwierigkeiten damit. Ein Fläschchen verrät nicht, ob das Baby Schmerzen hat oder schlecht ansaugen kann, aber eine Mutter aber spürt es jedes Mal ganz genau, wenn das Baby gestillt wird. Bei vielen Müttern ist das Stillen schmerzhaft, sie haben blutige und/oder wunde Brustwarzen, während ihre Babys unter einer geringen Gewichtszunahme, übermäßigen Blähungen, Reflux und zu schwacher Saugkraft an der Brust leiden. Die Reaktion vieler Behandler auf solche Probleme besteht nach wie vor darin, dem Kind einfach eine Flasche mit künstlicher Säuglingsmilch und vielleicht ein Medikament gegen Reflux zu geben. Andere Behandler erkennen diese Probleme überhaupt nicht oder negieren sie sogar, so dass Patienten gezwungen werden, anderswo nach Lösungen zu suchen.

In den letzten Jahren hat die Zahl der Menschen, die in Online-Foren oder auf Social-Media-Plattformen Hilfe suchen, stetig zugenommen. Mütter mit Stillproblemen haben große Online-Gemeinschaften gebildet, in denen sie Tipps und Informationen austauschen. Infolgedessen ist das Interesse an der Diagnose und Behandlung von Zungenbändchen wieder gestiegen. Die Behandlung von zu kurzen Zungenbändchen ist ein chirurgischer Eingriff, der für die betroffenen Patienten enorme Vorteile bei sehr geringem Risiko bieten kann. Ich ermutige alle Ärzte, auch wenn sie skeptisch sind, weiterzulesen! Es gibt so viele Patienten, die nach Antworten auf ihre Probleme suchen und ein unbehandeltes Zungenbändchen könnte durchaus ein Faktor sein, den Sie erkennen und behandeln oder zur Behandlung überweisen können.

> ***Ein Fläschchen verrät nicht, ob ein Baby Schmerzen hat oder schlecht ansaugt, aber eine Mutter spürt es jedes Mal ganz genau, wenn das Baby gestillt wird.***

5 SIDS = Sudden Infant Death Syndrom, plötzlicher Kindstod

KAPITEL 2

Es ist kompliziert— das unverstandene Zungenbändchen

Laut einer PubMed-Suche wurden bis zum heutigen Tag mehr als 500 Artikel über Zungenbändchen in anerkannten medizinischen Fachzeitschriften veröffentlicht. Die Forschung über Zungenbändchen hat in der Vergangenheit zu Meinungsverschiedenheiten über die Definition, Bewertung und Diagnose eines Zungenbändchens, die Mittel zur Messung der Auswirkungen des chirurgischen Eingriffs und die Komplexität im Zusammenhang mit der Ethik durch die Arbeit an vulnerablen Säuglingen geführt. Auf beiden Seiten der Debatte gibt es überzeugte Meinungen zu den Vorzügen des Durchtrennens eines Bands. Wie bereits erwähnt, ähnelt das Zungenband der Syndaktylie, die auch als "Schwimmhaut" an den Fingern bekannt ist. Bei der Syndaktylie handelt es sich um eine angeborene Fehlbildung, bei der das Gewebe verwachsen ist, was über die Jahre zu einer funktionellen Einschränkung führen kann. Wie die übliche Praxis der Trennung der verwachsenen Finger bei Syndaktylie sollte auch die Trennung des Zungenbands meiner Meinung nach unumstritten sein. Der größte Unterschied zwischen den beiden Erkrankungen besteht darin, dass das Zungenbändchen relativ versteckt ist und von einem ungeschulten Arzt oder anderen Gesundheitsdienstleistenden nicht leicht beurteilt werden kann. Sobald die Zähne durchbrechen, besteht die Gefahr, dass man einen Finger verliert oder zumindest gebissen wird, wenn man die Zunge anhebt und das Baby richtig untersucht! Hinzu kommt, dass sich die heutige medizinische Gemeinschaft in ihrer Ausbildung nicht mit der Diagnose oder Behandlung von Zungenbändchen befasst hat.

Still- und Laktationsberaterinnen, die oft die ersten sind, die sich mit diesem Problem befassen, dürfen gemäß ihren Praxisrichtlinien keine offizielle Diagnose stellen, ob ein zu kurzes Zungenband vorliegt. Logopäden untersuchen nicht routinemäßig den Mund und benötigen eine Sondergenehmigung für die Durchführung einer oralen Untersuchung. Auch StillberaterInnen, LogopädInnen und andere Fachkräfte des Gesundheitswesens haben unterschiedliche Kenntnisse über Zungenbändchen und sind damit oftmals nicht vertraut. In vielen Ausbildungsprogrammen wird der Gedanke, dass Zungenbändchen Probleme verursachen, ausgelassen oder verworfen. Der Zahnarzt ist der Arzt des Mundes und sollte eingeschränkte Zungenbewegungen bei einer Untersuchung des Weichgewebes diagnostizieren können, aber ohne entsprechende Ausbildung und Schulung werden Zungenbändchen auch von Zahnärzten oft nicht erkannt.

Als zertifizierter und aktiv praktizierender Kinderzahnarzt sehe ich routinemäßig neue Patienten im Alter von 7 bis 15 Jahren, bei denen ich der Erste bin, der den Eltern gegenüber erwähnt, dass das Kind ein signifikantes und funktionell eingeschränktes Zungenbändchen hat. Die Eltern fragen sich oft, warum ihnen nie jemand gesagt hat, dass ihr Kind ein zu kurzes Zungenbändchen hat. Nachdem ich dies so viele Male gehört hatte, fühlte ich mich dafür verantwortlich, zumindest zu versuchen, die Zahl der nicht diagnostizierten Zungenbändchen, die funktionelle Probleme bei Kindern verursachen, zu verringern. Ich glaube, dass diese hohe Zahl nicht auf mangelnde Aufmerksamkeit oder eine schlechte Ausbildung zurückzuführen ist, sondern eine Lücke in der medizinischen und zahnmedizinischen Ausbildung darstellt. Ärzte lernen viel weniger über pathologische Zustände im Mund als Zahnärzte und die zahnärztliche Ausbildung konzentriert sich oft sehr stark auf Zähne und Zahnfleisch. In der zahnmedizinischen Ausbildung lernen die Studenten unzählige Stunden lang orale Pathologie und kennen sehr seltene Erkrankungen, die vielleicht einen von einer Million Menschen betreffen, während etwas, das vielleicht einen von zehn Menschen betrifft, in der Lehre ausgelassen wird. Ich hoffe, dass dieses Buch dazu beiträgt, dass Ärzte, Eltern, Pädagogen und Patienten erkennen, dass dieser scheinbar unbedeutende Zustand erhebliche Probleme verursachen kann. Sobald die medizinische Gemeinschaft als Ganzes diese Erkrankung erkennt und weiß, wie sie zu diagnostizieren und zu behandeln ist, werden sich unzählige Leben zum Besseren wenden. Es ist sehr wahrscheinlich, dass jeder Arzt, der einmal über diese häufige angeborene Anomalie aufgeklärt wurde, schon am nächsten Tag in der Praxis ein Zungenbändchen erkennen kann, das eine funktionelle Einschränkung verursacht!

Viele Fachleute haben Vorurteile und untereinander abweichende Meinungen zu Zungenbändchen.[9] Einige Kinderärzte sind der Meinung, dass Zungenbändchen das Stillen nicht beeinträchtigen, während andere sagen, dass nur klassische Bändchen (an oder nahe der Zungenspitze) das Stillen beeinträchtigen. Andere haben die Vorteile des Trennens von anterioren (vorderen) und posterioren (hinteren) oder submukösen Zungenbändern erkannt. StillberaterInnen sind in Bezug auf Zungenbändchen unterschiedlich gut ausgebildet und einige stehen auf verschiedenen Seiten der Debatte "Trennen oder nicht trennen". Einige vertreten die Meinung, dass klassische anteriore Zungenbändchen bei funktionellen Problemen getrennt werden sollten, posteriore Bändchen aber nicht existieren würden. Manche Stillexperten sind der Meinung, dass Zungenbändchen und Stillschwierigkeiten allein durch eine bessere Positionierung während des Stillens überwunden werden können und dass das Durchtrennen von Zungenbändchen nur sehr selten, wenn überhaupt, angezeigt ist.

> ***Sobald die medizinische Gemeinschaft als Ganzes diese Krankheit erkennt und weiß, wie sie zu diagnostizieren und zu behandeln ist, werden sich unzählige Leben zum Besseren wenden.***

Viele Eltern, deren Babys ich wegen eines posterioren Zungenbands behandelt habe (nachdem sie alle anderen Möglichkeiten ausgeschöpft hatten), berichten jedoch von einer deutlichen Verbesserung des Stillens unmittelbar nach der Durchtrennung des Zungenbands bei ihrem Kind (siehe Foto). Ein Baby mit einem posterioren Zungenbändchen und einem restriktiven Lippenbändchen nahm bei einer gewogenen Fütterung (das Baby wiegen, es stillen lassen, erneut wiegen, und der Unterschied ist die Menge der aufgenommenen Milch) in 45 Minuten nur 50 ml Muttermilch auf. Unmittelbar nach dem Eingriff - und das war der einzige Unterschied - nahm es 100 ml in 10 Minuten Stillzeit auf. Das ist eine Verbesserung von 1,3 ml/min auf 12 ml/min nach dem Eingriff. Die gewichtete Trinkmenge ist ein objektives Maß, aber es ist erwähnenswert, dass die Mutter auch subjektiv deutlich weniger Schmerzen beim Stillen empfand. Dieses Beispiel ist repräsentativ für Patienten, bei denen das zu kurze Zungenbändchen korrekt gelöst wurde. Objektive Messwerte wie die Milchaufnahme beim Stillen vor und nach dem Eingriff sowie die Tatsache, dass keine Klickgeräusche zu hören waren, sowie subjektive Messwerte wie die Tatsache, dass die Mutter ein besseres Anliegen des Babys und weniger Schmerzen bemerkte, bestätigen die Tatsache, dass ein posteriores oder submuköses Band vorhanden war und Probleme verursachte. Dieses Szenario wiederholt sich regelmäßig in vielen Praxen, wenn Säuglinge mit posterioren Zungenbändern behandelt werden, und andere Ärzte berichten, dass sie die gleichen Ergebnisse beobachten.

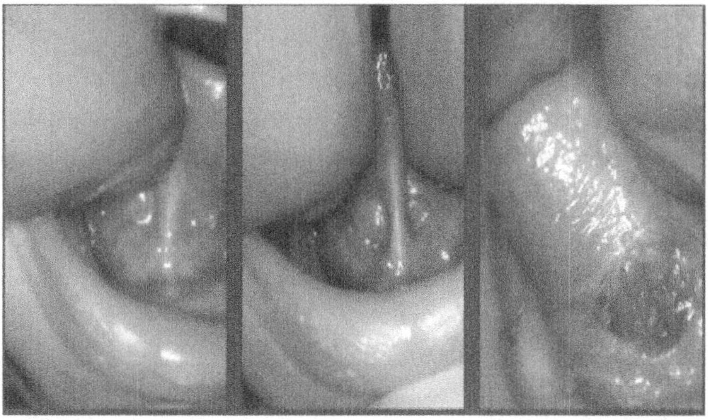

Vorgenanntes Baby mit posteriorem (hinterem) Zungenbändchen: Hochheben (Elevation) und Zweifingerbeurteilung zeigen das dicke, einschränkende Band.

Wir sind es unseren Patienten schuldig, aktuelles Wissen und das beste klinische Urteilsvermögen einzusetzen, um Mutter-Säuglings-Paaren zu helfen, die mit schmerzhaftem und ineffizientem Stillen zu kämpfen haben. Es gibt zahlreiche Studien und verblindete, randomisierte, kontrollierte Versuche, die zeigen, dass das Durchtrennen eines Zungenbändchens bei Stillproblemen helfen kann.[10–20] Tatsächlich gibt es keine evidenzbasierte Forschung, die zeigt, dass die Behandlung von Zungenbändchen bei betroffenen Säuglingen wirkungslos ist. Die einzige Nebenwirkung des Eingriffs, die in diesen Studien berichtet wurde, ist eine leichte Blutung, obwohl eine stärkere Blutung möglich ist, wenn eine Schere zum Durchtrennen verwendet wird oder der Schnitt zu tief ist, was die Notwendigkeit einer angemessenen Ausbildung unterstreicht. Die meisten Studien stützen die Behauptung von Buryk in der Zeitschrift *Pediatrics*, dass das Verfahren "schnell, einfach und ohne Komplikationen" ist.[10] Interessanterweise verweist Dr. Kotlow, ein Kinderzahnarzt, auf einen parodierten Artikel über die Sicherheit von Fallschirmen,[21] und fragt in seinen Vorträgen gerne: "Wer möchte an einer randomisierten kontrollierten Studie teilnehmen, um festzustellen, ob ein Fallschirm funktioniert?" Die Antwort ist natürlich Schweigen. Bei einigen Dingen, die offensichtlich funktionieren, brauchen wir andere nicht zu gefährden, nur um Forschungsergebnisse vorweisen zu können. Aus diesem Grund ist es so schwierig, von Ethikkommissionen die Genehmigung für randomisierte Studien an Säuglingen zu erhalten; der potenzielle Nutzen der Zungenband-Durchtrennung macht es unethisch, anderen diese Behandlung zu verweigern, nur um eine unbehandelte Kontrollgruppe für die Studie zu haben. Es wurden jedoch randomisierte, kontrollierte Blindstudien und Fallstudien durchgeführt und ich hoffe, dass dieses Buch die Skeptiker davon überzeugen kann, dass die Diagnose und Behandlung von Zungenbändchen für ihre Patienten von großem Nutzen sein kann.

Die Auswirkungen eines zu kurzen Zungenbands können ein Leben lang anhalten. Einige, die dieses Buch gelesen haben, sagten, dass es traumatische Erinnerungen an Hänseleien in der Kindheit aufwühlte. Wenn dies auf Sie zutrifft, sollten Sie wissen, dass es nie zu spät ist, ein Zungenbändchen trennen zu lassen und dass die Lektüre dieses Buches Ihnen helfen kann, Ihre aktuelle Situation besser zu verstehen. Die Quellenangaben am Ende des Buches können Ihnen helfen, den richtigen Anbieter oder die richtige Selbsthilfegruppe für Ihre Situation zu finden.

Dieses Buch bietet einen Überblick über die aktuellen Überlegungen und Forschungsergebnisse zu Zungenbändchen und Lippenbändchen. Wir hoffen, dass Ihnen nach der Lektüre dieses Buches die Bedeutung der Korrektur von Zungenbändchen klar sein wird und dass Sie feststellen werden, dass Ihre Fähigkeit, Patienten, Eltern und vielleicht sogar Ihren Familienmitgliedern zu helfen, neu gestärkt wird. Im Vorwort erinnert uns Dr. Agarwal weise daran, dass "die Augen nicht sehen, was [der] Geist nicht weiß". Sobald Sie das neueste Wissen über Zungenbändchen im Kopf haben, werden Sie sehr wahrscheinlich in der Lage sein, die damit verbundenen Probleme Ihrer Patienten in einem neuen Kontext zu analysieren. Gehen Sie also auf die hier vorgestellte Entdeckungsreise! Mütter und Kinder warten auf Antworten von ihren Ärzten zu Schwierigkeiten beim Stillen, Essen, Sprechen und vielen anderen Lebensbereichen, die durch diese abnormen Strukturen beeinträchtigt werden können.

Abschnitt 1: Stillen

Der folgende Bericht steht stellvertretend für viele unserer Patienten, die unzählige Arztbesuche und verwirrende Meinungen später in unsere Praxis kommen.

Baby Maggie wurde in der 40. Schwangerschaftswoche mit einem Gewicht von 3.685g reif geboren. Maggie war das erste Kind ihrer Mutter, die sich für das Stillen entschieden hatte. Als Maggie im Krankenhaus versuchte an der Brust anzudocken, schien zunächst alles normal. Die Stillberaterin kam vorbei und die Mutter berichtete ihr von einem Zwicken beim Stillen. Die Fachkraft versicherte ihr, dass Maggie sich gerade erst an das Stillen gewöhnen würde und die Anlegeposition gut aussähe. Als die Familie jedoch wieder zu Hause war, musste Maggie ständig spucken und Bäuerchen machen. Sie schien überdurchschnittlich weinerlich zu sein und sah immer aus, als fühlte sie sich nicht wohl. Bei Maggies erstem Besuch beim Kinderarzt wurde ihrer Mutter versichert, dass manche Babys einfach mehr Weinen als andere.

Aber jede Mahlzeit blieb ein Kampf. Maggie spuckte immer noch viel. Die Schmerzen beim Stillen wurden schlimmer und nach drei Wochen hatte Maggie ihr Geburtsgewicht noch immer nicht wieder erreicht. Ihre Mutter suchte eine Stillberatung auf, die feststellte, dass das Anlegen gut aussah und dass offenbar ein Milchtransfer stattfand. Die Stillberaterin schlug ein Brusthütchen vor, um die mütterlichen Beschwerden zu lindern.

Immer noch frustriert und auf der Suche nach Antworten, postete Maggies Mutter ihr Dilemma auf Facebook. Eine Freundin schlug ihr vor, einer Selbsthilfegruppe auf Facebook beizutreten und eine Online-Liste von Fachleuten einzusehen, die Babys mit zu kurzen Zungenbändchen behandeln würden. Als letzten Ausweg vor der Umstellung auf künstliche Säuglingsnahrung beschloss die Mutter, die vierstündige Fahrt zu dem nächstgelegenen Behandler auf der Liste auf sich zu nehmen. In der Praxis des Arztes wurden die Symptome von Baby und Mutter erfragt, der gesamte Mund des Babys unter geeigneter Positionierung und mit einer Kopfleuchte mit Vergrößerung untersucht. Es wurden Fotos angefertigt und der Arzt wies auf die Bereiche hin, in denen funktionseinschränkende Bänder vorhanden waren. Der Mutter wurden alle Fragen ausführlich beantwortet.

Nach der Besprechung des Eingriffs mit seinen Risiken und Vorteilen, *der Nachsorgeübungen und der notwendigen Nachsorge mit einem Team von Fachleuten entfernte der Arzt mit einem ultrapräzisen Laser das funktionseinschränkende Gewebe unter der Lippe und unter der Zunge mit minimalen Blutungen und ohne Nähte. Es war keine Vollnarkose oder Sedierung erforderlich. Zur Linderung der Beschwerden wurde vorab eine kleine Menge eines Betäubungsgels im zu behandelnden Areal verwendet. Unmittelbar nach dem Eingriff wurde Maggie zu ihrer Mutter in ein Stillzimmer gebracht, wo sie in Abgeschiedenheit stillen konnte. Die Mutter bemerkte sofort ein besseres Ansaugen und weniger Schmerzen, obwohl Maggie den Eindruck machte, dass sie nicht ganz sicher war, was sie mit der neuen Freiheit ihrer Zunge anfangen sollte. Nach dem Stillen schien sie glücklicher und satter zu sein. Sie schnalzte nicht mehr beim Trinken und stillte in einer entspannten Position.*

In der nächsten Woche hatte die Mutter mehrere Besuche bei ihrer Stillberaterin, die ihr beim Anlegen des Babys half und sie emotional unterstützte. Sieben Tage nach dem Eingriff wog die Mutter Maggie erneut. Sie hatte knapp 500g zugenommen! Es gab zwar immer noch einige schwierige Tage, aber insgesamt konnte die Mutter feststellen, dass die Verbesserung nach dem Eingriff anhielt. Am schwierigsten war es, die Nachsorgeübungen vier- bis sechsmal am Tag durchzuführen, um die Heilung der Wunden zu unterstützen. Obwohl die Übungen schnell und so kindgerecht wie möglich waren, mochte Maggie es nicht, Mamas Finger im Mund zu haben. Die Mutter hatte mehr Vertrauen gefasst, da sie Maggie stillen konnte und die Schmerzen und der Stress, unter denen sie beide gelitten hatten, wurden deutlich gelindert. Maggie nahm weiter an Gewicht zu und erreichte im dritten Monat die 75.Perzentile.

Dieser Abschnitt ist aus vielen Gründen wahrscheinlich der kritischste. Wir beginnen damit, wie sich die Symptome eines Zungenbändchens auf Mutter und Baby auswirken. Danach werden wir Lippenbändchen und andere orale Restriktionen besprechen. Die Rolle der StillberaterIn, die Beurteilung, die empathische Betreuung, die Durchtrennung des Zungenbands und das weitere Vorgehen werden ebenfalls besprochen. Zum Abschluss dieses Abschnitts werden wir einen Überblick über die veröffentlichten Studien geben. Wenn das Zungenbändchen bereits im Säuglingsalter getrennt wird, kann eine Vielzahl potenzieller Probleme in der Zukunft vermieden werden.

KAPITEL 3

Zungenbändchen und Babys

Die Stillbeziehung zwischen Mutter und Kind ist lebenswichtig. Schwierigkeiten hierbei können die Bindung und die Gesundheit des Babys in einer kritischen Entwicklungsphase beeinträchtigen. Viele stillende Mütter von Säuglingen mit Zungenbändchen leiden unter unerträglichen Schmerzen, weil ihr Kind nicht richtig saugen kann. Wir haben fast täglich Mütter in unserer Praxis, die über starke Schmerzen beim Stillen berichten. Die Mütter wissen um die Vorteile, aber das Stillen kann so schmerzhaft sein, dass sie es auf Dauer nicht aushalten. Gleichzeitig raten ihnen viele wohlmeinende Menschen in ihrem Umfeld, das Stillen aufzugeben, zuzufüttern oder ausschließlich abzupumpen. Die Mütter versuchen, die Schmerzen zu ertragen und wenden sich an Fachleute, um Hilfe zu erhalten. Starke Schmerzen sind immer ein Zeichen für ein Problem - meist beißt das Baby auf die Brustwarze oder versucht mit übermäßigem Unterdruck Milch aus der Brust zu bekommen. Die wahrscheinlichste Ursache dafür ist, dass sich die Zunge nicht richtig bewegen kann.

Säuglinge haben einen Beißreflex, der ausgelöst wird, wenn sich ein Gegenstand (Brustwarze, Flasche, Finger, Schnuller) zwischen ihren vorderen Kauleisten befindet und die Zunge diese nicht bedeckt. Wenn die Zunge in ihrer Beweglichkeit eingeschränkt ist und sich nicht nach vorne strecken kann, um die Brustwarze zu umschließen und die untere Zahnleiste zu bedecken, beißt das Baby reflexartig zu. Das tut weh. Schmerzen weisen jedoch nicht immer auf ein zu kurzes Zungenbändchen hin und viele Babys mit einem Zungenbändchen verursachen ihren Müttern überraschenderweise keinerlei Schmerzen beim Stillen. Sie weisen stattdessen andere Anzeichen auf, wie z. B. ein schlechtes Ansaugen, schlechtes Vakuum, Milchverlust aus dem Mundwinkel und Würgen beim Stillen. Ein guter Arzt, der den Zungenband-Eingriff durchführt, beurteilt all diese Symptome und versucht, die beste Entscheidung für den Säugling und seine Mutter zu treffen. Er wird erst dann eingreifen, wenn andere Möglichkeiten versagt haben. Aus diesem Grund ist es wichtig, dass Sie sich bei Stillproblemen zunächst von einer fachkundigen Stillberatung (International Board Certified Lactation Consultant, IBCLC) beurteilen lassen. Nachdem das Stillen beobachtet wurde und die Stillmaßnahmen das Problem nicht beheben konnten oder ein Zungenband festgestellt wurde, sollte eine Untersuchung durch einen Arzt in Betracht gezogen werden, der sich mit Zungenbändchen auskennt.

> ***Wenn die Zunge in ihrer Beweglichkeit eingeschränkt ist und die vordere untere Zahnleiste nicht bedeckt, beißt das Baby reflexartig zu.***

Symptome der Mutter

- Schmerzen beim Stillen
- Schlechtes Andocken
- Rissige, wunde, abgeflachte Brustwarzen
- Blutende Brustwarzen
- Lippenstiftförmige Brustwarzen nach dem Stillen
- Schlechte Leerung der Brust
- Verstopfte Milchgänge, Stauung, Mastitis
- Soor in der Brustwarze
- Verwendung eines Stillhütchens
- Gefühl, dass das Stillen des Babys ein Vollzeitjob ist

Bei der Konsultation sollten die Krankengeschichte und die Ernährungsgewohnheiten sowie alle Symptome der Mutter und des Babys besprochen werden, um ein vollständiges Bild zu erhalten. Die Symptome sind entscheidend dafür, ob ein Zungenbändchen getrennt werden sollte oder nicht. Ohne diese Informationen ist es schwierig, eine fundierte Entscheidung darüber zu treffen, ob eine Behandlung durchgeführt werden sollte oder nicht. Weitere Probleme für Mütter sind blutende, rissige, wunde oder lippenstiftförmige Brustwarzen nach dem Stillen. Diese sind das Ergebnis eines falschen Anlegens, übermäßigen Beißens und des zu hohen Drucks, den das Baby ausübt, um so gut wie möglich Milch zu bekommen. Wenn das Baby die Lippen- und Wangenmuskeln einsetzen muss, um ein Vakuum zu erzeugen (als würde es an einem Strohhalm saugen!) bekommt es nur wenig Milch aus der Brust und die Brustwarzen werden erheblich beschädigt. Diese Beschädigungen können im weiteren Verlauf zu wunden Brustwarzen, Mastitis oder Soor führen. Das falsche Anlegen kann auch zu verstopften Milchgängen und einer schlechten Leerung der Brust führen, da die Brust nach dem Stillen voll bleibt.

Ein Baby mit eingeschränkter Zungenbeweglichkeit bekommt oft nicht genug Milch, um sich satt zu fühlen, so dass es alle 30 bis 60 Minuten trinken möchte. Dazu stillen diese Babys oftmals sehr lang am Stück, um die unzureichende Menge zu kompensieren. Um einen Stau oder eine Brustentzündung zu vermeiden, muss die Mutter möglicherweise zusätzlich eine Milchpumpe verwenden, um den Druck der überschüssigen Milch abzubauen und diese Milch im Anschluss per Flasche an ihr noch hungriges Baby verfüttern. Die dreifache Fütterung - Stillen an der Brust, Abpumpen und Füttern der abgepumpten Milch mit der Flasche oder mit einem ergänzenden Stillsystem an der Brust - führt oft dazu, dass die Mutter erschöpft und frustriert ist und kann zu einem vorzeitigen Abstillen

Mütter berichten uns, dass es sich "wie ein Vollzeitjob anfühlt, das Baby satt zu bekommen!"

des Babys führen. Meistens berichten uns Mütter, dass es sich "wie ein Vollzeitjob anfühlt, das Baby satt zu bekommen!"

Babys sind sehr anpassungsfähig und versuchen, auf jede erdenkliche Weise Milch zu bekommen. Es gibt kein Baby, das "nicht essen will", oder ein Baby, das "einfach nicht interessiert" ist. Sicherlich können sie müde sein, weil sie sich so sehr anstrengen, um Milch zu bekommen, aber zu sagen, dass sie einfach nicht stillen wollen, ist falsch. Stillen stillt das biologische Bedürfnis des Babys nach Nahrung und Zuwendung. Sätze wie "Manche Babys sind eben so" oder "Manche Mütter [oder Babys] können einfach nicht stillen" sollten für die betroffenen Familien ein Warnsignal sein, dass der beratende Behandler nicht auf dem neuesten Stand der Informationen über das Stillen oder Zungenbändchen ist. Diese Aussagen sollten die Eltern dazu veranlassen, sich weiter zu informieren. Nur weil etwas häufig vorkommt, heißt das nicht, dass es normal ist.

Symptome von Babys mit zu kurzen Zungenbändchen

» Schlechtes Saugen an Brust oder Flasche
» Schläft beim Stillen ein
» Rutscht beim Stillen von der Brustwarze ab
» Weint oft/ist oft weinerlich
» Reflux-Symptome
» Spuckt oft
» Klickende oder schmatzende Geräusche beim Essen
» Würgen oder Verschlucken beim Trinken/Essen
» Aufstoßen und Blähungen mit Pupsen
» Schlechte Gewichtszunahme
» Beißen/Kauen auf der Brustwarze
» Schnuller fällt leicht heraus oder bleibt nicht drin
» Milch läuft beim Stillen aus dem Mundwinkel
» Kurze Schlafperioden
» Mundatmung, Schnarchen, Atemgeräusche
» Verstopfte Nase

» Milch läuft aus der Nase
» Frustration an der Brust oder mit der Flasche

Wie bereits erwähnt, kann die Gewichtszunahme bei betroffenen Babys geringer ausfallen, weil sie weniger Milch pro Saugvorgang aufnehmen als Babys ohne einschränkendes Zungenbändchen. Sie setzen andere Muskeln als die Zunge ein, z. B. die Wangen- oder Lippenmuskeln, um Milch zu bekommen und sie werden müder und verbrennen mehr Kalorien bei dem Versuch zu essen als ein Baby ohne Einschränkungen. Viele (aber nicht alle) Babys, die wir sehen, haben Schwierigkeiten, ihr Geburtsgewicht wieder zu erreichen oder auf der Wachstumskurve zu bleiben. Im Idealfall sollten die Babys ihr Geburtsgewicht innerhalb von 10 Tagen wieder erreichen, obwohl manche auch länger brauchen. Wir haben jedoch einige Babys in unserer Praxis, die einen oder sogar zwei Monate alt sind und nicht viel schwerer sind als ihr ursprüngliches Geburtsgewicht.

Wir möchten Eltern ermutigen, Fütterungs- und Gewichtsprobleme mit ihrem Kinderarzt zu besprechen und sich von einer/m erfahrenen IBCLC helfen zu lassen. Eltern können ihr Baby wiegen, wenn sie vermuten, dass es ein Problem mit der Gewichtszunahme gibt. StillberaterInnen überprüfen oft das Gewicht vor und nach dem Stillen auf einer hochpräzisen Digitalwaage, um genau zu bestimmen, wie viele Milliliter Milch das Baby während einer Stillmahlzeit von jeder Brust aufnimmt. Viel zu oft wird Säuglingen, die Probleme mit der Gewichtszunahme haben, künstliche Milchnahrung per Flasche verabreicht, ohne vorher alle möglichen Ursachen des Problems zu untersuchen. Ein IBCLC kann die Milchbildung der Mutter und die Fütterungsprobleme am besten beurteilen und einen Ernährungsplan erstellen, um die Ursachen zu beheben und die Milchbildung der Mutter zu verbessern.

Nur weil etwas häufig vorkommt, heißt das nicht, dass es normal ist.

Tee) oder Simethicon-Tropfen behandelt, um die übermäßigen Blähungen zu lindern, anstatt die Ursache für die Blähungen zu finden. Natürlich kann es auch andere Ursachen für Koliken oder Reflux geben, aber jedes Baby, das darunter leidet, sollte auf ein Zungen- oder Lippenbändchen hin untersucht werden.

Dr. Scott Siegel, MD, DDS, FAAP (Fellow of the American Academy of Pediatrics), behandelt seit fast 20 Jahren Babys mit Zungen- und Lippenbändchen in New York und hat kürzlich eine Arbeit über aerophagie-induzierten Reflux (AIR) veröffentlicht. [23] Er beschreibt AIR als einen Zustand, bei dem ein Baby mit zu kurzem Zungenbändchen Luft schluckt und anschließend refluxähnliche Symptome hat. In der Studie behandelte Dr. Siegel 1.000 Säuglinge mit Reflux, indem er lediglich das Zungen- und/oder Lippenbändchen trennte. Bei 52,6 % der Säuglinge verbesserten sich die Refluxsymptome daraufhin so deutlich, dass sie ihre Medikamente (wie Zantac® oder Nexium®) absetzen oder reduzieren konnten. Die Besserung trat häufig innerhalb von ein bis zwei Wochen ein. Bei weiteren 19,1 % verbesserten sich die Refluxsymptome, aber sie benötigten weiterhin Medikamente. Die letzte Gruppe von 28,3 % erfuhr keine Veränderung ihrer Refluxsymptome, was auf eine andere Ursache ihres Leidens hindeutet. Diese Studie zeigt, wie wirksam die Behandlung einer eingeschränkt beweglichen Zunge in vielen Fällen von Reflux ist. Das AIR-Konzept sollte bei jedem Baby mit Anzeichen und Symptomen von Reflux angewandt werden, bevor eine medikamentöse Behandlung in Betracht gezogen wird. Bei Säuglingen mit Reflux, anfallsartigem Würgen oder Spucken sollte geprüft werden, ob ein anteriores (vorderes) Zungenbändchen oder ein posteriores (hinteres) submuköses (unter der Schleimhaut gelegenes) Zungenbändchen die Funktion einschränkt und möglicherweise die Ursache des Problems ist.

Das schwer erkennbare posteriore (hintere) Zungenband

Manche Babys haben Schwierigkeiten beim Stillen oder bei der Flaschenfütterung und weisen ähnliche Symptome wie die oben genannten auf, aber wenn die Eltern oder der Arzt in den Mund schauen, erscheint dort auf den ersten Blick alles normal. Viele Ärzte oder andere Fachleute diagnostizieren dann allein aufgrund des Aussehens, dass das Kind kein zu kurzes Zungenband hat. Die Eltern sind aufgrund dieser Meinungen oft verwirrt, da ihr Kind weiterhin Probleme mit dem Stillen oder Füttern hat. Die Lösung, um diese schwer erkennbaren Zungenbändchen zu diagnostizieren, ist einfach: eine orale Untersuchung einschließlich des Abtastens der Zungenunterseite.

Einige Behandler glauben, dass es so etwas wie ein posteriores Zungenband nicht gibt oder dass es keine Probleme verursachen kann. Die Bezeichnung "hinteres Zungenbändchen" beschreibt den Befund nicht genau (es befindet sich nicht im hinteren Teil des Mundes), ist aber die gebräuchlichste Terminologie und wird daher in diesem Buch verwendet. Es ist zu beachten, dass viele Babys posteriore Zungenbändchen haben, diese allerdings bei fehlender Symptomatik oder ohne funktionelle Probleme per Definition nicht krankhaft sind. Sie müssen Probleme verursachen, um die Diagnose und die anschließende Behandlung zu rechtfertigen - "Wenn es nicht kaputt ist, sollte man es nicht reparieren!"

> ***Wenn es nicht kaputt ist, sollte man es nicht reparieren!***

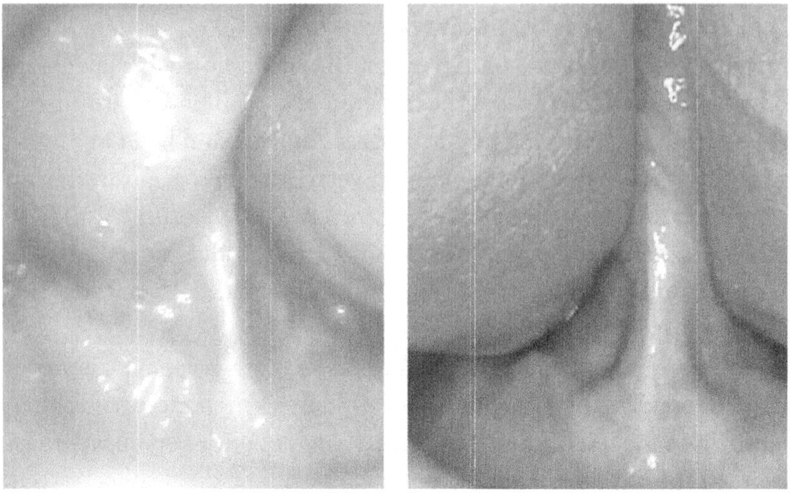

Beispiele für zwei posteriore Zungenbändchen, die erhebliche Symptome verursachten, welche sich nach der Behandlung verbesserten.

Posteriore Zungenbändchen wurden erstmals von Watson-Genna und Coryllos im Jahr 2004 beschrieben.[24] Alle Zungenbändchen haben eine submuköse Komponente, aber eine Variante des posterioren Zungenbändchens ist vollständig submukös. Das Band ist unter der Schleimhaut, die den Mundboden auskleidet, verborgen. Auf den ersten Blick ist kein Gewebestrang zu erkennen, wie es bei einem anterioren Zungenbändchen der Fall ist. Posteriore Zungenbändchen bestehen im Allgemeinen aus Bindegewebe, welches straffer oder restriktiver als normal ist[25] und dadurch ein funktionelles Problem verursacht.

Das Zungenbändchen selbst besteht nicht aus Muskelgewebe, sondern liegt direkt über dem Genioglossus-Muskel unter der Zunge. Bei der Untersuchung der Zunge sollte der Arzt hinter dem Kopf des Babys stehen, die Zunge mit zwei Zeigefingern nach oben mobilisieren und sehen, wie weit sie sich anheben lässt. Wenn das Band zu straff ist und die Zunge sich nicht weit anheben lässt, sehen Sie möglicherweise auch eine Vertiefung in der Mitte der Zunge. Dies weist auf ein mögliches posteriores Zungenbändchen hin. Wenn der Untersucher mit dem Zeigefinger unter der Zunge von einer Seite zur anderen streicht (Sweep Manöver), sollte sich der Mundboden glatt, weich und schwammig anfühlen. Wenn man bei dieser Bewegung mit dem Finger hängen bleibt oder wie über eine Bodenwelle fährt, ist dies ein Anzeichen für ein posteriores Zungenband.

Ein posteriores Zungenbändchen kann von einem in dieser Technik erfahrenen Arzt mit einer Schere und wenigen Schnitten getrennt werden. Eine Behandlung mit Laser bietet allerdings für den Arzt ein blutungsarmes Sichtfeld während des Eingriffs, wie wir später noch erläutern werden. Wenn ein Baby alle Symptome eines Zungenbands aufweist, im Mund aber keines erkennbar ist, dann handelt es sich höchstwahrscheinlich um ein posteriores Band. Wenn die Mutter alle vorher beschriebenen Symptome eines Zungenbands angibt, die Untersuchung aber nur sehr schnell und oberflächlich erfolgt, kann ein solches Band übersehen werden. Wenn der Arzt Handschuhe anzieht und mit einer Stirnlampe hinter dem Baby sitzt, während er die Zunge anhebt und mit dem Finger unter ihr hindurch fährt, wird er ein verstecktes posteriores Zungenbändchen in den meisten Fällen diagnostizieren können. Bei vorhandenen Symptomen hindert meist eine eingeschränkt bewegliche Zunge den Säugling daran, richtig an die Brust anzudocken. Bei vielen Säuglingen, die im Krankenhaus untersucht werden, scheint ein posteriores Zungenband vorzuliegen, aber ohne Symptome und bei zunächst normaler Funktion kann nichts unternommen werden. Diese Tatsache unterstreicht die Notwendigkeit, die Familien ein oder zwei Wochen nach der Entlassung nochmals zu beraten, um sicherzustellen, dass nichts übersehen wurde.

Ein kurzes Wort über Körpertherapie (wie Craniosacraltherapie, Chiropraktik oder myofasziale Entspannung) wäre an dieser Stelle hilfreich. Körpertherapie ist ein wichtiger Teil des Teamansatzes bei der Behandlung von Zungenbändchen. Sie kann immer im ersten Behandlungsschritt versucht werden und ist hilfreich bei einseitigen Schmerzen (z. B. wenn die linke Brust beim Stillen mehr schmerzt als die rechte), Schiefhals oder anderen Problemen. Wenn durch Körpertherapie allein die Stillprobleme nicht vollständig gelöst werden können, sollte umgehend eine Überweisung an einen kompetenten Zungenbandbehandler erfolgen, um dieses Problem zu untersuchen. Weitere Informationen finden Sie in den Kapiteln 25 und 26.

Das Lippenbändchen

Auch wenn überwiegend die Zunge von restriktivem Gewebe betroffen ist, sind die Lippen und ihre Bändchen häufig ebenfalls (zusätzlich) in ihrer Beweglichkeit eingeschränkt und sollten untersucht werden. Zungenbändchen, Lippenbändchen und Wangenbändchen werden zusammen als TOTs (Tethered Oral Tissues, restriktives orales Gewebe) bezeichnet. Das Gewebe, auf das in all diesen Fällen Bezug genommen wird, ist als Band (lat. Frenum) oder Bändchen (lat. Frenulum) bekannt. Ein restriktives oder straffes Bändchen verhindert die normale Bewegung des Mundgewebes.

Was gilt aber nun als normaler, nicht restriktiver Bewegungsumfang des oralen Weichgewebes? Wie wir bereits erörtert haben, sollte neben dem klinischen Bild eines zu kurzen Bändchens auch eine funktionelle Einschränkung vorliegen, um eine Behandlung zu rechtfertigen. Ein zu kurzes Lippenbändchen kann zu Stillschwierigkeiten für das Baby führen und unabhängig davon das Stillen für die Mutter schmerzhaft machen. Mit einem einschränkenden Lippenbändchen kann sich die Oberlippe im Normalfall nicht gänzlich nach außen stülpen und so das Baby an der Brust kein Vakuum bilden. Wenn ein Kind nur an einem zu kurzen Lippenbändchen leidet, können und werden sich meiner Erfahrung nach die vorliegenden Symptome verflüchtigen. Es existieren Studien und Fachartikel, die das Phänomen von Stillschwierigkeiten aufgrund eines reinen Lippenbands erörtern. Diese zeigten bei 14 Babys, bei denen nur das Lippenband getrennt wurde, eine Verbesserung von 78 %.[26] Liegt zudem auch ein Zungenbändchen vor (was sehr häufig der Fall ist), trennen die Behandler Zungen- und Lippenbändchen in einer Sitzung. Es gibt zwar ein von Dr. Kotlow entwickeltes Klassifizierungssystem für orale Restriktionen, aber das wichtigste Kriterium bei der Beurteilung jeglichen restriktiven Gewebes sind die funktionellen Auswirkungen.[18,27] Kein Behandler, Familienmitglied oder Facebook-Freund kann ein Lippenbändchen allein anhand eines Fotos diagnostizieren (dasselbe gilt für Zungenbändchen). Tatsächlich sieht man bei den meisten Babys bei der visuellen Inspektion ein prominentes Lippenbändchen, aber nur ein Bruchteil von ihnen zeigt dadurch eine signifikante funktionelle Beeinträchtigung.

Laut einer Studie von Flinck aus dem Jahr 1994 hatten 93,4 % der untersuchten Säuglinge ein Oberlippenbändchen, das entweder auf den Oberkieferkamm oder sogar den Gaumen inserierte.[28] Wenn ein Baby Probleme beim Stillen hat und die Oberlippe durch ein straffes Lippenbändchen an der normalen Ausstülpung beim Saugen an der Brust gehindert wird, hilft eine Durchtrennung des Bändchens dem Kind in den meisten Fällen. Ein Baby mit einem zu straffen Lippenbändchen leidet häufig gleichzeitig an einem zu kurzen Zungenbändchen und umgekehrt. Laut Dr. Bobby Ghaheri, HNO-Arzt und bekannter Experte auf dem Gebiet der Zungenbändchen, kann ein zu kurzes Lippenbändchen vorliegen, wenn der Bereich, in dem das Lippenbändchen auf den Kieferkamm trifft, bei Anheben der Oberlippe weiß wird, wenn sich auf dem Oberlippenrot ein Grübchen befindet, wenn das Zahnfleisch oder der darunter liegende Knochen in diesem Bereich eingekerbt ist und/oder wenn eine Stillberatung (IBCLC) feststellt, dass das Baby an der Brust nicht oder nur schlecht die Lippe ausstülpen kann. In diesen Fällen sollte eine Durchtrennung des Lippenbändchens in Betracht gezogen werden.[29]

Ein zu kurzes Lippenbändchen kann zu Stillschwierigkeiten für das Baby führen und unabhängig davon das Stillen für die Mutter schmerzhaft machen.

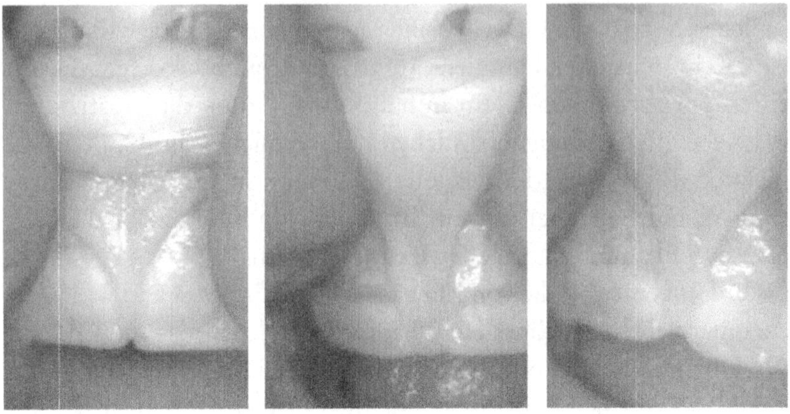

Verschiedene Formen des Lippenbändchens, teilweise mit Knocheneinkerbung

Wenn das Lippenbändchen dem Baby beim Anheben der Oberlippe Schmerzen bereitet oder wenn das Zungenbändchen bereits getrennt wurde und weiterhin Probleme beim Anlegen bestehen, kann auch ein Lippenbändchen die Ursache sein. Manche Lippenbändchen sind besonders dick, straff oder breit. Sie stellen sich sehr unterschiedlich dar, aber der wichtigste Faktor ist die Auswirkung auf die Funktion. Wenn sich die Lippe nicht leicht nach außen stülpen lässt oder sich beim Stillen nach unten rollt, ist die Abdichtung bzw. das Vakuum an der Brust in der Regel beeinträchtigt und das Andocken/Ansaugen an der Brust funktioniert nicht. Das Baby macht klickende Geräusche beim Trinken, hat eventuell Probleme mit Reflux und die Mutter empfindet das Stillen als unangenehm.

Es ist sehr schwierig zu differenzieren, welche Probleme mit dem Zungenbändchen und welche mit dem Lippenbändchen zusammenhängen, da es erhebliche Überschneidungen gibt. Zudem existieren keine aussagekräftigen Studien, die die Unterscheidungsmerkmale der einzelnen Störungen definieren. Auch nach der Durchtrennung eines Zungenbands kann es vorkommen, dass Mutter-Kind-Paare weiterhin Schwierigkeiten beim Stillen haben. Wir sind es diesen Müttern und Säuglingen schuldig, die aktuellen Erkenntnisse und unser klinisches Urteilsvermögen zu nutzen, um ihnen schnellstmöglich bei ihren Stillproblemen zu helfen. Um der Familie, die vor uns steht, zu helfen, erstellen wir einen individuellen Plan für das jeweilige Baby, wobei wir uns auf bewährte praktische Empfehlungen aller diesen Fall mitbehandelnden Experten stützen. Es handelt sich daher immer um eine individuelle und keine allgemeingültige Lösung.

Idealerweise sollte eine erforderliche Durchtrennung des Lippen- und Zungenbändchens gleichzeitig erfolgen, damit das Baby nicht zwei verschiedenen Eingriffen ausgesetzt wird. Wenn jedoch Unsicherheit herrscht, ob beide Eingriffe nötig sind, kann der zweite Eingriff beim Nachsorgetermin des ersten durchgeführt werden. Eine kürzlich veröffentlichte Studie zeigte, dass sich mehrere Ärzte nicht über die Klassifizierung eines Lippenbändchens anhand eines Fotos einigen konnten - ob es bis nun bis zum Gaumen reichen würde oder kurz davor endete.[30] Die Ärzte kreierten ihren eigenen Klassifizierungstyp, der dem Kotlow-Klassifizierungssystem ähnelte, aber nur drei Typen enthielt: Typ 1 - bis in den Bereich zwischen der weichen und der harten Gingiva reichend; Typ 2 - bis in die Mitte der festen Gingiva reichend; und Typ 3 - bis zum unteren Rand der Papille oder bis zum Gaumen. Auf dem Beispielfoto des Fachartikels scheinen jedoch sowohl Typ 2 als auch Typ 3 in den unteren Kieferkamm zu reichen. Die Forscher stellten außerdem fest, dass die Zuverlässigkeit ihrer neuen Skala nur 38 % betrug. Sie kamen zu dem Schluss, dass eine Durchtrennung eines Bands nicht allein aufgrund des Aussehens erfolgen sollte, da es schwierig ist, die Klassifizierung der einzelnen Bänder anhand eines Fotos zu bestimmen.[30] Für diese Empfehlung herrscht große Einigkeit in Fachkreisen. Ein Lippenband lässt sich nicht allein anhand eines Fotos diagnostizieren. Mehr als das Aussehen eines Bands zählt, wie sich das Gewebe in der taktilen Untersuchung darstellt und was die Mutter an Problemen berichtet. Wenn die Oberlippe beim Stillen nach innen gestülpt ist, können das Baby und/oder die Mutter dadurch Beschwerden entwickeln; in diesem

Lippenbändchen stellen sich sehr unterschiedlich dar, aber der wichtigste Faktor ist die Auswirkung auf die Funktion.

Fall sollte den Eltern eine Durchtrennung des Bands empfohlen werden. Das Verfahren birgt nur ein geringes Risiko, wenn es mit einem Laser durchgeführt wird (abgesehen von leichten Blutungen, leichten Schwellungen und Wundheit für etwa drei Tage). Bei ordnungsgemäßer Durchführung dauert der Eingriff am Oberlippenbändchen etwa 15 Sekunden. Die Technik der Durchtrennung wird in Kapitel 7 beschrieben.

Das Lippenbändchen zeigt sich in unterschiedlichen Formen oder Varianten. Die meisten Babys (mehr als 90 %) haben ein Lippenbändchen, das nahe am Kieferkamm oder sogar auf dem Gaumen endet. Es kann dünn oder dick, fleischig oder faserig, dreieckig oder fadenförmig sein, aber nur wenn es funktionell einschränkend ist *und* das Baby Probleme beim Stillen hat, ist es wahrscheinlich behandlungsbedürftig. Wenn es keine Stillprobleme gibt, ist kein Eingriff erforderlich. Wir erhalten in unserer Praxis viele Anrufe von Eltern, die sich Sorgen machen, dass ihr Kind ein zu kurzes Lippenbändchen hat. Wenn bei der Untersuchung des Kindes keine funktionellen Einschränkungen und/oder keine Stillprobleme festgestellt werden, führen wir den Eingriff nicht durch. Wir behandeln das Baby nicht wegen etwas, das in der Zukunft durch ein unbehandeltes Lippenbändchen auftreten kann, wie etwa eine Zahnlücke oder Schwierigkeiten beim Zähneputzen (siehe Kapitel 22). Wir behandeln das Baby auf der Grundlage des aktuellen Problems, der besten verfügbaren Informationen, der aktuellen klinischen Untersuchung und des besten Wissens und Gewissens des Arztes.

Ein Lippenbändchen lässt sich nicht allein anhand eines Fotos diagnostizieren.

Einige Ärzte sind der Meinung, dass ein Lippenbändchen bei Stillproblemen keine große Rolle spielt, während andere zu dem Schluss gekommen sind, dass das Lippenbändchen tatsächlich erhebliche, typische Stillprobleme verursachen kann. Manchmal wird ein zu kurzes Lippenbändchen diagnostiziert, aber die Eltern entscheiden sich dafür, nur das Zungenband zu durchtrennen; in anderen Fällen deckt die Versicherung nur einen Eingriff pro Tag ab[6] und die Eltern entscheiden sich dafür, nur die Zunge zu trennen. Wenn nur ein Eingriff durchgeführt werden kann, ist das Durchtrennen des Zungenbands statt des Lippenbands die bessere Wahl, da die Wahrscheinlichkeit groß ist, dass die Zunge die Hauptursache für die Stillschwierigkeiten ist. Die Wundheilung der Zunge dauert etwa drei Wochen, die des Lippenbändchens etwa zwei Wochen. Wenn die Eltern nach dem Trennen der Zunge Nachsorgeübungen oder Dehnungsübungen (siehe Kapitel 8) durchführen, kommt das Baby üblicherweise nach einer Woche zur Kontrolle wieder in die Praxis. Wenn die ursprünglichen Symptome weiterhin bestehen, kann das Lippenband dann bei diesem Termin getrennt werden, wodurch sich die gesamte Genesungszeit nicht verlängert. Wenn das Lippenbändchen eine Woche nach dem Zungenbändchen unabhängig davon behandelt wird, berichten die Mütter oft über eine deutliche Verringerung der Schmerzen und ein viel besseres Anlegen. Klinisch gesehen macht es einen Unterschied - und wir sehen die Ergebnisse oft sofort nach dem Eingriff, noch bevor die Mutter die Praxis verlässt.

Das Bukkal-Bändchen (Wangenbändchen)

Es gibt keine Forschungsstudien über die Auswirkungen von Bukkal-Bändchen auf das Stillen oder die Mundmotorik, aber viele Behandler, die routinemäßig restriktive orale Gewebe behandeln, erkennen ihre Existenz an und wissen, dass auch hier ein Eingriff erforderlich sein kann. Bukkal-Bändchen waren bereits Gegenstand von Vorträgen und Diskussionen auf verschiedensten Fachkonferenzen. Es gibt vier Bukkal-Bändchen in der Wange (lat. buccal: wangenseitig). Zwei befinden sich im Oberkiefer-Wangenbereich und zwei im Unterkiefer-Wangenbereich.

6 In den USA

KAPITEL 4

Die Rolle der Still- und LaktationsberaterIn

Lisa Lahey, RN, IBCLC, COMS

In den Vereinigten Staaten stillen heute mehr Frauen als früher. Aktuelle Statistiken (2016) zeigen, dass 81 % der Frauen mit dem Stillen beginnen, aber nur 22 % bis zum sechsten Monat ausschließlich stillen, d. h. ohne weitere Ergänzung von jeglicher Nahrung.[31] Viele Gesundheitsorganisationen, darunter die American Academy of Pediatrics, empfehlen das ausschließliche Stillen für 6 Monate, gefolgt von der Einführung von fester Nahrung und dem begleitenden Weiterstillen bis zum Alter von 2 Jahren oder so lange, wie Mutter und Kind es wünschen.[32] Die Vorteile des Stillens sind die optimale, artgerechte Ernährung und der Aufbau eines Immunsystems des Kindes, die Förderung der Bindung und der sozialen Interaktion sowie die Unterstützung des Wachstums und der Entwicklung der Atemwege und der Strukturen von Mund und Gesicht. Stillen ist eine grundlegende orale Fähigkeit, die durch andere orale Fähigkeiten wie Kauen, Schlucken und Sprechen ergänzt wird.

Viele Mütter beginnen nach der Geburt mit dem Stillen, dennoch zeigen die oben genannten Zahlen, dass viele im weiteren Verlauf aufgeben. Es gibt mehrere Gründe, warum wir uns als Gemeinschaft bemühen sollten, den Stillerfolg anzugehen und zu verbessern, wenn wir unsere Ziele als Nation erreichen wollen, wie sie in Healthy People 2020 (in den Vereinigten Staaten) umrissen sind.[31] Zu diesen Zielen gehören die Erhöhung des Anteils der gestillten Säuglinge, die Ausweitung von Stillprogrammen am Arbeitsplatz für berufstätige Mütter, die Verringerung der Zahl der gestillten Säuglinge, die in den ersten beiden Lebenstagen zusätzlich künstliche Nahrung erhalten und die Erhöhung der Zahl der Geburten in babyfreundlichen Krankenhäusern.[31] Wir brauchen pränatale Aufklärungskurse und Beratungen vor der Geburt, um die Mütter zu stärken und die Familien über die Vorteile und Grundlagen des Stillens aufzuklären. Zudem brauchen wir Krankenhausrichtlinien und -verfahren, die eine optimale Geburt und das Stillen unterstützen, wie z. B. weniger Geburtseingriffe, mehr und längerer Haut-zu-Haut-Kontakt, das frühe und häufige Werben für das Stillen, Vermeidung von unnötigem Zufüttern und optimale Stillunterstützung, während die Eltern das Stillen lernen.[32] Unsere Gesellschaft braucht Sitten und Arbeitsplätze, die das Stillen unterstützen und fördern und Zeit zum Abpumpen bieten. Es ist bekannt, dass die Hauptgründe, warum Mütter mit dem Stillen aufhören, ein schlechter Start, Brust- und Brustwarzenschmerzen, Schwierigkeiten beim Anlegen, mangelnde Milchmenge (vermeintlich oder tatsächlich), fehlende Unterstützung und die Rückkehr zur Arbeit sind.[33] Eine zertifizierte Stillberatung (International Board Certified Lactation Consultant, IBCLC) kann helfen, diese Probleme zu lösen und das Stillen zu optimieren, damit die Eltern ihre persönlichen Stillziele erreichen können.

Vielleicht hören Sie jetzt zum ersten Mal von einer IBCLC. Eine IBCLC ist eine hochqualifizierte Fachkraft im Gesundheitswesen, die strenge Ausbildungs- und Zulassungsvoraussetzungen erfüllen muss, alle 5 bis 10 Jahre eine unabhängige Zertifizierungsprüfung ablegt und sich durch Fortbildung dauerhaft weiterbildet und auf dem aktuellen medizinischen Stand hält. Diese Zertifizierung unterscheidet sich von anderen Stillhelfern wie Peer-Counselor[7], Lactation Educator oder Beratern, die Familien ohne größere

7 Peer Counselor = Beratung von Betroffenen für Betroffene, ähnlich den Stillbegleitern in Deutschland

Stillschwierigkeiten auf ihrem Weg unterstützen und aufklären sollen. Die Ausbildungsanforderungen, die klinischen Kompetenzen und der Tätigkeitsbereich der IBCLC konzentrieren sich auf die klinische Beurteilung und Nachsorge.

Der Tätigkeitsbereich und das Fachwissen der IBCLC umfassen die altersgerechte Entwicklung von Säuglingen und (Klein-)Kindern, Ernährung, Physiologie und Pathologie; dazu gehören das Fütterungsverhalten in verschiedenen Alters- und Entwicklungsstufen, die Einführung von Beikost, Nahrungsmittelu nverträglichkeiten/-allergien, die Säuglingsanatomie und besonders die orale Anatomie, neurologische Herausforderungen, Muskeltonus, Reflexe, Wachstumsmuster/-tabellen und Ernährungsbedürfnisse. Eine IBCLC bietet auch Einschätzung, Aufklärung und Beratung zu mütterlichen Stillfragen zu Brustentwicklung und -wachstum, zu anatomischen oder chirurgischen Besonderheiten im Hinblick auf das Stillen, Brustinfektionen, Management der Milchversorgung, mütterlicher Ernährungsstatus, Zusammensetzung der Muttermilch, Milchbanking und die Auswirkungen endokriner Hormone auf die menschliche Laktation. IBCLCs besitzen Wissen und Verständnis über Krankheiten wie Diabetes, Unfruchtbarkeit, Stoffwechsel-, Hormon- und Autoimmunstörungen, Pharmakologie, Galaktogene (alle Substanzen, die die Milchproduktion steigern) und den Einfluss von Heilkräutern auf die Steigerung der Milchproduktion. Leider gibt es einige Behandler, die keine Zeit oder kein zusätzliches Fachwissen über das Stillen haben, um die Mutter-Kind-Dyade gemeinsam und ganzheitlich beurteilen zu können. Die getrennte Beurteilung von Mutter und Kind vernachlässigt das biologische Zusammenspiel, das sich während des Stillens abspielt, bei dem die Probleme der Mutter auch die Probleme des Kindes sind und umgekehrt. Eine IBCLC nimmt sich die Zeit, Mutter und Kind gemeinsam zu beurteilen und spielt eine entscheidende Rolle bei der Unterstützung der Familie. Sie oder er hilft bei der Bewältigung von Fütterungsveränderungen und -herausforderungen, während gleichzeitig sichergestellt wird, dass die Mutter emotional betreut wird, während sie ihre neue Rolle übernimmt und das Stillen lernt. Darüber hinaus befassen sich IBCLCs mit Psychologie, Soziologie, Forschung, öffentlichem Gesundheitswesen, Anthropologie und der Dynamik des Stillens in der jeweiligen Kultur. IBCLCs fördern, unterstützen und setzen sich für die stillende Dyade/Familie in einer Vielzahl von Einrichtungen wie Krankenhäusern, Ambulanzen, Arztpraxen und in ihren eigenen Praxen ein.

Still- und LaktationsberaterInnen nutzen einen problemlösenden Ansatz, um klinische Beurteilungen, Aufklärung, Empfehlungen, Stilltherapie, Fütterungspläne und Überweisungen an andere Gesundheitsdienstleister anbieten zu können. Sie befassen sich mit Fütterungsproblematiken, die von einfach bis komplex reichen. Hochqualifizierte IBCLCs sind ein integraler Bestandteil des Betreuungsteams für Tethered Oral Tissues (TOTs) und arbeiten mit der stillenden Mutter-Kind-Dyade zusammen, wenn es um Saugstörungen und die Betreuung nach einer Frenektomie geht. Saugstörungen können auf falsches Anlegen und/oder eine schlechte Positionierung des Babys, unkoordinierte kindliche Reflexe und Muskeln oder strukturelle und haltungsbedingte Probleme zurückzuführen sein, die die Funktion während des Stillens beeinträchtigen. IBCLCs müssen viele Punkte berücksichtigen um die Stilldyade zu unterstützen. Jeder Plan, der für die jeweiligen Patienten erstellt wird, ist sehr detailliert und individuell. Wir arbeiten oft mit Säuglingen, die von Saugstörungen durch oralen Restriktionen betroffen sind, aber auch mit Säuglingen, die nicht (mehr) gestillt werden und Hilfe bei der Flaschenernährung benötigen.

Eine der größten Herausforderungen für das Fachgebiet der oralen Restriktionen und für IBCLCs ist der allgemeine Mangel an Bewusstsein für orale Dysfunktionen und Restriktionen und das sowohl in der breiten Öffentlichkeit als auch bei den Fachkräften im Gesundheitswesen. Es besteht ein großer Bedarf an besseren Beurteilungskompetenzen, mehr Schulungen und Weiterbildungsmöglichkeiten, damit mehr Behandler eine angemessene Versorgung anbieten können. Aus diesem Grund sind viele IBCLCs in der Lehre tätig oder schreiben Bücher.

Eine weitere Herausforderung ist die heikle Frage, wer orale Restriktionen beurteilen und diagnostizieren darf. Als IBCLCs können wir dem Patienten und dem medizinischen Personal beschreiben und berichten, was wir bei der Fütterungsbeurteilung und der oralen Untersuchung beobachten. Dies geschieht am besten durch gute Dokumentation, das Verfassen von Berichten oder Beratungsprotokollen und die Weitergabe von Beurteilungen und Befunden an Eltern und Gesundheitsdienstleister. Wir wissen auch, dass orale Bänder komplex sein können und sich durch unterschiedliche Anzeichen und Symptome bemerkbar machen. Ich sage oft, dass orale Restriktionen wie Fingerabdrücke sind, die sich anatomisch und funktionell unterscheiden. Daher sollte unsere Beratung die individuellen Bedürfnisse berücksichtigen und wir müssen die Beurteilung, Therapie und Behandlungsempfehlungen entsprechend anpassen.

Diejenigen, die sich auf TOTs spezialisiert haben, arbeiten an der Entwicklung einer besseren Ausbildung für StillberaterInnen und medizinische Dienstleister, damit sie in der Lage sind, gründliche Beurteilungen und Diagnosen, vollständige funktionelle Trennungen und eine hervorragende postoperative Wundversorgung anzubieten. Fachlich versierte IBCLCs wissen, dass es einen großen Bedarf an gut konzipierter Forschung gibt, um die Ergebnisse für diejenigen zu validieren, die derzeit in diesem Bereich praktizieren. Bis die Studien abgeschlossen sind, werden wir weiterhin Aufklärung, Kommunikation und einen Teamansatz anbieten, der den Patienten in den Mittelpunkt der Versorgungsgleichung stellt.

> ***Es besteht ein großer Bedarf an besseren Beurteilungskompetenzen, mehr Schulungen und Weiterbildungsmöglichkeiten, damit mehr Behandler eine angemessene Versorgung anbieten können.***

Eltern, die eine Stillberatung in Anspruch nehmen, fragen sich oft, warum ihr Baby nicht richtig andocken oder gut stillen kann. IBCLCs besprechen bessere Anlege- und Positionierungstechniken und erklären, warum eine eingeschränkte Zungenbeweglichkeit eine Schlüsselrolle bei Stillproblemen spielen kann. Eine IBCLC kennt die Anatomie und Physiologie der Zunge und weiß, wie die Zunge beim Stillen arbeitet. Der Mund öffnet sich, Lippen und Zunge berühren die Brust und die Zunge streckt sich, um den Warzenhof und die Brustwarze zu erfassen und möglichst viel Brustgewebe im Mund des Babys zu positionieren. Anschließend wird durch das Umschließen der Brustwarze mit der Zunge eine Abdichtung geschaffen. Die Zunge hebt sich und drückt gegen den Gaumen, der Unterkiefer senkt sich, um das für das Saugen der Milch erforderliche Vakuum zu erzeugen.[12] Der mittlere und hintere Zungenteil steuert sodann den Transport der Flüssigkeit und sorgt für koordiniertes Schlucken und einen optimalen Schutz der Atemwege, da Gaumen und Zunge den Nasen-Rachen-Raum während der Abfolge Saugen, Schlucken, Atmen verschließen. Die Zunge hilft auch bei der Ausformung des Gaumens und des Zahnbogens und gibt dem autonomen Nervensystem Rückmeldungen zur Regulierung.

Eine IBCLC muss mit Fingerspitzengefühl beurteilen

Lassen Sie uns besprechen, wie eine IBCLC die Fütterung und die orale Funktion beurteilt. Wenn IBCLCs eine Mutter zum ersten Mal persönlich oder telefonisch treffen, nutzen wir die Fähigkeit des aktiven Zuhörens, um etwas über die Sorgen und Fütterungsprobleme zu erfahren und notieren dabei sowohl die Symptome der Mutter als auch die des Kindes. Anschließend stellen wir ausführliche Fragen, um sicherzugehen, dass wir eine vollständige medizinische und fütterungsbedingte Anamnese erheben. Die Aufnahmegespräche dauern oft eine Stunde oder länger und umfassen die vorgeburtliche, die Schwangerschafts- und die Geburtsanamnese. Wir fragen nach früheren Stillerfahrungen, nach der Ernährung der Mutter, nach Medikamenten und nach chronischen oder aktuellen Gesundheitsproblemen von Mutter oder Kind. Wir besprechen Fütterungsroutinen und -muster, die Urin- und Stuhlwerte des Säuglings, die Gewichtszunahme und das Wachstum des Babys, die persönlichen Stillziele und das Unterstützungssystem der Dyade. Eine IBCLC vereinbart einen Beratungstermin zu Hause, in der Praxis oder ambulant, bei dem wir das Baby beim Füttern beobachten, eine Untersuchung der mütterlichen Brust anbieten und beim Anlegen und der Positionierung des Babys helfen. Ebenso wird der Milchtransfer durch Wiegen des Babys vor und nach dem Füttern auf einer präzisen und hochempfindlichen Digitalwaage beurteilt, eine orale Sauguntersuchung mit unserem behandschuhten Finger durchgeführt und die oralen motorischen Fähigkeiten von Zunge, Wangen, Lippen, Gaumen und Kiefer eingeschätzt.

Eine ordnungsgemäße funktionelle Untersuchung von oralen Restriktionen beginnt mit der Beurteilung der Nahrungsaufnahme. Wie saugt und liegt das Baby an der Brust? Muss die Mutter mehrere Anpassungen vornehmen oder sich heldenhaft anstrengen, damit das Stillen funktioniert? Eine IBCLC prüft, ob die Lippen weit geöffnet und aufgestülpt sind und ob sich die Zunge über den unteren Kieferkamm streckt. Nur dann ist das Baby in der Lage, die Brustwarze zu finden und zu umschließen, während die Saugkraft aufrechterhalten wird. Die Wangen sollten rund und voll erscheinen, nicht eingezogen oder mit Grübchen. Die Kieferbewegungen sollten gleichmäßig und rhythmisch sein, um ein gutes Saug-, Schluck- und Atemmuster zu ermöglichen. Das Saugmuster sollte geordnet sein, d.h. mit angemessenen Saug- und Schluckimpulsen. Auf 1 bis 3 Mal Saugen sollte ein Schluckimpuls folgen, das Saugen selbst sollte relativ geräuschlos, aber kräftig sein. Das Baby sollte an der Brust aufmerksam und entspannt bleiben und während der gesamten Mahlzeit genügend Ausdauer haben, bis es die Brust schließlich zufrieden und satt freigibt. Während dieser Zeit beobachten wir die Mutter, um ihr Wohlbefinden und ihre Fähigkeit, ohne Schmerzen zu stillen, zu beurteilen. Wir bitten sie zu beschreiben, wie sich das Anlegen und Saugen anfühlt, und verlassen uns nicht nur darauf, wie das Anlegen von außen betrachtet aussieht.

Rote Flaggen, die häufig beim Füttern auftreten, lassen sich in zwei Typen einteilen: zu schwaches Saugen (niedriger Tonus) und zu starkes Saugen (hoher Tonus).

Säuglinge mit schwachem Saugverhalten versuchen verzweifelt an die Brust anzudocken, können aber nicht oder nur schlecht saugen. Nach vielen Versuchen rutscht das Baby von der Brust ab oder saugt nur sehr schwach und ineffizient. Trotz mehrmaligen Versuchen wird das Baby nicht satt und schläft häufig vor lauter Anstrengung an der Brust ein. Manchmal sind die Kinder so frustriert, dass sie von selbst von der Brust ablassen, obwohl sie noch nicht genügend Milch bekommen haben. Das saugschwache Baby stillt meist sehr häufig, "nascht" aber eher an der Brust, weshalb die Mutter selten unter wunden Brustwarzen leidet. Bei diesen Babys besteht die Gefahr, dass sie nur langsam oder gar nicht an Gewicht zunehmen. Die Eltern können sich in falscher Sicherheit wiegen, weil das Baby oft und schmerzlos stillt.

Andere Babys versuchen mit einem hohen Tonus, d.h. verstärktem Saugen, die benötigte Milch zu bekommen. Oftmals beißen sie oder klemmen sich regelrecht fest, um die Milch zum Fließen zu bringen, oder sie saugen stärker mit gespannten Lippen und verstärkter Wangenaktivität. Ein Baby, das sehr stark saugt, verursacht oft heftige Schmerzen und Schäden an den Brustwarzen, weil die Kräfte der Lippen und Wangen nicht im Gleichgewicht sind. Wenn das Baby von der Brust ablässt, kann manchmal eine weiße Linie/Falte oder eine lippenstiftförmige Brustwarze beobachtet werden. Teilweise tritt als Reaktion auf die heftige Saugkraft ein Vasospasmus der Brustwarze (plötzliche schmerzhafte Verengung eines Blutgefäßes) auf, und bei wiederholtem Trauma alle paar Stunden wird das Brustwarzengewebe wund, rissig und blutig.

Babys mit submukösen Zungenbändern haben oft große Schwierigkeiten, den mittleren Teil der Zunge anzuheben und die seitlichen Zungenränder aufzuwölben, was zu einem ungeordneten Schlucken führt. Diese Säuglinge können beim Trinken klickende oder schmatzende Geräusche erzeugen, zusätzlich zu Schluck-, Husten-, Würge- und Erstickungsgeräuschen. Normalerweise sollte die Nahrungsaufnahme eines Säuglings keinerlei Geräusche verursachen, die betroffenen Babys aber können den Milchfluss nicht gut verarbeiten, nehmen oft große Mengen an Luft auf und leiden unter Aerophagie und Reflux. Die Mütter berichten häufig von sehr viel Milch und einem sehr heftigen Milchspendereflex. Säuglinge mit einem posterioren Zungenband lehnen häufig Schnuller oder flaschengefütterte Muttermilch ab. Meine Theorie hierzu ist, dass die Brüste und der Körper der Mutter wissen, dass das Saugen des Babys suboptimal ist und dass die Brust deshalb in Verbindung mit der häufigen Überstimulation die Milch schnell und heftig abgibt. Das Baby zeigt dann Verhaltensweisen wie einen gekrümmten Rücken, einen angespannten Oberkörper oder ein starkes Überstrecken. Das Baby hat Mühe, während des Fütterns zu atmen und verschluckt sich häufig. Infolgedessen dockt das Baby von der Brust ab und unterbricht damit das Stillen. Oft muss dieses Baby anschließend mit Blähungen oder allgemeiner Unruhe nach dem Stillen längere Zeit aufrecht gehalten oder getragen werden. Die Mutter gibt an, dass ihr Kind nicht gerne stillt oder nur in einer bestimmten Position, z.B. im Liegen oder wenn es schläfrig ist. Ich habe auch beobachtet, dass diese Babys besonders gefährdet sind, das Stillen abrupt abzubrechen und eine orale Aversion zu entwickeln. Sie brauchen in der Regel auch mehr Unterstützung vor und nach der Frenektomie, um ein optimales Saugen und Füttern zu erreichen.

Unser Ziel als IBCLC ist es, das Stillen zu unterstützen und dafür zu sorgen, dass das Baby optimal ernährt wird. Zudem versuchen wir, die Milchmenge der Mutter zu erhöhen oder zumindest auf gleichem Niveau zu erhalten, bis die aktuellen Probleme behoben sind und/oder eine Frenektomie durchgeführt wird (falls erforderlich). Je nach den Umständen können wir ein Brusthütchen und/oder Zufüttern während des Stillens empfehlen, indem wir Muttermilch, Spendermilch oder künstliche Säuglingsnahrung über eine Sonde an der Brust anbieten oder ein ergänzendes Stillsystem (SNS) verwenden.

IBCLC TOTs Untersuchung

IBCLCs verwenden häufig ein funktionelles Beurteilungsbögen bei der Erstuntersuchung von oralen Restriktionen. Die drei besten derzeit verfügbaren validierten Beurteilungsbögen sind das Hazelbaker Assessment Tool for Lingual Frenulum Function (HATLFF),[34] die Frenotomy Decision Rule for Breastfeeding Infants (FDRBI) von Dobrich[35] und das Martinelli Lingual Frenulum Protocol.[36]

Diese Hilfsmittel können bei der Beurteilung von Aussehen und Funktion einer oralen Restriktion nützlich sein, lassen aber keine komplett abschließende Beurteilung zu. Daher setzt eine IBCLC zusätzlich kombinierte klinische Erfahrung und Fähigkeiten zur differenzierten Beurteilung ein. IBCLCs können damit beginnen, das Baby an einem Finger saugen zu lassen. Dazu klopfen sie leicht auf die Lippen des Babys und warten, dass der Finger (mit der Fingerkuppe nach oben) bis zum Übergang zwischen hartem und weichem Gaumen "eingesaugt" wird. Dies hilft zu beurteilen, wie stark oder schwach die Saugkraft ist, wo die Zungenbewegungen ihren Ursprung haben und wie die Zunge sich aufwölbt, lateralisiert, anhebt, ausstreckt oder zurückzieht. Dabei sollte auf die Form und Wölbung sowie die Länge des Gaumens, den Würgereflex und die Saugqualität in Bezug auf Tonus, Stärke, Rhythmus und Aufwölbung der Zunge geachtet werden. Bei der digitalen Sauguntersuchung wird manchmal zusätzlich mit einer Sonde Milch zugegeben, um die Reaktion des Babys zu beurteilen und die Qualität des Saugens mit und ohne Flüssigkeit zu vergleichen. Das Murphy-Manöver (benannt nach Dr. Jim Murphy, einem Kinderarzt, Stillmediziner und IBCLC) wird ebenfalls während der Sauguntersuchung durchgeführt, indem mit dem Zeigefinger sanft von links nach rechts unter die Zunge hindurchgefahren wird. Dabei wird erfühlt, ob dort Gewebe straff oder erhaben ist – der Finger bleibt hängen.

Als Nächstes werden weitere Körperareale untersucht, die sich ebenfalls auf das Saugen, das Schlucken, das Atemmuster und die Fähigkeit des Babys, anzudocken und sich zu positionieren, auswirken können. Dazu gehört auch die Körperhaltung des Babys. Babys mit Erkrankungen wie Schiefhals, Plagiozephalie, Gesichtsasymmetrien oder Haltungsschäden können Schwierigkeiten beim Andocken, Positionieren und Trinken an der Brust haben. Eine IBCLC untersucht das Baby oder Kind auf einer flachen Unterlage, um seine Seiten-, Bauch- und Rückenlage zu beurteilen. Während das Kind sich bewegt, wird der gesamte Körper, die Haltung und der Muskeltonus beobachtet und eventuelle Auffälligkeiten notiert. Wie bewegen sich Nacken, Schultern, Arme, Beine und Hüften und wie reagieren sie auf Berührung und Bewegung?

Streckung und Beugung werden analysiert, während das Kind beim Spiel beobachtet wird. Beugt sich der Körper des Babys oder bleibt er in gerader Linie? Eine große Rolle spielt auch die Symmetrie von Gesicht, Augen und Kiefer/Kinn. Die Form des Kopfes – von vorne, von hinten, von jeder Seite, mit Blick auf die Fontanellen und die Schädelkämme wird beurteilt und Normabweichungen wie ungewöhnlich geformte, erhöhte oder abgeflachte Bereiche notiert. Ein Baby, das eine Präferenz für das Drehen des Kopfes nach links oder eine Muskelverspannung auf der linken Seite des Halses zeigt, wird vermutlich leichter an der rechten Brust andocken wie an der linken. In diesem Fall kann eine manuelle Therapie oder Körpertherapie, wie z. B. eine myofasziale oder kraniosakrale Therapie durch eine geschulte Fachkraft (OsteopathIn, ChiropraktikerIn, PT, OT, LMT, SLP oder RN) eingesetzt werden, um verspannte Muskeln zu lockern. Während dies bei einigen Babys zur Lösung von Fütterungsproblemen beitragen kann, lässt ein Ausbleiben der Reaktion den Schluss zu, dass die oralen Restriktionen zu den Fütterungsstörungen und den festgestellten Faszienbeeinträchtigungen beitragen. Wenn dies der Fall ist, ist es an der Zeit, eine Frenektomie vorzunehmen.

Orale Untersuchung bei TOTs

Der Untersuchende, in der Regel eine IBCLC, bringt das Baby in die richtige Knie-an-Knie-Position oder legt es flach auf den Rücken auf einen Untersuchungstisch, wobei sich der Kopf des Babys beim Untersuchenden befindet und die Beine in die andere Richtung zeigen. Der Untersuchende steht oder sitzt hinter dem Kopf des Babys, genau wie ein Zahnarzt, der eine Untersuchung durchführen würde. Der Kopf des Babys wird zwischen die Handflächen positioniert und mit den ersten beiden Fingern die Oberlippe zur Nase hinauf gezogen. Dabei ist es wichtig, auf Spannungen oder Schwierigkeiten beim Anheben der Lippe zu achten, zu prüfen, ob die Lippe leicht zu den Nasenlöchern hochgezogen werden kann oder ob durch das Band die Oberlippe nach unten gezogen wird oder sich in der Nähe des Philtrums kräuselt. Die Beurteilung des Bändchens selber beinhaltet seine Optik (dick oder dünn) und wo das Bändchen am Zahnfleischrand ansetzt. Es wird überprüft, ob auf Zug am Bändchen Blanchierungen (Weißfärbung des Gewebes, Blutleere) auftreten und Einkerbungen am oberen Alveolarkamm zu sehen sind. Mit dem Finger sollte auch der Bereich der Wangentaschen abgefahren werden, um bukkale Bänder zu erkennen. Ein bukkales Band, an dem beim sanften Streichen der Finger hängen bleibt, das hoch am Zahnfleischsaum oder jenseits der mukogingivalen Linie liegt oder das auf Zug eine Blanche am Zahnfleisch verursacht, sollte in einer weiteren Untersuchung von Lippenspannung und -verschluss beim Füttern beurteilt werden.

Um die Einschränkung der Beweglichkeit der Zunge oder die linguale Restriktion zu beurteilen, greift der Untersuchende mit beiden Zeigefingern unter die Zunge und drückt nach unten auf den Mundboden, wobei er die Zunge sanft so hoch wie möglich und zurück in Richtung Rachen anhebt. Begutachtet werden dabei die Spannung und Elastizität eines Zungenbändchens, seine Länge, die Stelle, an der es befestigt ist, sowie seine Dicke. Es wird besonders darauf geachtet, ob bei Zugbelastung des Bandes eine Bleichheit des betroffenen Gewebes sichtbar wird, welche Form die Zungenspitze hat (herzförmig, eingedrückt) und ob der Zungenrücken weiß belegt ist. Der Untersuchende nimmt sich Zeit, um den harten und weichen Gaumen anzusehen. Es ist sinnvoll, für die eigene Dokumentation oder die Unterlagen der Eltern, Fotos von den Bändern anzufertigen oder den Eltern zu helfen, Fotos von den Bändern ihrer Kinder in gut ausgeleuchteter und idealer Positionierung aufzunehmen.

Nach der Untersuchung teilt eine IBCLC den Eltern die Ergebnisse der Untersuchung mit und erklärt die Auswirkungen einer Einschränkung auf Funktion und Ernährung. Idealerweise können den Eltern Fotos, Aufklärungsartikel oder Handouts zur Verfügung gestellt werden, die weitere Aufklärung zur Thematik bieten. Eine wichtige Aufgabe der IBCLC ist die vorausschauende Beratung und Aufklärung darüber, was während und nach der Frenektomie und anderen Banddurchtrennungen zu erwarten ist. Es wird erklärt, wie der Eingriff durchgeführt wird und welche Vorteile und Risiken damit verbunden sind. Anschließend wird besprochen, was bei der Heilung und Wundpflege zu erwarten ist, es werden Techniken und gängige homöopathische oder konventionelle Medikamente zur Beschwerdelinderung erörtert, sowie Tipps für die Genesung und erfolgreiche Rehabilitation gegeben.

Bevor die Stillberatung zur Frenektomie überweist, werden die durchzuführenden oralen Übungen, die Anweisungen für die Wundnachsorge und den auf die Dyade zugeschnittenen Nachsorgeplan, der unter anderem die Gewichtszunahme des Babys und die Milchmenge der Mutter abdeckt, besprochen. Das Beratungsprotokoll und der Fütterungsplan werden dann den Eltern und dem Arzt des Babys vorgelegt und es wird eine Überweisung für Physiotherapie und/oder einen Frenektomieanbieter ausgestellt. Es werden Folgetermine vereinbart, um Fortschritte beim Füttern, die oralen Übungen, die Nachsorge nach der Frenektomie und die emotionale Unterstützung während der Heilung sicherzustellen. Die Eltern müssen oft daran erinnert werden, dass eine Frenektomie keine schnelle Lösung ist und dass die restriktiven Bänder die Funktion und die Nahrungsaufnahme über einen längeren Zeitraum eingeschränkt haben. Daher sind für eine erfolgreiche orale Rehabilitation Geduld, Zeit und therapeutische Bemühungen erforderlich, damit das Baby lernt, seine Zunge und Lippen auf ganz neue Weise zu bewegen. Nach dem Eingriff muss die Anlege- und Stilltechnik der Mutter eventuell angepasst werden. Möglicherweise müssen ihr neue Techniken beigebracht werden, z. B. wie das Baby ohne Brusthütchen stillt, wie man eine Stillposition wählt, bei der nicht mehr kompensiert werden muss und wie man die Brust effektiv formt und komprimiert. Die Mundübungen und das Saugtraining tragen dazu bei, die Bewegung und Funktion von Zunge, Kiefer,

Lippen und Wangen zu rehabilitieren. IBCLCs, die eine Zusatzausbildung absolviert haben und auf komplexe Fütterung und orale Rehabilitation spezialisiert sind, können die Dyade optimal unterstützen um erfolgreich Anzulegen, das Fütterungsverhalten zu stabilisieren und die Stillfähigkeiten nach der Frenektomie zu verbessern. Im Allgemeinen sind meist mehrere Termine erforderlich, um die oralen Übungen und die sich verbessernden Still-Fähigkeiten zu überwachen.

Wenn das Baby 1 bis 2 Wochen nach der Frenektomie immer noch Schwierigkeiten hat, wird eine IBCLC einen Folgetermin vorschlagen, um auf Grundlage bei der aktuellen Untersuchung festgestellter Probleme ein spezielles Saugtraining und orale Übungen durchzuführen. Indem man den Eltern nochmals zeigt, wie man die therapeutische Bauchlage, die Babymassage, die Reflexintegration und Babyspiele durchführt, stärkt man den Nacken, die Schultern und andere Muskeln des Babys, die eine effektive Nahrungsaufnahme unterstützen. Zur weiteren Unterstützung einer optimalen Rehabilitation wird die Zusammenarbeit mit Fachleuten für Körpertherapie (Physiotherapeuten, Osteopathen, Chiropraktiker) empfohlen (weitere Informationen finden Sie in Kapitel 26).

Für eine erfolgreiche orale Rehabilitation sind Geduld, Zeit und therapeutische Bemühungen erforderlich.

Beurteilung von oralem Gewebe bei älteren Säuglingen und Kleinkindern

Eine IBCLC arbeitet nicht nur mit Säuglingen, sondern auch mit älteren Babys und Kleinkindern, die noch gestillt werden, Beikost bekommen oder komplett von der Brust entwöhnt werden sollen. Eltern wenden sich in all diesen Fällen und darüber hinaus an IBCLCs, um Aufklärung und Unterstützung zu erhalten. IBCLCs kennen die Symptome, die ein älteres Baby haben kann, wie z. B. anhaltende Gewichts- oder Fütterungsprobleme, Schwierigkeiten beim Übergang zu fester Nahrung (mit Symptomen wie Abneigung gegen die Konsistenz, Verschlucken, Würgen, Erbrechen, Sammeln von Essen in den Wangentaschen oder langsames Essen), verzögerte Sprachentwicklung oder Schwierigkeiten beim Sprechen und Zahnanomalien. Bei jedem dieser Symptome benachrichtigt eine IBCLC den Kinderarzt und überweist dann an eine Sprach- oder Beschäftigungstherapie. Das Ernährungsteam, zu dem auch eine IBCLC gehört, bespricht und empfiehlt anschließend die Optimierung des Stillens, die Aufnahme fester Nahrung und bei Bedarf eine Frenektomie, wenn die Symptome auf eine orale Restriktion und funktionelle Ernährungsprobleme hinweisen.

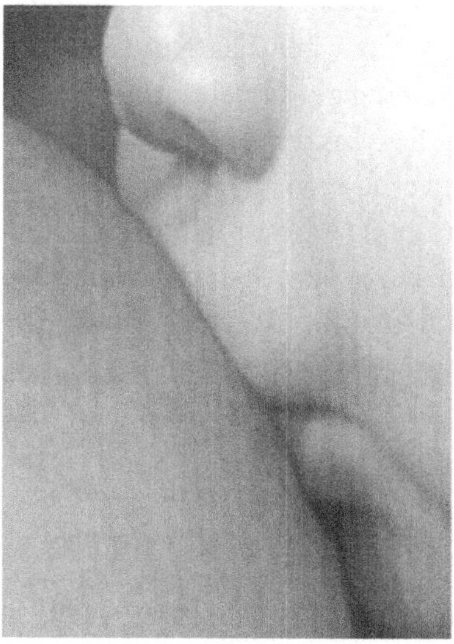

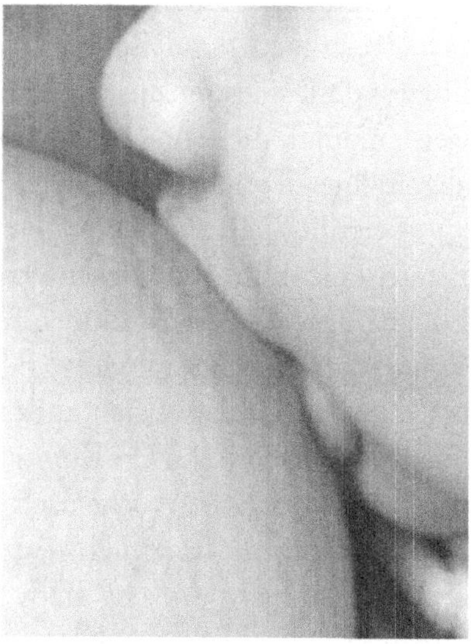

Schlechtes Andocken des Babys vor (links) und nach dem Durchtrennen des Zungen- und Lippenbändchens (rechts) am selben Tag. Beachten Sie den weiter geöffneten Mund und die weniger geschürzten Lippen im rechten Bild.

Vorausschauende Beratung bei der Nachbetreuung

Wenn restriktive Bänder vorhanden sind und das Baby zur weiteren Untersuchung überwiesen wird, ist es am besten, die Wundübungen von Zunge und Lippen bei der ersten Beratung zu besprechen und zu zeigen. Der Beratende wird den Eltern Sorgfältigkeit und Interaktion beibringen, die sie zum aktiven Wundmanagement nach dem Eingriff benötigen. Dabei wird den Eltern beispielsweise gezeigt, wie sie ihre Finger am besten im Mund des Babys positionieren, um Übungen zur oralen Rehabilitation und Nachsorge durchzuführen.

Zudem werden die Eltern ermutigt, vor der Frenektomie und vor dem Vorhandensein einer tatsächlichen Wunde zweimal täglich das Wundmanagement durchzuführen. Dies stärkt zum einen das Selbstvertrauen der Eltern und trägt dazu bei, das Kind an den Prozess der Nachsorge und das Saugtraining gewöhnen; zum anderen werden durch diese oralen Übungen die Muskeln angeregt, um den allgemeinen Tonus und die Kraft zu verbessern.

Schließlich wird ein Nachsorgeplan besprochen, der den Eltern eine Hilfe bei Beschwerden nach dem Eingriff sein soll. Die Eltern benötigen eine Checkliste mit Dingen, die sie im Voraus kaufen sollten, wie z. B. homöopathische Mittel, Tropfen bei Zahnungsbeschwerden und/oder Schmerzmittel. Den Eltern wird geraten, sich die Woche nach der Frenektomie freizunehmen um sich intensiv um das Baby kümmern zu können. Es ist ratsam, das Baby mehr als sonst auf den Arm zu nehmen oder zu tragen, Haut-zu-Haut-Kontakt zu intensivieren, das Baby zu baden und es häufiger zu stillen. Eltern sollten sich bewusst sein, dass die ersten 7 bis 10 Tage nach der Frenektomie aufgrund von Schmerzen, des aktiven Wundmanagements und der Nachsorgetermine bei verschiedenen Behandlern eine Herausforderung darstellen können. Es wird

> ***Es ist ratsam, das Baby mehr als sonst auf den Arm zu nehmen oder zu tragen, Haut-zu-Haut-Kontakt zu intensivieren, das Baby zu baden und es häufiger zu stillen.***

empfohlen, Nachsorgetermine bei einer IBCLC nach 2 bis 5 Tagen, nach 2 Wochen und dann nach Bedarf zu vereinbaren, je nach Alter des Babys und Stand der Fütterungsfortschritte. Im Idealfall ist die Familie nach 2 bis 6 Nachsorgeterminen mit einer IBCLC auf dem richtigen Weg. Bei den Terminen geht es vor allem darum, den Eltern die Gewissheit zu geben, dass der Heilungsprozess normal verläuft, die neuen Fütterungstechniken zu optimieren, die Punkte des Fütterungsplans, wie z. B. eine niedrige Milchmenge, durchzugehen, die oralen Übungen zu wiederholen und den Eltern emotionale Unterstützung zu bieten. In dieser Zeit des Übergangs und der Heilung haben die Eltern oft viele Fragen und beginnen zu zweifeln, ob der Eingriff wirksam oder sinnvoll war. In den Nachsorgeterminen erfahren die Eltern Ermutigung und Fortschritte werden aufgezeigt. Zudem erhalten sie weitere Hilfestellung und Tipps, um ihr Kind auf dem Weg zur Genesung zu unterstützen. Manchmal möchten Eltern mit anderen Eltern sprechen, deren Kinder eine Frenektomie hinter sich haben. Eine IBCLC kann Eltern mit anderen zusammenbringen, die ähnliche Erfahrungen gemacht haben oder die Teilnahme an einer (Online-) Selbsthilfegruppe empfehlen.

IBCLC-Herausforderungen in der Nachsorge

Oft treffen IBCLCs auf Dyaden, bei denen keine Möglichkeit mehr besteht, genug Milchmenge für ein ausschließliches Stillen zu erreichen. Meist wurde das Baby viele Monate lang durch abgepumpte Milch ernährt oder selten gestillt und wird nun weiterhin nur teilweise gestillt oder ausschließlich mit der Flasche ernährt. In diesen Fällen versucht eine IBCLC die Mutter darin zu bestärken, dass ihre Milch, auch wenn sie mit Formula kombiniert wird, dem Wachstum und dem Immunsystem ihres Kindes zugute kommt. Auch Babys, die mit der Flasche gefüttert werden, können Probleme mit dem Saugen haben. Manchmal kann beobachtet werden, dass Babys bei der Flaschenfütterung unruhig und frustriert sind, dass ihnen Milch wieder aus dem Mund läuft und dass sie 30 Minuten oder länger brauchen, um die Flasche auszutrinken. Dieser erhöhte

Energieaufwand des Babys bei der Nahrungsaufnahme kann zu einer schlechten Gewichtszunahme oder zur Verweigerung der Flasche führen.

Es sollten alle Möglichkeiten ausgeschöpft werden, um die Milchmenge zu steigern, gezeigt werden, wie das Flasche geben optimiert werden kann und wie die Mutter zum vollständigen Stillen zurückkehren kann, wenn gewünscht. Eltern trauern um den Verlust des Stillens, wenn orale Restriktionen dafür ursächlich sind. Die IBCLC kann jedoch den Grundstein für den Stillerfolg beim nächsten Kind legen, indem sie die Eltern ermutigt, bei der nächsten Geburt die Stillberatung innerhalb der ersten Woche postpartum zu kontaktieren. An Fütterungsproblemen zu arbeiten ist oft sehr anstrengend, aber wenn Eltern Erfolg haben und durchhalten, bis ihre Babys Fortschritte machen, ist das der schönste Lohn für eine IBCLC.

KAPITEL 5

Die Beurteilung des Behandlers

Das Kleinkind mit zu kurzem Zungenbändchen ist vielleicht der am schwierigsten zu behandelnde Patient, denn das Timing ist entscheidend und alle Beteiligten im Behandlungsteam müssen sich aufeinander abstimmen. Patienten jeden Alters stehen bei der Genesung vor besonderen Herausforderungen und müssen die korrekte Muskelkoordination erlernen und/oder den kompensatorischen Muskelgebrauch verlernen, um eine normale Funktion der Zunge zu erreichen. Bei Babys ist das nicht anders und viele benötigen während der Rehabilitation erhebliche Unterstützung.

Die Behandlung eines Babys sollte bereits im Krankenhaus mit einer Untersuchung nach der Geburt beginnen. Babys werden bei der Geburt auf eine Reihe potenzieller Probleme untersucht und in einigen Ländern gibt es dazu sogar gesetzliche Vorgaben. In Brasilien existiert beispielsweise ein Gesetz, das die kostenlose Untersuchung des Zungenbändchens bei allen Säuglingen durch einen Sprachpathologen vorschreibt, der nach oralen Restriktionen sucht. [37,38] Diese Art von Gesetzgebung wäre in vielen Ländern inklusive der Vereinigten Staaten hilfreich und wird von einer wachsenden Gruppe befürwortet. Entscheidend ist, dass die Personen, die die Screenings auf orale Restriktionen direkt nach der Geburt durchführen, in der Methodik zur genauen Beurteilung und Behandlung der festgestellten Einschränkungen geschult und erfahren sind.

So wie Säuglinge auf zahlreiche andere angeborene Anomalien untersucht werden, sollte auch das Zungenbändchen bei der Geburt von einem Arzt, der sich im Bereich der oralen Restriktionen fortgebildet hat, untersucht werden. Die Befunde sollten gegebenenfalls mit der Stillberatung (IBCLC) besprochen werden, die eine separate Beurteilung vornimmt und alle Aspekte der Stillbeziehung bewertet. Bei der Stillberatung sollte das Anlegen beurteilt werden, die Mutter beim Füttern des Babys beobachtet werden, Folgefragen gestellt werden, Ratschläge gegeben und der Mund auf ein restriktives Zungen- oder Lippenbändchen untersucht werden, wie im vorherigen Kapitel ausführlich beschrieben. Obwohl bei einer Stillberatung keine offizielle Diagnose einer oralen Restriktion gestellt werden darf, unterstützt eine IBCLC mit Praxiserfahrung die Beurteilung des oralen Gewebes des Säuglings und erkennt eine eventuelle funktionelle Problematik. Wenn der Verdacht auf ein zu kurzes Zungen- und/ oder Lippenbändchen besteht, sollte eine IBCLC eine Überweisung an einen geeigneten Behandler für die weitere Untersuchung der auffälligen Befunde und eine eventuelle Behandlung vornehmen.

StillberaterInnen sind die Fürsprecher der Familie und das Krankenhaus und die behandelnden Ärzte sollten ihnen die Möglichkeit geben, im Rahmen ihres Tätigkeitsbereichs zu arbeiten. Die StillberaterInnen sollten die Familien in Bezug auf Zungenbändchen aufklären und beraten. Bei einem posterioren Zungenbändchen gibt es beim ersten Anlegen an die Brust oft nicht viele Symptome, die sich von denen eines Babys ohne restriktives Zungenbändchen unterscheiden. Es kann bei Neugeborenen zu Schwierigkeiten beim ersten Anlegen, anfänglichem Unbehagen und einer gewissen Unruhe kommen ohne dass eine Erkrankung dafür ursächlich ist. Eine IBCLC im Krankenhaus sollte die Familie jedoch darauf hinweisen, dass sie die IBCLC erneut konsultieren sollten, wenn das Stillen nicht klappt oder andere Probleme auftreten. Das Krankenhaus sollte sicherstellen, dass die Eltern wissen, dass sie zur Stillberatung zurückkehren, eine IBCLC in privater Praxis finden oder eine lokale Stillgruppe besuchen können, wenn die Stillprobleme nach der Ankunft der neuen Familie zu Hause weiter bestehen. Eine IBCLC ist das Rückgrat des Stillteams, besucht Mutter und Kind häufiger als andere Anbieter (entweder zu Hause, in einer Selbsthilfegruppe oder in einer Klinik) und begleitet die Stilldyaden während der entscheidenden Zeit nach der Geburt und darüber hinaus.

Sobald ein restriktives Zungenbändchen festgestellt wird, sollte eine Überweisung an einen sachkundigen Behandler erfolgen. Nachdem bei unseren Zwillingsmädchen ein Zungenbändchen diagnostiziert und behandelt worden war und sich die Situation deutlich gebessert hatte, las ich unzählige Artikel, sah mir Videos an, besuchte Konferenzen, las Bücher und unterhielt mich mit Oralchirurgen im ganzen Land, um so viel wie möglich über dieses Thema zu erfahren. Um mit der Behandlung von Säuglingen beginnen zu können, sind zunächst ein umfangreiches Selbststudium und viel Übung erforderlich. Es gibt viele verschiedene Arten von Anbietern, die an der Behandlung von Babys mit Zungenbändchen beteiligt sind. Es braucht ein fachlich versiertes Team von Menschen, um Mutter und Kind richtig zu versorgen, wie die Beiträge der zahlreichen Fachleute zu diesem Buch zeigen.

> ***Das Krankenhaus sollte sicherstellen, dass die Eltern wissen, dass sie sich an die Stillberatung wenden können, wenn die Stillprobleme nach der Ankunft der neuen Familie zu Hause weiter bestehen.***

Wie bereits erwähnt, kann eine IBCLC die erste sein, die ein Problem in der Stillbeziehung erkennt. Das Fachwissen einer IBCLC geht weit über die bloße Beurteilung des Anlegens oder die Unterstützung bei der Positionierung hinaus - wie ich bei unseren Mädchen aus erster Hand erfahren habe. Für manche Babys ist Stillen schwierig, was manche Mütter und im Gesundheitswesen Arbeitende überrascht, weil sie erwarten, dass es natürlich und instinktiv geschieht. Auch hier sollte eine IBCLC die Familie an andere Gesundheitsdienstleister verweisen, wenn eine spezielle Betreuung erforderlich ist. Nach der Durchtrennung restriktiver

Bänder sollte die Familie zur Nachuntersuchung und Unterstützung zur IBCLC zurückkehren, wie in Kapitel 4 beschrieben.

Sobald festgestellt wird, dass eine Dyade mit Stillproblemen für einen möglichen chirurgischen Eingriff untersucht werden muss, wird der durchführende Arzt konsultiert. Dabei kann es sich z. B. um einen Kinderarzt, Neonatologen oder HNO-Arzt, einen Allgemein- oder Kinderzahnarzt, einen Parodontologen oder einen Kieferchirurgen handeln, der über eine entsprechende Ausbildung und Zulassung zur Durchführung des Eingriffs verfügt. Viele Behandler sind in der Lage, den Eingriff korrekt durchzuführen, dem Patienten eine vollständige und funktionelle Durchtrennung zu ermöglichen und eine hervorragende Nachsorge zu bieten. Ebenso ist das für die Durchführung des Verfahrens gewählte Werkzeug (Laser, Schere, Skalpell) weniger wichtig als die Fähigkeit des Arztes, eine vollständige und funktionelle Trennung der restriktiven Bänder zu erreichen. Wenn ein Patient berichtet, dass "kurz Schnipp-Schnapp gemacht wurde", besteht die Möglichkeit, dass dies nicht ausreichend war, da Anbieter mit mehr Erfahrung auf diesem Gebiet in der Regel Begriffe wie *Zungenbändchendurchtrennung* oder *Zungenbändchenrevision* verwenden.

Ein Behandler, der Zungen-und Lippenbanddurchtrennungen durchführt, sollte sich sowohl mit anterioren als auch mit posterioren Zungenbändern, Lippenbändern, den Folgen eines unbehandelten Bands während der gesamten Lebensspanne des Patienten und den erforderlichen Nachsorgeübungen auskennen. Der Behandler sollte eine umfassende Untersuchung durchführen, alle Fragen der Eltern beantworten, eine Einwilligung für den Eingriff einholen und den Eltern alle Risiken, Vorteile und Behandlungsalternativen vorab erklären. In manchen Fällen werden die Eltern erst *nach dem Eingriff im* Krankenhaus darüber informiert,

Das für die Durchführung des Verfahrens gewählte Werkzeug (Laser, Schere, Skalpell) ist weniger wichtig als die Fähigkeit des Behandlers, eine vollständige funktionelle Trennung zu erreichen.

dass das Frenum ihres Babys getrennt wurde. Oft erweist sich diese Art der Durchtrennung des Bands als unvollständig (und auch als unethisch). Der Arzt sollte sich darauf konzentrieren, das Frenulum durch mehrere kleine Folgeschnitte unter korrekter Beleuchtung, Vergrößerung und Stabilisierung zu durchtrennen. Es sollte ein außerordentlich seltener Fall sein, dass ein Baby unter Vollnarkose gesetzt werden muss, um das Verfahren abzuschließen. Der Grund für diese Empfehlung ist, dass die Risiken einer Vollnarkose zu jedem Zeitpunkt die Vorteile eines Eingriffes aufwiegen. Wenn der Eingriff sicher und mit minimaler Belastung für das Kind durchgeführt werden kann, überwiegen die Vorteile der Frenektomie in der Praxis bei weitem die Risiken und Kosten einer Sedierung oder Anästhesie in einem Krankenhaus.

Die amerikanische Bundesbehörde zur Überwachung von Nahrungs- und Arzneimitteln (Food and Drug Administration, FDA) hat vor kurzem neue Warnungen zur Anwendung von Beruhigungsmitteln (Sedativa) und Vollnarkosen bei Kindern unter drei Jahren herausgegeben. In Tiermodellen wurden das Absterben von Gehirnzellen und andere negative Auswirkungen auf die Entwicklung eines Kindes nach der Einnahme dieser Medikamente bzw. der Einwirkung der Substanzen nachgewiesen.[39] Die FDA empfiehlt die Anwendung von Vollnarkosen ausschließlich bei wichtigen Operationen, die keinen Aufschub dulden, z. B. bei angeborenen Herzfehlern, Gaumenspalten usw. Die Auswirkungen von Narkosemedikamenten und -gasen auf das sich entwickelnde Gehirn sind noch nicht vollständig erforscht. Daher besteht Anlass zur kritischen Hinterfragung zu möglichen Alternativen, wenn ein Kind sediert oder in Vollnarkose gelegt werden soll.[40]

Der Arzt, der eine Scheren-Frenektomie durchführt, sollte sich darauf konzentrieren, eine korrekte Trennung mit mehreren kleinen Folgeschnitten unter Verwendung der richtigen Beleuchtung, Vergrößerung und Stabilisierung zu erreichen.

Der Einsatz einer Betäubung (Anästhesie) erfordert immer eine Nutzen-Risiko-Abwägung. Wenn ein Kind ein schweres Herzleiden hat, ist zur Operation eine Vollnarkose erforderlich. Bei Kindern mit viel Karies und/oder Infektionen im Mund setzen Kinderzahnärzte in der eigenen Praxis oder in ambulanten Operationszentren Vollnarkosen ein, um die Behandlung überhaupt erst zu ermöglichen. Durch die Bewusstseins-Ausschaltung wird das psychologische Trauma minimiert und die Behandlungen können effizienter und mit höherer Qualität durchgeführt werden, als dies bei einem wachen und sehr ängstlichen Kind möglich ist. Für einen Eingriff wie eine Frenektomie, der sicher in der Praxis durchgeführt werden kann, ist jedoch keine Vollnarkose erforderlich. Gelegentlich bieten Behandler die Vollnarkose an, sie ist aber nur sehr selten notwendig, da der Eingriff in der Regel nicht viel traumatisierender ist als eine Routineimpfung und sicherlich viel weniger aufwändig als beispielsweise eine Beschneidung.

Das Wissen über die korrekte Behandlung oraler Restriktionen muss von den Ärzten selbst erlernt werden, da es in der Regel überhaupt nicht oder nicht im Detail im Zahnmedizin-Studium oder in der Facharztausbildung vermittelt wird. Wenn es während der Ausbildung gelehrt wird, ist dieses Wissen oft veraltet und falsch. Der behandelnde Arzt sollte in den letzten Jahren Fortbildungskurse zum Thema Zungenbändchen absolviert haben, da sich die Methoden und Vorstellungen über die beste Behandlung von Zungenbändchen rasch weiterentwickeln. Ein qualifizierter Anbieter ist daran zu erkennen, dass er interdisziplinär arbeitet, wie z. B. mit IBCLCs, dass er jederzeit Fragen beantwortet, Fallbeispiele früher behandelter Patienten zeigt und nachweisen kann, dass er fachlich auf dem neuesten Stand ist und Weiterbildungskurse im Zusammenhang mit oralen Restriktionen abgeschlossen hat.

Die Frenektomie kann sicher in der Praxis durchgeführt werden und erfordert normalerweise keine Vollnarkose.

Die Untersuchung des Gesundheitsdienstleisters

Ein Gesundheitsdienstleister kann grundsätzlich jeder sein, der mit dem Baby zu tun hat, z. B. ein Kinderarzt, eine Stillberaterin, ein Logopäde (SLP), ein Ergotherapeut (OT), ein Fütterungsspezialist oder der den Eingriff durchführende Arzt. Der Behandler sollte zunächst eine Anamnese erheben und die Mutter einen Fragebogen ausfüllen lassen, der alle relevanten Fragen enthält, die mit dem Zungenbändchen des Babys in Zusammenhang stehen könnten (siehe Anhang). Die Mutter ist sich vielleicht nicht bewusst, dass Spucken, Reflux, Soor, Mastitis und die Unfähigkeit, einen Schnuller im Mund zu halten, mit einem Zungenbändchen zusammenhängen können. Nachdem die Mutter den Fragebogen ausgefüllt hat, muss das Baby aus der Babyschale oder den Armen der Mutter genommen und auf einen Untersuchungstisch, einen zahnärztlichen Stuhl oder ein spezielles Schoßbrett gelegt werden, damit die Mutter das Baby halten und sehen kann, während der Arzt die Mundhöhle untersucht.

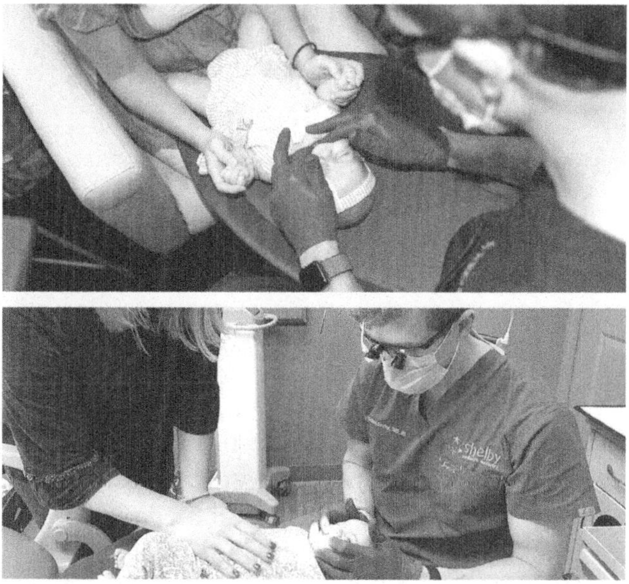

Untersuchung des Babys auf einem speziellen Schoßbrett (oben) oder Stuhl (unten) von hinten mit Vergrößerung und Beleuchtung.

Die beste Position für die Untersuchung eines Zungenbändchens ist in der Regel von oben über das liegende Baby kommend, aber manche Ärzte ziehen es vor, von unten kommend zu untersuchen. Es ist möglich, dass ein zu kurzes Zungenband übersehen wird, wenn das Baby von unten kommend untersucht wird, weil der untere Zahnfleischsaum die Sicht auf diesen Bereich versperren kann.

Der Arzt sollte das Zungenband mit beiden Zeigefingern auf beiden Seiten des Zungenbändchens nach unten drücken und versuchen, die Zunge anzuheben. Wenn sich die Zunge nicht leicht anheben lässt, deutet das auf eine Restriktion hin. Auch wenn das Baby die Zunge herausstrecken kann, bedeutet das nicht, dass kein restriktives Zungenbändchen vorhanden ist. Manchmal kann man von der anderen Seite des Zimmers sehen, dass das Band bis zur Zungenspitze reicht. In anderen Fällen ist es subtiler und man muss genauer hinsehen, um es zu erkennen. In jedem Fall ist eine umfassende Untersuchung gerechtfertigt, um sicherzustellen, dass nichts übersehen wird.

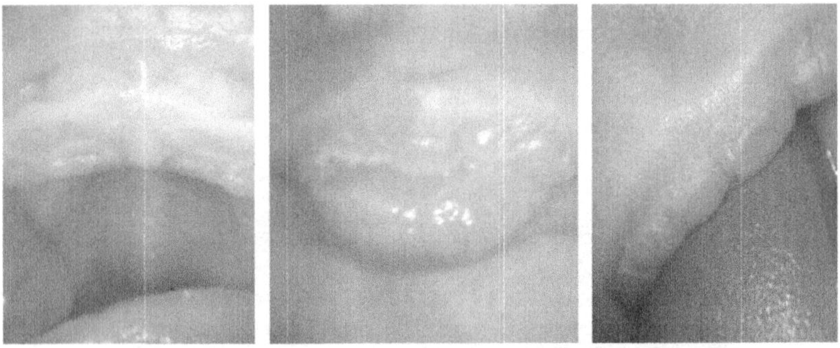

Hochgewölbter Gaumen und Lutschblasen bei einem Baby

Ein weiterer sinnvoller Test ist das sogenannte Murphy-Manöver, das in Kapitel 4 erwähnt wurde. Dabei wird mit dem Zeigefinger von einer Seite zur anderen unter der Zunge hindurch über den Mundboden gestrichen. Das Gewebe unter der Zunge sollte sich glatt, weich und schwammig anfühlen. Der Finger sollte nicht hängen bleiben oder wie über eine Bodenwelle gleiten müssen, wenn er den mittleren Bereich unter der Zunge passiert (siehe Foto von zwei symptomatischen Bändern). Der Gaumen sollte nicht hoch oder spitz sein, sondern eher eine flache, breite U-Form haben. Der Gaumen wird durch die Zunge während des Stillens geformt und wenn sie in Ruhe am Gaumen anliegt. Wenn also die Zunge durch ein zu straffes Bändchen am Mundboden fixiert wird, ist der Gaumen nicht flach und breit, sondern eher hoch und gewölbt. Der Formungsprozess findet bereits im Mutterleib statt, wenn das Baby Fruchtwasser schluckt und die Zunge am Gaumen ruht. Normalerweise beginnt ein Baby in der 20. Woche im Mutterleib zu schlucken. Wenn dieses Schluckmuster abnormal ist, die Zunge beim Schlucken und in Ruhelage den Gaumen nicht berührt, kommen die Kinder bereits mit einem hochgewölbten Gaumen auf die Welt. Ein bereits bei Geburt vorhandener hochgewölbter Gaumen deutet also häufig auf eine Bewegungseinschränkung der Zunge hin.

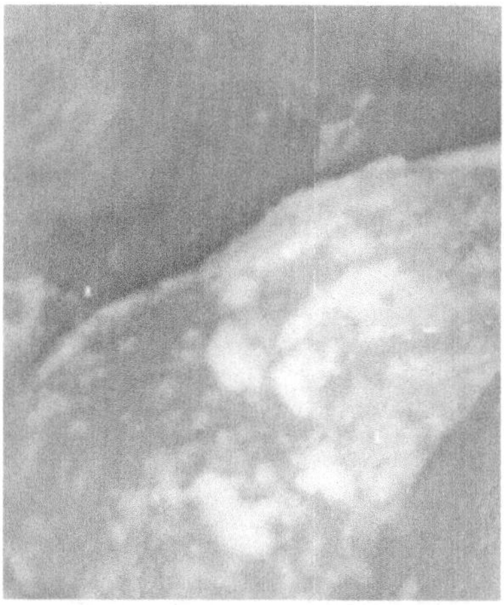

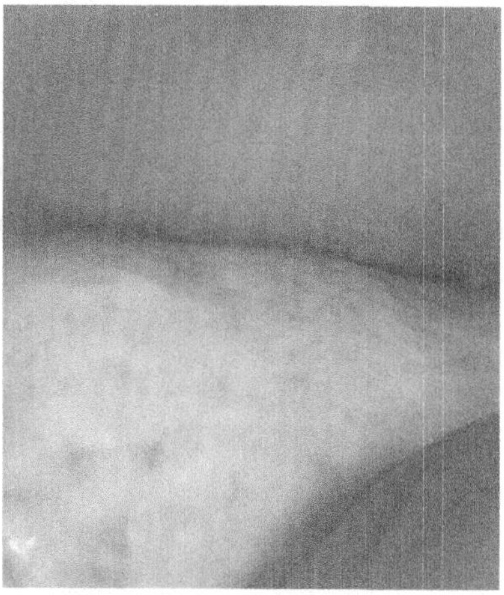

Soor (links) bei einem Neugeborenen ist normalerweise stückig-bröckelig und tritt an Wangen, Gaumen und Zunge auf. Der weiße Zungenbelag (rechts), der durch die verminderte Selbstreinigung der Zunge bei einem restriktiven Zungenbändchen verursacht wird, ist glatt und auf den hinteren Zungenbereich beschränkt. Der letztgenannte Zustand erfordert keine Intervention und verschwindet oft innerhalb weniger Wochen nach der Durchtrennung des Zungenbändchens.

Viele Säuglinge mit einem zu kurzen Zungenbändchen haben einen weißen Belag auf der Zunge, der oft als Soor fehldiagnostiziert wird. Dieser weiße Belag (auch Milchzunge genannt) entsteht, weil die Zunge in der Ruhephase nicht den Gaumen berührt und der Belag somit nicht durch die natürliche Reibung der Zunge am Gaumen aufgelöst wird. Die Zunge eines Babys sollte wie die eines Erwachsenen am Gaumen ruhen, wenn sie nicht gebraucht wird. Wenn nur auf der Zunge eines Babys ein weißer Belag zu sehen ist, sollte der Arzt differentialdiagnostisch immer an ein restriktives Zungenbändchen denken. Ein weiteres häufiges Zeichen bei Säuglingen mit oralen Restriktionen sind Saugblasen oder Schwielen an den Lippen. Diese deuten auf eine Saugstörung hin, bei der die Lippen anstelle der Zunge ein Vakuum erzeugen. Babys, die übermäßig viel Schluckauf haben (oder im Bauch häufig Schluckauf hatten), haben eine höhere Wahrscheinlichkeit für orale Restriktionen. Begründet wird dies durch häufiger zugrunde liegende Nervenprobleme, wie z. B. des Vagusnervs und des Zwerchfellnervs. Dies ist ein Zeichen für Unreife und Dysregulation des Nervensystems.

Die Fähigkeit, die Zunge herauszustrecken schließt ein zu kurzes Zungenbändchen nicht aus.

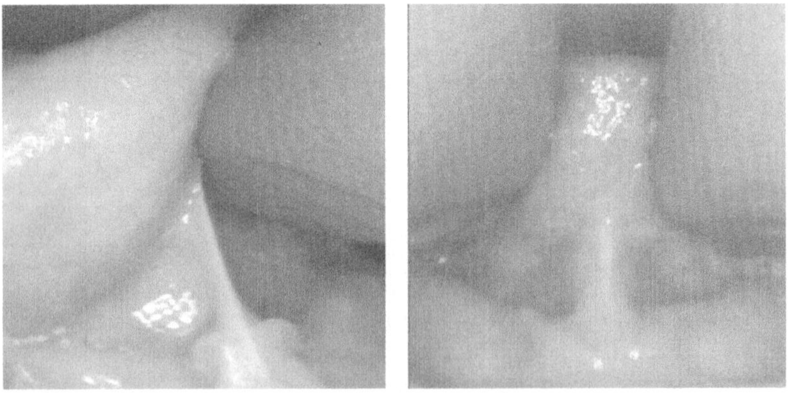

Symptomatische Zungenbändchen, an denen der Finger beim Murphy-Manöver hängen bleibt(links) bzw. sich wie eine Bodenwelle anfühlen(rechts).

Eine bewegungseingeschränkte Zunge kann im Laufe des Lebens zu Zahn- und Atemwegsproblemen führen, da der Gaumen den Boden der Nasenhöhle bildet (siehe Kapitel 21). Die Oberlippe sollte angehoben werden, um sicherzustellen, dass sie nicht durch ein restriktives Bändchen eingeschränkt wird. Das Oberlippenbändchen sollte auf Zug nicht blanchieren (weiß werden) oder dem Kind Unbehagen bereiten, wenn die Oberlippe angehoben wird. Lippenbändchen können auf unterschiedliche Weise auftreten und sollten durch Anamnese und Untersuchung ausgeschlossen werden. Ein erfahrener Arzt kann und sollte alle Bereiche der Lippe, der Zunge und des Wangenbereichs untersuchen.

Zusätzliche Fachkräfte

Babys mit zu kurzen Zungenbändchen haben häufig auch andere Probleme, die die professionelle Hilfe eines Körpertherapeuten erfordern. Zu den Körpertherapeuten zählen Physiotherapeuten, Ergotherapeuten, Chiropraktiker, Craniosacral-Therapeuten oder andere Fachkräfte mit Schwerpunkt Kinderbehandlung. KiSS (Kopfgelenk-induzierte Symmetrie-Störung) zum Beispiel ist eine häufige Erkrankung, die von einem einseitig zu stark angespannten Nackenmuskel herrührt und bei Babys meist in einer Bevorzugung für eine bestimmte Seite führt, zu der es den Kopf lieber dreht. Dieser Zustand kann dazu führen, dass das Baby auf einer Seite besser stillt oder eine Brust der anderen vorzieht. In solch einem Fall ist es sinnvoll, sich von einer Fachkraft untersuchen zu lassen, die für die Arbeit mit Babys mit Schiefhals geschult ist und Erfahrung im Umgang mit Babys mit restriktivem Zungen- und Lippenbändchen hat.

Manchmal braucht ein Baby zusätzliche Hilfe beim Füttern und ein Logopäde, ein Fütterungsspezialist oder ein Beschäftigungstherapeut kann hinzugezogen werden. Bei Schluckproblemen oder komplexen medizinischen Problemen wie Gaumenspalten ist wahrscheinlich die Hilfe weiterer Mitglieder des multidisziplinären Teams erforderlich. In der Regel verfügt der

Behandler oder die Stillberaterin über ein Netzwerk von Fachleuten und kann eine Empfehlung aussprechen. Eine weitere Möglichkeit, einen passenden Behandler zu finden, sind ortsspezifische Seiten zur Unterstützung von Zungenbändchen auf Facebook oder anderen Social-Media-Plattformen.

KAPITEL 6

Empathische Betreuung

Eltern berichten häufig über wenig oder gänzlich fehlendes Verständnis und Mitgefühl von Geburtshelfer, Kinderarzt oder Zahnarzt bezüglich einer fraglichen oralen Restriktion. Oftmals empfehlen die Ärzte der Mutter die Umstellung auf Fläschchennahrung, wenn das Stillen sich als schwierig erweist. Selbst wenn dies respektvoll und mit den besten Absichten formuliert wird, kann dies bei der Mutter falsch ankommen. Wenn die Geburt schon nicht so verlaufen ist, wie die Mutter es sich gewünscht hat, so sollte doch zumindest die Ernährung des Kindes auf natürliche Weise und ohne Komplikationen vonstatten gehen - so denkt sie zumindest.

Meiner Frau ging es auch so. Wir hofften auf einen Geburtsverlauf ohne große medizinische Eingriffe. Dann erfuhren wir aber, dass wir Zwillinge erwarteten und eines unserer Mädchen in Steißlage lag. Wir mussten akzeptieren, dass wir einen Kaiserschnitt brauchen würden. Der Eingriff verlief gut und die Babys waren gesund, aber das Stillen erwies sich vom ersten Tag an als monumentaler Kampf. Damals wussten wir noch nicht, dass beide Mädchen zu kurze Zungen- und Lippenbändchen hatten. Obwohl Kinderärzte, Krankenschwestern und Stillberaterinnen sie im Krankenhaus untersuchten, wurden Zungen- und Lippenbändchen nie erkannt. Man riet uns, unsere Mädchen vor der Entlassung aus dem Krankenhaus mit Säuglingsnahrung zu versorgen, was nicht in unserem Sinne war. Wenn Mütter künstliche Säuglingsnahrung verwenden möchten, gilt es, dies ohne Schuldzuweisungen zu respektieren. Wenn eine Mutter ihr Kind jedoch ausschließlich stillen möchte, sollte dieser Wunsch ebenfalls respektiert und alles unternommen werden, um die Stillbeziehung erfolgreich zu gestalten.

Einige Mütter berichten von Betreuern, die ihre Schmerzen beim Stillen herunterspielen oder bagatellisieren und ihnen sagen, dass sie mit der Zeit verschwinden werden und ihre Brustwarzen abhärten. Sie hören oft: "Das ist bei manchen Müttern eben so". Starke Schmerzen beim Stillen sollten jedoch nicht akzeptiert oder ignoriert werden. Wenn eine Mutter Schmerzen von 9 auf einer Skala von 0 bis 10 hat, stimmt in der Regel etwas nicht. Wenn eine Patientin bei einem regulären Arztbesuch angibt, dass sie in einem Körperteil diese heftigen Schmerzen hat, wird der Arzt die Patientin sofort untersuchen, um mehr über das Symptom zu erfahren.

Starke Schmerzen sind nicht normal, sondern ein Zeichen dafür, dass etwas nicht in Ordnung ist.

Es ist wichtig, dass Ärzte sich die Sorgen von Müttern in Bezug auf das Stillen aktiv anhören und bereit sind, sie zur weiteren Beurteilung an sachkundige Anbieter wie IBCLCs zu überweisen.

Empathische Betreuung sollte eigentlich für jeden Arzt selbstverständlich sein. Eine der wichtigsten Fähigkeiten eines Arztes besteht im aktiven Zuhören ("sprechende Medizin"). Manchmal ist es für Patienten heilend, einfach nur ihre Geschichte erzählen zu können. Zudem mildert das "darüber Sprechen" einen Teil des grundlegenden Stresses, der mit jedem Arztbesuch verbunden ist.

Eine der einfachsten Möglichkeiten, um Patienten bewusst besser zuzuhören, besteht darin, ihnen eine volle Minute Zeit zum Reden zu geben, bevor man selbst etwas sagt. Es kann überraschend sein, wie lange eine volle Minute dauern kann. Das vermehrte Aufkommen elektronischer Krankenakten bzw. Dokumentation allgemein hat die Kluft zwischen Arzt und Patient beim Zuhören noch vergrößert, weil der Arzt neben dem aktiven Zuhören noch Texte schreiben und Kästchen anklicken soll.[41] Das oberste Ziel jeder Interaktion zwischen Arzt und Patient sollte ein "Abholen" der Patienten sein. Eine patientenzentrierte Interaktion und ein direkter Augenkontakt mit dem Patienten und den Familienmitgliedern können zu Vertrauen und echter Kommunikation führen. Wenn man den Patienten seine volle Aufmerksamkeit schenkt, fördert dies auch Empathie und Mitgefühl. Eine wichtige Voraussetzung für eine hervorragende Versorgung ist ausreichend Zeit für eine ausführliche Anamnese und Untersuchung. Behandler ohne persönliche Erfahrung mit Zungenbändchen können mit diesem Buch ein erstes Verständnis für die Probleme und Widerstände entwickeln, mit denen die betroffenen Familien zu kämpfen haben.

Viele Behandler, die selbst religiös sind, empfinden das gemeinsame Gebet vor einer Behandlung als Möglichkeit, ihr Mitgefühl auszudrücken. Die Familien nehmen das Angebot, mit ihnen zu beten, fast immer gerne an und empfinden Gebete als beruhigend in den stressigen Situationen, in denen sich Eltern und Kinder befinden. Gebete um Heilung für das Kind, um Führung und Weisheit für die Operation, um eine gute Stillbeziehung für Mutter und Kind, um Frieden für Mutter und Vater und um minimale Beschwerden für das Kind sind angebracht. Viele Familien betonen, wie viel es ihnen bedeutet, wenn ihr Arzt vor einem Eingriff mit ihnen betet. Es kann durchaus der denkwürdigste Moment in der gesamten Behandlungserfahrung einer Familie sein.[8]

Viele Familien erwähnen, wie viel es ihnen bedeutet, wenn ihr Arzt vor einem Eingriff mit ihnen betet.

8 In den USA ist Religiosität je nach Bundesstaat sehr verbreitet und auch in Arztpraxen vertreten. In Deutschland verhält sich der Arzt im Regelfall neutral bezüglich der religiösen Ausrichtung. Im Einzelfall ist es dem Behandler überlassen, seinen Patienten z.B. ein gemeinsames Gebet anzubieten.

KAPITEL 7

Durchtrennung des Zungenbändchens

Wird nach einer gründlichen Untersuchung und Anamnese die Diagnose eines restriktiven Zungen-, Lippen- und/ oder Wangenbändchens gestellt, hat der Behandler grundsätzlich mehrere Optionen für das weitere Vorgehen. In diesem Kapitel werden diese Optionen eingehend beleuchtet, um Eltern und anderen Fachleuten (die nicht an der Durchtrennung beteiligt sind) zu helfen, die Behandlungsschritte zu verstehen. Dieser Abschnitt ist nicht dazu geeignet, die Techniken zu erlernen, um den Eingriff selbst durchführen zu können. Behandler, die sich in diesem Bereich weiterbilden möchten, sollten Bücher lesen, an Fortbildungen teilnehmen, Zertifizierungen erwerben und bei Ärzten hospitieren, die selbst aktiv und regelmäßig orale Restriktionen behandeln. Beim Erlernen einer chirurgischen Technik gibt es keinen Ersatz für praktische Erfahrung und Übung. Die Sicherheit der Patienten muss immer an erster Stelle stehen. Wie bei allen anderen chirurgischen Eingriffen muss der Arzt auch hier sorgfältig und methodisch vorgehen, um eine einwandfreie Durchtrennung zu erreichen.

> ***Für eine qualitativ hochwertige Durchtrennung muss der Arzt sowohl vorsichtig als auch methodisch vorgehen.***

Behandlungsmöglichkeiten

Früher wurde das Zungenband von einer Hebamme mit einem scharfen Fingernagel durchtrennt, später wurde die chirurgische Durchtrennung in erster Linie mit einer Schere durchgeführt. Das funktionierte zwar, aber eine vollständige Trennung war nur schwer zu erreichen. Sobald das Gewebe durchtrennt war, begann es zu bluten, und Folgeschnitte waren schwierig durchzuführen, da das Operationsfeld verdeckt war. Einige Behandler verwenden immer noch die Schere, aber die Nachuntersuchung solcher Patienten zeigt eine große Bandbreite an Ergebnissen. Bei einigen Patienten bleibt nur ein kleiner Einschnitt in einem immer noch präsenten Zungenbändchen und in anderen Fällen erzielt der Chirurg eine schöne rautenförmige Wunde unter der Zunge.

Interessanterweise verläuft die Frenotomie in Europa häufiger als in den Vereinigten Staaten erfolgreich (Rautenform der Wunde), aber dies variiert je nach Behandler. Oft ist sie nur halb erfolgreich, was bedeutet, dass der Arzt den vorderen Anteil des zu straffen Zungenbändchens zwar durchtrennt hat, die hintere Komponente aber noch vorhanden ist. Diese unvollständige Trennung hinterlässt ein dickes Gewebeband, das die Zunge weiterhin nach unten hält und die Beweglichkeit beim Stillen, Sprechen und/oder Füttern einschränkt. Dieses dicke Band verschwindet im Laufe der Zeit nicht von selbst und viele Erwachsene, deren Zungenband im Kindesalter mit der Schere durchtrennt wurde, leiden weiterhin unter Einschränkungen ihrer Zunge (siehe Kapitel 30).

> ***Die unvollständige Trennung hinterlässt ein dickes Gewebeband, das die Zunge weiterhin nach unten hält und die Beweglichkeit beim Stillen, Sprechen und/oder Füttern einschränkt.***

Dr. Bobby Ghaheri beschreibt ein Zungenbändchen als ein Segelboot. Manchmal kümmert sich ein Behandler um das scheinbare Segel, versäumt es aber, das beträchtliche dicke Gewebe hinter dem

Segel, analog zu einem Mast, zu lösen. Dr. Ghaheri ist der Meinung, dass alle anterioren Zungenbändchen eine posteriore Mastkomponente haben, was bedeutet, dass alle Zungenbändchen von Natur aus posterior sind und einige auch eine anteriore dünne Membran haben. Wenn nur die dünne Membran entfernt wird, bleibt der dicke hintere Teil übrig. Er argumentiert, dass es nicht so sehr auf das verwendete Werkzeug ankommt, sondern darauf, eine vollständige Durchtrennung zu erreichen. Das Segelboot ist eine hilfreiche Analogie, die erklärt, warum eine Trennung manchmal funktioniert und manchmal nicht. Manche Babys brauchen nur ein wenig mehr Freiheit in ihrer Zungenbeweglichkeit, um effizient zu stillen. Bei anderen Babys hingegen muss eine vollständige Durchtrennung stattfinden, um einen Erfolg zu erzielen. Es ist im Vorhinein unmöglich zu wissen, bei welchen Säuglingen es reicht, nur den vorderen Teil des Zungenbändchens zu trennen. Es ist daher empfehlenswert, bei jedem Patienten mit einer symptomatischen Einschränkung beim ersten Eingriff eine vollständige Durchtrennung des Zungenbändchens anzustreben.

Die vollständige Durchtrennung eines Zungenbands kann mit der Operation einer Syndaktylie verglichen werden, die weiter vorne in diesem Buch behandelt wurde. Wenn zwei miteinander verschmolzene Finger nur bis zum ersten Fingerglied getrennt werden, ergibt sich für das Kind eine gewisse funktionelle Verbesserung; aber um dem Kind wirklich die beste Chance auf eine normale Nutzung der Finger zu geben, sollte eine vollständige Trennung das Ziel sein. Wir wissen nicht, ob aus dem Kind ein Konzertpianist wird, aber niemand diskutiert darüber, ob die Finger nur halb oder vollständig getrennt werden sollten. Mit der Zunge sollte es genauso sein. Am besten ist es, die ganze Zunge richtig und vollständig zu lösen, was mit einer Vielzahl von Methoden und richtigem Training erreicht wird. Kein Kind sollte monate-, jahre-

> ***Alle Zungenbändchen, ob anterior oder posterior, haben eine posteriore Komponente, die ebenfalls gelöst werden muss. - Bobby Ghaheri, MD***

oder jahrzehntelang kompensieren müssen, wenn eine normale Beweglichkeit und Funktion so einfach zu erreichen ist.

Normalerweise würde eine vollständige Durchtrennung per Scherenschnitt bedeuten, dass man mit einer Arterienklemme die Blutgefäße im Bändchen abklemmt, dann einen Schnitt in der Mitte des Bändchens und weitere kleinere Schnitte auf beiden Seiten macht oder eine so genannte stumpfe Dissektion durchführt, bis sich ein rautenförmiges Fenster an der Stelle öffnet, an der das Bändchen früher war. Häufig wird allerdings bei einer Scherendurchtrennung nur ein Schnitt durchgeführt, was nicht ausreichend ist.

Der Grund für die Rauten- oder Diamantform der resultierenden Wunde ist die natürliche Form des Zungenbändchens. Das Bändchen ist ein dreieckiges Prisma und wenn es durchschnitten wird, klappen die Ober- und Unterseite nach außen und bilden eine Raute. Es besteht keine Notwendigkeit durch den Schnitt eine Raute zu erzeugen, da dies die natürliche Form ist, die das Gewebe annimmt, wenn ein ausreichend tiefer horizontaler Schnitt durch das Bändchen gemacht wird. Beim Scherenschnitt werden die kleineren Folgeschnitte zum Lösen der Spannung an den Seitenrändern durch die nach dem ersten Schnitt auftretende Blutung erschwert. Bei den Folgeschnitten werden Schleimhaut und Faszien bzw. Bindegewebe entfernt, keine Muskelfasern. Dr. Ghaheri beschreibt es wie das behutsame Auspacken oder Schälen einer Wurst. Die Tiefe der Wunde ist mit ca. 1mm sehr gering und bei einem Baby beträgt die Wundbreite etwa 5 bis 10 mm. Manche Ärzte nähen die Wunde, aber ein Baby oder Kind müsste dafür narkotisiert sein. Die Risiken und Kosten einer Vollnarkose überwiegen bei weitem den Nutzen des Nähens.

Häufig wird bei einer Scherendurchtrennung nur ein Schnitt durchgeführt, was nicht ausreichend ist.

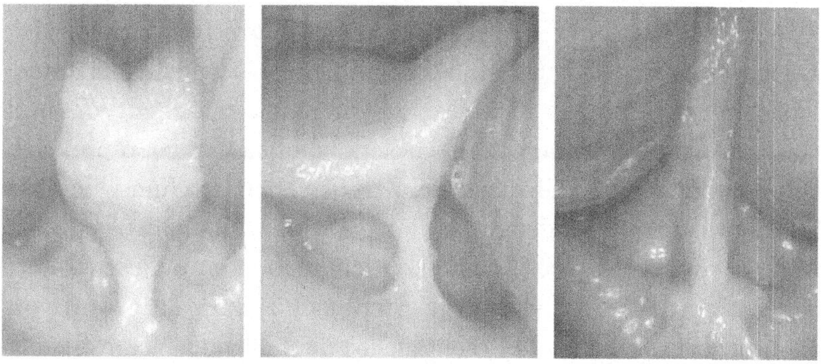

Ehemals per Scherenschlag getrennte Zungenbändchen. Unvollständige Scherentrennungen hinterlassen oft ein dickes Band restriktiven Gewebes und wenig bis gar keine Symptomlinderung. Ein anteriores Zungenband wurde iatrogen zu einem posterioren Zungenbändchen gemacht. Das vollständige Lösen dieser Bänder führt zu einer Linderung der Symptome und einer Verbesserung des Stillens.[15]

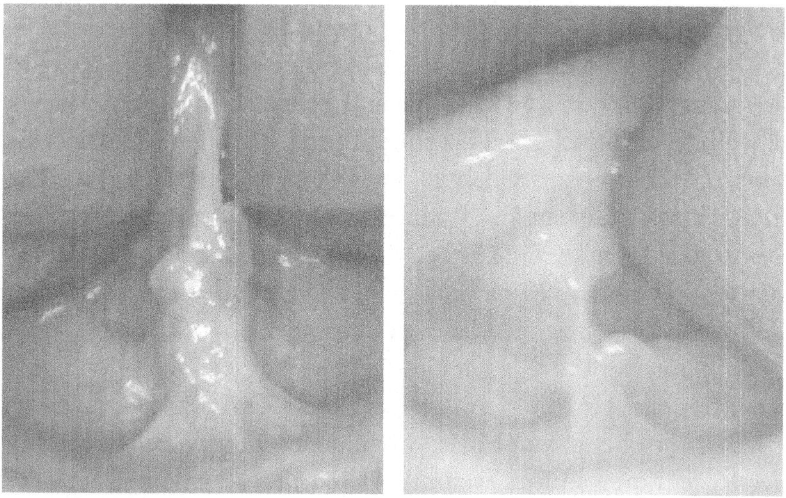

Beispiele für beschädigte Speicheldrüsen (links) und einen Schnitt in den Zungenkörper (rechts). Unvollständige Scherendurchtrennungen im Krankenhaus führten zu Restspannungen, anhaltenden Symptomen und verursachten iatrogene Schäden, da nicht in der Mitte des Bändchens geschnitten wurde. Nach einer vollständigen Laserdurchtrennung verbesserten sich sowohl die Mobilität als auch die Symptome.

Eine weitere Methode zur Durchtrennung des Zungenbändchens ist das Schneiden mit einem Skalpell oder einem scharfen chirurgischen Messer. Die Klinge hat dieselben Vor- und Nachteile wie die Schere. Zudem kann sie beim wachen und sich bewegenden Kind gefährlicher sein, da versehentlich unerwünschte Stellen wie die Lippe oder große Blutgefäße im Mundboden getroffen werden könnten. Diese Gefäße können auch beim Scherenschnitt durchtrennt werden, wenn die Sicht des Arztes aufgrund von Blutungen, unzureichender Lichtquelle oder fehlender Vergrößerung eingeschränkt ist. Der Arzt sollte in diesen Fällen routinemäßig kein blutstillendes Mittel wie Silbernitrat verwenden. Silbernitrat ist im Regelfall bei der Verwendung eines Lasers nicht erforderlich und viele Ärzte führen die Scherendurchtrennung ohne dessen Verwendung erfolgreich durch. Ein erfahrener Chirurg kann die großen Gefäße bei Verwendung der Schere leicht umgehen, so dass kein Silbernitrat benötigt wird. Silbernitrat ist ätzend und kann auf dem empfindlichen Gewebe unter der Zunge Verbrennungen hinterlassen, die zusätzliche Schmerzen verursachen. Kalte Gaze oder mit Afrin® (Oxymetazolin) getränkte Gaze kann helfen, eine auftretende Blutung zu stoppen, obwohl fester Druck mit Gaze und sofortiges Stillen des Babys die Blutung nach einem Scheren- oder Skalpellschnitt ebenfalls fast immer stoppt. Bei starken Blutungen kann Silbernitrat verwendet werden oder es sollte zusätzliche Notfallhilfe in Anspruch genommen werden, um weitere Komplikationen zu vermeiden, entweder zum Zeitpunkt des Eingriffs oder in der postoperativen Phase.

Eine weitere Möglichkeit zur operativen Zungenbanddurchtrennung ist die Verödung des Gewebes mit Elektrokauter, Diathermie oder einem Bovie-Instrument. Diese Methode wird in der Regel durchgeführt, wenn das Kind in Vollnarkose liegt oder wenn ein Chirurg, der keinen Laser verwendet, die Operation in der Praxis durchführt. Viele Chirurgen verwenden bei ihren Operationen einen Kauter oder Bovie um Gewebe zu schneiden und gleichzeitig die Blutung durch Verödung der Gefäße zu stoppen. Der Vorteil eines Kauters ist, dass er durch die fehlende oder minimale Blutung während des Eingriffes eine perfekte Sicht auf das Frenum und das

Operationsgebiet ermöglicht. Der Nachteil ist, dass das Kind während und nach dem Eingriff mehr Schmerzen hat. Das liegt daran, dass der Kauter mehr Energie ins Gewebe abgibt und somit mehr Kollateralschäden an den Nerven verursacht. Im Vergleich zum Laser kann die Bovie-Methode auch zu einer langsameren Wundheilung mit stärkerer Narbenbildung und einer ausgeprägteren Entzündungsreaktion führen. Ein weiterer Nachteil des Kauters ist, dass er (je nach Typ) einen Lichtbogen schlagen und eine Verbrennung an der Lippe verursachen kann, die eine bleibende Narbe hinterlassen kann. Dies geschieht, wenn der Bovie während der Arbeit mit einem Metallinstrument in Berührung kommt.

Eine weitere Möglichkeit zur Behandlung eines zu kurzen Zungenbands ist die Laserbehandlung. Der chirurgische Einsatz von Lasern ist nicht neu. Der erste CO_2 Laser wurde 1964 von Dr. Kumar Patel erfunden und in der Oralchirurgie erstmals 1977 erfolgreich eingesetzt. Der Laser ist sicherer, sanfter, präziser und bietet viele weitere Vorteile gegenüber den oben beschriebenen alternativen Methoden. Aus diesen Gründen sollten Zahnärzte, die Eingriffe zum Lösen oraler Restriktionen regelmäßig durchführen, die Anschaffung eines Lasers in Erwägung ziehen, um ihren Patienten diese Vorteile zu bieten und gleichbleibend hervorragende Ergebnisse bei den Eingriffen zu erzielen.

Die ordnungsgemäße Verwendung eines Lasers in der Praxis erfordert die Teilnahme an einem Lasersicherheitskurs und die Umsetzung aller Lasersicherheitsprotokolle. Der Behandler sollte mit der Wellenlänge und den Eigenschaften seines Lasers vertraut sein und an Weiterbildungskursen teilnehmen, um gleichbleibend gute klinische Ergebnisse zu erzielen. In den meisten Ländern gibt es Möglichkeiten der Zertifizierung von Ärzten, Zahnärzten und anderen medizinischen Fachkräfte durch die zuständigen Ärztekammern oder Weiterbildungsinstitute.

Es gibt zwei Haupttypen von chirurgischen bzw. zahnmedizinischen Lasern: Kontaktlaser und berührungslose Laser. Der Kontaktlaser oder Diodenlaser verwendet eine Quarzglasfaser, die Laserenergie nutzt, um die Wärme am Ende der Spitze zu konzentrieren. Die heiße Spitze wird dann mit dem Gewebe in Berührung gebracht, um einen Schnitt durchzuführen. Der zweite Typ, ein berührungsloser Laser, umfasst Erbium- und CO_2 -Laser. Diese verwenden einen unsichtbaren Strahl, bei dem die Laserenergie selbst das Gewebe ohne tatsächliche Berührung mit dem Handstück schneidet. Beide Arten von Lasern funktionieren meiner Erfahrung nach besser als Schere, Skalpell oder Kauter, da der Chirurg das Operationsfeld mit wenig bis gar keinen Blutungen sehen und durchweg einen präzisen Schnitt durchführen kann.

Der Diodenlaser ist preiswerter und daher weiter verbreitet als die anderen Arten von Dentallasern. Es gibt verschiedene Marken von Diodenlasern, die alle auf dieselbe Art und Weise funktionieren. Alle konzentrieren die Hitze am Ende der Glasfaser und erfordern einen sanften Druck beim Schneiden von Zahnfleisch, Zungen- oder Lippenbändchen. Zunächst muss der Laser kalibriert werden. Dazu wird ein Stück dunkles Papier, Kork oder schwarze Tinte auf die Spitze gelegt, um die Laserenergie zu blockieren, damit die Betriebstemperatur erreicht werden kann. Die Laserspitze kann dabei 900 bis 1500 Grad Celsius heiß werden![42,43] Ähnlich wie beim Elektrokauter wird durch die Hitze das Gewebe entfernt und verödet, aber die Schnitttiefe und die daraus resultierende Schädigung des darunter liegenden Gewebes ist geringer. Die Diodenlaser benötigen in der Regel etwa eine Minute für ein einzelnes Band (Zungen- oder Lippenband). Sie sind ein wertvolles Hilfsmittel, erfordern jedoch eine entsprechende Schulung, um sie effektiv einzusetzen. Wie Dr. Ghaheri in seinen Vorträgen betont, macht der bloße Besitz eines Lasers einen Chirurgen noch nicht kompetent. Ein guter Scherenschnitt kann zu einem besseren Ergebnis führen als ein mittelmäßiger Laserschnitt

Die CO2- und Erbium-Laser sind berührungslose Laser. Der Arzt führt während des Eingriffs die Spitze des Lasers über das zu behandelnde Gewebe. Dabei dringt die unsichtbare Laserenergie in das Gewebe ein und erhitzt die dortigen Wassermoleküle auf 100 Grad Celsius. Dieses Wasser verdampft und nimmt dabei das Gewebe mit sich. Dieses Verfahren ist sehr präzise und entfernt

Gewebeschichten, die dünner als ein menschliches Haar sind. Es verursacht weniger Kollateralschäden im darunter liegenden Gewebe als Diodenlaser oder Kauter. Der CO_2 -Laser verursacht weniger Blutungen als der Erbium-Laser. Dies ist unter anderem auf die verwendete Wellenlänge und weitere Eigenschaften zurückzuführen, deren Erläuterungen jedoch den Rahmen dieses Buches sprengen würden.

Beide Arten von Dentallasern sind seit Jahrzehnten im Einsatz und haben eine ausgezeichnete Sicherheitsbilanz. Sie werden in der Chirurgie in der Regel mit sehr geringer Wattzahl eingesetzt, so dass kein Risiko besteht, unerwünschte Stellen zu schneiden. Für ein sich bewegendes Kind und für den Arzt und seinen Assistenten ist es sogar ein viel sichereres Verfahren als die Methoden mit Schere, Skalpell oder Kauter. Der Laser funktioniert nur, wenn er durch einen Schalter oder ein Fußpedal aktiviert wird; ansonsten kann er nicht schneiden. Aufgrund der vorher erwähnten geringen Wattzahl muss er über einen längeren Zeitraum mit dem Gewebe in Kontakt sein (Diode) oder länger als ein paar Sekunden auf das Gewebe gerichtet sein (CO_2), damit er zu schneiden beginnt. Wenn sich der Patient bewegt, kann der Energiefluss und somit das Schneiden sofort und ohne Gefahr für Patienten oder Behandler unterbrochen werden. Der CO_2 -Laser verkürzt die Eingriffsdauer, weil er effizienter schneidet; er benötigt 5 bis 10 Sekunden für die Zunge und 10 bis 20 Sekunden für die Lippe. Das sind insgesamt 15 bis 30 Sekunden Behandlungszeit mit dem CO_2 -Laser im Vergleich zu durchschnittlich zwei Minuten bei den meisten Diodenlasern. Zwei Minuten, in denen ein Baby schreit, sind im Vergleich zu 15 bis 30 Sekunden ein großer Unterschied! Wenn der Arzt Erfahrung im Umgang mit dem Laser hat, ist er sehr effektiv bei der Trennung strammer Bänder und erfährt in der Regel nur minimale Blutungen

> ***Der Besitz eines Lasers macht einen Chirurgen noch nicht kompetent. Ein guter Scherenschnitt kann zu einem besseren Ergebnis führen als ein mittelmäßiger Laserschnitt.***
> ***- Bobby Ghaheri, MD***

und weniger (postoperative) Schmerzen als mit anderen Methoden. Nach dem Wechsel von der Diodenlaser- zur CO-Laser-Methode habe ich eine wesentlich kürzere Operationszeit und geringere postoperative Schmerzen bei den Säuglingen festgestellt.

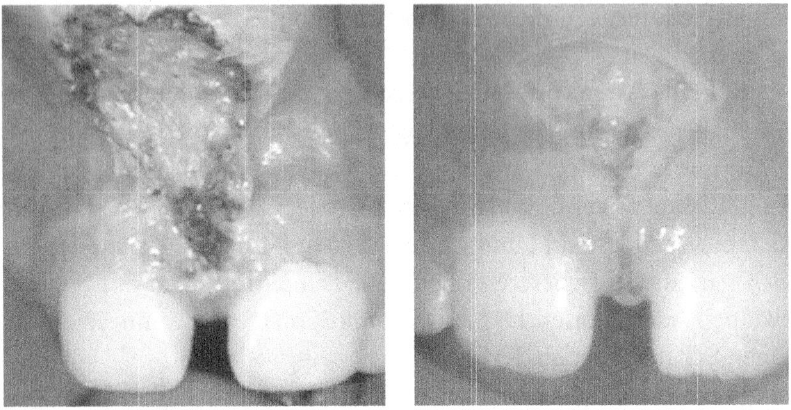

Laserwunden unmittelbar nach dem Eingriff.
Diodenlaserwunde (links) und CO_2 Laserwunde (rechts).

Hinweis: Einige der Fotos in diesem Buch zeigen Wunden, die für Eltern oder Nicht-Chirurgen alarmierend aussehen könnten. Die Wunde selbst ist sehr oberflächlich, blutet wenig bis gar nicht und das orale Gewebe heilt sehr schnell und vollständig ab - in der Regel mit minimaler Narbenbildung.

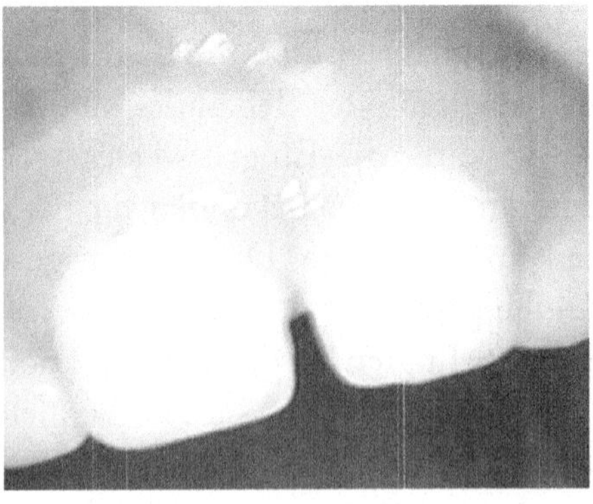

Beide Laserwunden heilen gut ab. Bild der gleichen Diodenwunde, die 6 Wochen später vollständig verheilt ist.

An dieser Stelle sollte auch eine Unterscheidung zwischen Frenotomie, Frenektomie und Frenuloplastik getroffen werden. Ein kleiner Schnitt mit einer Schere oder einem Skalpell wird als Frenotomie bezeichnet. Wenn das Bändchen mit einer Schere, einem Kauter oder einem Laser entfernt oder umschnitten wird, spricht man eher von einer Frenektomie, da das Gewebe physisch durch Exzision, Kauter, Ablation oder Vaporisation entfernt wird. Teilweise wird der Begriff "Frenulektomie" verwendet, der die Frenektomie eines kleinen Bändchens darstellt (Frenum-Frenulum). Der Begriff "Frenuloplastik" schließlich bezieht sich auf ein Verfahren mit Nähten, bei dem mehrere Schnitte gemacht, zwei dreieckige Teile zu einer "Z"-Form gedreht und dann an Ort und Stelle vernäht werden. Es kann auch ein horizontaler Schnitt mit einer Schere oder einem Laser gemacht werden, der dann vertikal vernäht wird. Die Frenuloplastik ist ein komplizierter Eingriff, der bei Säuglingen und Kleinkindern eine Vollnarkose erfordert und daher nicht empfohlen wird. Es ist nicht verwunderlich, dass bei den Bezeichnungen der Eingriffe Verwirrung herrscht, denn in der Literatur gibt es vier verschiedene Begriffe, die sehr ähnliche Verfahren beschreiben!

Vor dem Eingriff

Vor Beginn des Eingriffs werden Untersuchungs- und Anamnesebögen ausgefüllt (Musterformulare siehe Anhang) und die Einwilligung nach Aufklärung eingeholt. Informierte Zustimmung bedeutet, dass die Eltern oder der Patient und der Arzt über den Eingriff und alle möglichen Risiken, Vorteile und Alternativen zur Behandlung gesprochen haben. Wenn alle Informationen vorliegen und die Eltern oder der Patient mit dem Eingriff einverstanden sind, wird das Einwilligungsformular unterzeichnet.

Das größte Risiko sind leichte bis mittelschwere Blutungen an der Operationsstelle. Dieses Risiko wird durch die Verwendung einer adäquaten Lichtquelle, z. B. einer Stirnlampe, und einer Vergrößerung minimiert. Das Risiko wird auch durch die Fähigkeiten des Behandlers und seine Erfahrung mit dem Eingriff verringert. Je breiter die Ablösung des Gewebes, d.h. je breiter die Raute, desto größer ist die Gefahr, die Venen im Mundboden zu treffen. Je breiter die Raute ist, desto größer ist auch das Risiko einer erneuten Anheftung. Aus diesem Grund sollte die rautenförmige Wunde so schmal wie möglich gehalten werden, aber dennoch die volle Beweglichkeit der Zunge zulassen.

Nach dem Eingriff kann es zu Komplikationen kommen, z.B. zu einer Wiederanheftung ("Reattachment") der Wundränder. Dieses Phänomen wird im nächsten Kapitel ausführlich besprochen. Darüber hinaus ziehen sich alle Wunden während des Heilungsprozesses zusammen und es müssen Übungen oder Therapien durchgeführt werden, um eine Verklebung der Wundränder zu verhindern. Diese Übungen bergen ihre eigenen Risiken (z. B. eine orale Aversion des Kindes), wenn sie nicht sanft genug durchgeführt werden. Eine solche Abneigung ist zwar selten, kann aber dazu führen, dass sich das Kind sträubt, wenn es eine Flasche, die Brustwarze, Finger oder einen Schnuller in den Mund geschoben bekommt. All diese Risiken sind selten, aber es sollten Vorsichtsmaßnahmen getroffen werden, um das Risiko von Blutungen und oraler Abneigung zu vermeiden.

Die Raute sollte so schmal wie möglich gehalten werden, aber dennoch die volle Beweglichkeit der Zunge zulassen.

Während des Eingriffs

Bei Säuglingen und Kleinkindern ist es oft hilfreich, eine spezielle Ausrüstung (z. B. ein sogenanntes Pucktuch[9]) und eine zweite Assistenz parat zu haben, um den Patienten während des Eingriffs ruhig zu halten. Sowohl Patient als auch Arzt und Assistenz tragen Laserschutzbrillen. Spezielle Lagerungsplatten und Kopfkissen können ebenfalls bei der Positionierung eines Babys helfen.

9 Pucktuch oder Swaddle-Tuch: spezielles Mulltuch, in das ein Baby mit angelegten Ärmchen gewickelt wird, um das Kind zu beruhigen und plötzliche Bewegungen der Arme zu vermeiden

Das Aufbringen eines lokalen Betäubungsgels kann das Unbehagen des Babys während des Eingriffs lindern, birgt aber auch einige Risiken. Teilweise wird von der Nutzung eines Betäubungsgels abgeraten, da Studien einen minimalen bis gar keinen Nutzen in Bezug auf das Weinen und das Auftreten von Schmerzen gezeigt haben.[44,45] Babys weinen in der Regel während des Eingriff unabhängig von der Verwendung eines Betäubungsgels, da sie sich in einer unangenehmen Situatiion befinden. Beide Vorgehensweisen, also sowohl die Verwendung, aber auch die Nichtanwendung eines lokalen Betäubungsgels, sind angemessen und sollten von jedem Arzt situationabhängig entschieden werden. Saccharose (Zucker) kann ebenfalls zur Schmerzlinderung beitragen und wird manchmal bei einem Fersenstich oder einer Beschneidung verabreicht. In der Regel wird Saccharosewasser nicht bei der Frenektomie verwendet, da Muttermilch genauso gut zu wirken scheint und Saccharosewasser andere Risiken birgt.[46,47] 20-prozentiges Benzocain (Orajel™ und andere) sollte jedoch nicht bei Kindern unter 2 Jahren verwendet werden, da es eine Methämoglobinämie auslösen kann. Die Methämoglobinämie bezeichnet einen ernsten Zustand, der sich in Atemproblemen, blassen, grauen oder blauen Lippen und Haut sowie einer schnellen Herzfrequenz äußern kann.[48] Auch andere Lokalanästhetika können diese Reaktion auslösen, allerdings ist dies sehr selten.Wenn eines dieser Anzeichen nach der Verabreichung eines Lokalanästhetikums auftritt, rufen Sie sofort den Rettungsdienst bzw.den Notarzt. Intraorale Fotos der chirurgischen Bereiche vor und nach der Behandlung sollten für die Dokumentation in der Patientenkartei angefertigt werden.

Bei der Durchführung des Eingriffs ist es in der Regel am besten, wenn die Eltern nicht im Raum sind. Halten sich Eltern im Behandlungsraum auf, besteht bei ihnen die Gefahr von Augenschäden durch den Laser. Einige Eltern werden zudem so nervös, dass der Behandler dadurch abgelenkt wird. Der Arzt muss seine Aufmerksamkeit zu 100 % auf das Kind richten. Da der Eingriff sehr kurz ist, dauert die Trennung von den Eltern nur wenige Minuten.

Die einzige potenziell schwerwiegende Komplikation bei diesem Eingriff ist eine Blutung. Diese tritt glücklicherweise selten auf (weniger als 1 von 100 Eingriffen bei Verwendung des Lasers). Eine moderate Blutung lässt sich, wie bereits oben beschrieben, meist mit (unbehandelter) Gaze und leichter Druckapplikation über einen kurzen Zeitraum stillen. Wenn größere Gefäße durchtrennt werden, kann eine schwerwiegende Blutung auftreten. Für diesen Fall sollte der Arzt immer gerüstet sein.

Ein weiterer Grund, warum Eltern bzw. die Mutter nicht im Raum sein sollten, ist, dass das Baby im Idealfall unmittelbar nach dem Eingriff gestillt wird. Ist die Mutter während des Eingriffs anwesend, steigt im Regelfall durch den damit verbundenen Stress ihr Adrenalinspiegel. Der erhöhte Spiegel von Stresshormonen hemmt den Milchspendereflex und kann dazu führen, dass die Milch nicht sofort fließt, wenn das Baby sie nach dem Eingriff benötigt. Die typischerweise veranschlagte Zeit für den Eingriff (und die Trennung von den Eltern) beträgt etwa drei Minuten. In der Regel hat das Baby dann bereits aufgehört zu weinen und versucht gleich zu stillen. Bei Kleinkindern und älteren Kindern ist es einfacher, wenn die Eltern bei der Durchtrennung des Zungenbands anwesend sind. Weitere Informationen zum Trennen von Zungenbändern bei Kindern und Erwachsenen werden in Kapitel 14 behandelt.

KAPITEL 8

Nach dem Eingriff

Nachsorge und Wundheilung

Kleinere Schnittwunden heilen am menschlichen Körper im Regelfall unkompliziert unter leichtem Zusammenziehen (Kontraktion) innerhalb weniger Wochen. (Schnitt-)Wunden im oralen Gewebe heilen anders als am Rest des Körpers. Wird mit einem Laser (oder einer anderen Methode) das Zungen- oder Lippenband durchtrennt, heilt diese Wunde unter starker Kontraktion wieder zusammen, wenn sie nicht "offen gehalten" wird. Obwohl die Heilung bei jedem Menschen unterschiedlich verläuft, heilt die Zunge in der Regel in etwa drei Wochen und die Lippe in etwa zwei Wochen, wenn Dehnübungen durchgeführt werden. Danach setzt sich die Heilung unterhalb der Oberfläche fort, aber die Wunde ist größtenteils verschwunden und es kann schwierig sein, nach dieser Zeit genau zu erkennen, wo sie war. Ziel ist es, dass die Wunde offen und mit getrennten Rändern heilt und sich der Schnitt durch sekundäre Intention schließt, d. h.von selbst ohne den Verschluss durch Nähte. Die Wunde sollte in Längsrichtung, d.h. die Seiten aufeinander zu heilen. Ist dies nicht der Fall, kleben die Flächen der Wunde wieder zusammen und verursachen dadurch eine erneute Bewegungseinschränkung des Gewebes. Ein sehr anschauliches Zitat für die erwünschte Wundheilung kommt von Autumn R. Henning,

MS, CCC-SLP, COM: "Die Vorhänge sollten sich schließen, nicht die Rolladen." Das Ziel ist die maximale Bewegung und Funktion der Zunge.

Es gibt keine Studien über das wirksamste Dehnungs- und Übungsprotokoll. Auch Wundübungen oder Nachsorgedehnungen genannt, sollen sie durch das regelmäßige Auseinanderziehen der Wundbereiche ein erneutes Zusammenwachsen ("Reattachment") verhindern. Es besteht größtenteils Konsens darin, die Dehnungen lange genug durchzuführen, um das Risiko des Reattachments zu senken, während gleichzeitig eine mögliche Abneigung des Kindes gegen die Dehnungen oder gar eine orale Abneigung zu verhindern versucht wird. Es sollte immer mit Rücksicht auf das Baby vorgegangen und die Übungen so spielerisch wie möglich gestaltet werden. Die Dehnungen sollten sanft und kurz sein, müssen aber mit ausreichend Druck durchgeführt werden. Ein guter Anhaltspunkt für die Druckstärke ist etwa so stark, wie man einen Stempel auf ein Stempelkissen drückt.

> ***Die Vorhänge sollten sich schließen, nicht die Rolladen. – Autumn R. Henning, MS, CCC-SLP, COM***

Es gibt sehr unterschiedliche Meinungen über die nötige Dauer, Bewegung und Anzahl der täglichen Übungen. Im Folgenden wird der Ablauf für die Nachsorge dargestellt, den wir auch in unserer Praxis durchführen. Wie die meisten Therapeuten empfehle ich, die Übungen 2 bis 6 Wochen lang 4 bis 6 Mal pro Tag durchzuführen. Eine Woche mit Dehnübungen (oder gar keine Dehnübungen) ist meiner Meinung nach zu kurz und führt eher zu einem Reattachment. Die Übungen sind weniger unangenehm, wenn sich die Wunde erstmal geschlossen hat und tragen dann immer noch dazu bei, die Mobilität des Gewebes in den postoperativen Wochen 3 bis 6 zu maximieren.

Die allgemeine Dehnübung besteht darin, das Gewebe unter Anspannung der Wunde anzuheben. Die Spannung ist ausreichend, wenn die Wunde wie eine dünne Raute aussieht, deren Ränder nicht zusammenkleben. Empfehlenswert ist die Verwendung von

Einweghandschuhen und adäquate Beleuchtung mit Stirnlampe, Taschenlampe oder Handylampe. Nur wenn der Bereich gut zu sehen ist, können die Übungen richtig durchgeführt werden.

Für eine Lippendehnung wird die Lippe bis zu den Nasenlöchern angehoben. Die Lippe sollte nicht einfach nach außen geklappt, sondern angehoben werden, indem von den Mundwinkeln aus kommend mit den Fingern unter die Lippe in die Umschlagfalte (Vestibulum) gefahren und die gesamte Oberlippe nach außen und oben angehoben wird; die gesamte rautenförmige Wunde sollte sichtbar sein. Bei Dehnübungen der Zunge sollten 2 Zeigefinger unter die Zunge greifen und die Zunge nach oben und zurück drücken, so dass die Fingerspitzen an der Spitze der Raute liegen. Dabei sollte die gesamte Rautenform zum Vorschein kommen und die Dehnung etwa 10 Sekunden lang aufrecht erhalten werden. Eine sanft abrollende Bewegung mit dem Finger in Richtung der Rautenspitze und ein "Langziehen" der Wunde funktioniert häufig ebenfalls sehr gut. Eine spielerische Gestaltung mit beispielsweise lustigen Geräuschen oder ein Kitzeln von Nase oder Kinn kann bei kleinen Kindern helfen, eine orale Aversion zu verhindern. Ein Video mit den von uns empfohlenen Dehnungsübungen finden Sie auf unserer Website unter www.TongueTieAL.com.

Es sollte nicht direkt auf der Wunde massiert werden, da dies zu einer stärkeren Entzündung und zur Bildung von Narbengewebe führen kann. Das Gewebe um die Wundraute herum verfärbt sich in diesem Fall rot-weiß gefleckt (ein Zeichen für Entzündung, aber keine Infektion).

Eine normal verheilende Schleimhautwunde färbt sich in der Regel weiß oder gelb. Auch dies ist kein Zeichen für eine Infektion. Der gelbe oder weiße Belag besteht wie bei anderen Wunden am Körper aus Fibrin und ist im Prinzip nichts anderes wie ein feuchter Schorf. Eine so aussehende Wunde muss nicht mit Antibiotika behandelt werden. In der Literatur sind Wundinfektionen nach Zungenbanddurchtrennung nicht zu finden. Ich habe schon tausende von Eingriffen durchgeführt und noch nie eine Infektion gesehen. Es ist jedoch immer ratsam, die Dehnübungen nur mit gewaschenen

Händen und Einmalhandschuhen durchzuführen. Generell sind die Dehnübungen mit Einmalhandschuhen leichter durchzuführen, da die Finger nicht so leicht abrutschen.

Häufig berichten die Eltern in diesen Fällen, dass ihr Kind nach dem Eingriff wohlauf war und sich die Symptome der Mutter sofort gebessert hatten. Typischerweise 7 bis 10 Tage nach der Operation traten die Symptome von Mutter und /oder Baby erneut auf. Dies geschieht häufig so, wenn ein Reattachment von Lippe oder Zunge erfolgt. Meistens ist es die Zunge, deren Wunde sich wieder anheftet, weil sie für die Eltern bei den Übungen schwieriger zu sehen und zu erreichen ist. Wenn die Symptome wieder auftreten oder der Verdacht auf ein Reattachment besteht, sollten sich Patienten möglichst zeitnah zur Nachuntersuchung in der Praxis des behandelnden Arztes vorstellen. Wir bieten allen Patienten einen Nachsorgetermin (in der Praxis) eine Woche nach Eingriff an, um die Heilung zu überprüfen und Ratschläge zu geben. Wenn nötig, dehnen wir den Bereich von Lippe oder Zunge bei diesem Termin mit einer kurzen, tiefen Einheit auf. Oft berichten Patienten, dass die Symptome nach der tieferen Dehnung wieder verschwinden und das Stillen besser klappt. Der Termin gibt auch Gelegenheit, den Eltern erneut die Übungen und die richtige Durchführung zu zeigen, um eine erneute Anheftung des Gewebes zu verhindern. Die meisten Fälle, in denen wir den Eingriff aufgrund einer erneuten Anheftung und des Wiederauftretens der Symptome wiederholen mussten (in unserer Praxis sind das etwa 1 %), betrafen Patienten, die nicht zur einwöchigen Nachuntersuchung erschienen. Der Eingriff mit dem Laser wird erst dann erneut durchgeführt, wenn mehr als ein Monat seit der Operation vergangen ist und die Symptome wieder aufgetreten sind.

Ein Reattachment kann relativ schnell erfolgen, wenn nicht gut gedehnt wird.

Schmerzmanagement

Nach der Frenektomie ist die Zungenregion in der Regel schmerzhafter als der Lippenbereich. Dies liegt vor allem daran, dass sich die Zunge beim Stillen (oder Kauen und Sprechen bei älteren Kindern) mehr bewegt als die Lippe. Ich selbst habe mich sowohl der Lippen- als auch der Zungenbändchendurchtrennung mittels CO_2-Laser unterzogen. Bei der Lippenfrenektomie benötigte ich keine Betäubung per Injektion, sondern trug lediglich ein lokales Betäubungsgel auf und nahm auch im nachhinein kein Schmerzmittel ein.

Das einzige rezeptfreie Schmerzmittel für Babys unter sechs Monaten ist Paracetamol (Acetaminophen). Die Dosis richtet sich nach dem Gewicht und sollte den Eltern bzw. dem Patienten demnach vom behandelnden Arzt mitgeteilt werden. Ibuprofen ist das Schmerzmittel der Wahl für über sechs Monate alte Babys. Meiner Meinung nach überwiegen die Vorteile der Schmerzbekämpfung für den Säugling bei weitem die möglichen Risiken. Säuglinge benötigen in der Regel nicht mehr als ein paar Tage Schmerzmittel.

> ***Wenn die Symptome wieder auftreten oder der Verdacht auf Reattachment besteht, sollte eine Nachuntersuchung in der Praxis des behandelnden Arztes stattfinden.***

In der Regel betäubt die Laserenergie den Bereich für etwa 3 bis 4 Stunden, da sie die Nervenenden in diesem Bereich entfernt. Bei der Scherentrennung ist dieser Effekt nicht gegeben, da die Nervenenden nur durchtrennt werden, so dass die Patienten danach meist mehr Schmerzen haben. Eine Studie, in der die Schmerzen nach einem Scherenschnitt mit denen nach einer Laserdurchtrennung bei älteren Kindern und Erwachsenen verglichen wurden, ergab, dass diejenigen, die sich einer CO_2 Laserfrenektomie unterzogen, über weniger Schmerzen berichteten.[49]

Es gibt homöopathische Mittel für Säuglinge und Kinder, deren Aufzählung und Erläuterung den Rahmen dieses Buches sprengen würden. Bei Interesse kann hierzu sehr viel Infomaterial im Internet oder bei einem homöopathisch arbeitenden Arzt gefunden werden.

Arnica montana hilft den Patienten häufig mit Schmerzen und trägt bei Babys zur Beruhigung bei, ebenso wie Rescue Remedy. Obwohl homöopathisch, sollten diese Mittel nur unter Aufsicht eines Arztes, Naturheilkundlers oder Homöopathen angewendet werden. Um dem Baby die Heilungsphase zu erleichtern und außerhalb der Schmerzmittelgabe zu helfen, können bereits einfache Mittel zum Wohlbefinden beitragen. Abhängig vom Alter beruhigt und entspannt das Kuscheln mit dem Baby (eventuell Haut-an-Haut, Känguruhen), viel Stillen, das Abspielen sanfter Musik, ein Bad in warmem Wasser, das Dimmen des Lichts oder eine sanfte Massage. "Muttermilcheis" ist eine weitere Option, dem Baby etwas Linderung für die behandelten Bereiche zu verschaffen. Dazu wird gefrorene Muttermilch in kleine Stücke gebrochen, an denen das Baby lutschen kann, um die Stelle zu kühlen. Dabei muss darauf geachtet werden, dass das Baby nicht zu große Stücke bekommt, an denen es sich verschlucken könnte. Konventionelle Eiswürfel aus Wasser sind aufgrund der Größe und der fehlenden Notwendigkeit der Wassergabe bei Säuglingen nicht zu empfehlen.

Möglichkeiten zur Beruhigung des Babys nach dem Eingriff: Schmerzmittel, Haut-zu-Haut-Kontakt, beruhigende Musik, sanfte Massage, warmes Bad und Muttermilch-Eiswürfel.

Mögliche Herausforderungen

Nach dem Eingriff stellt etwa die Hälfte der Eltern noch in der Praxis fest, dass ihr Kind besser an der Brust (oder an der Flasche) saugt. Die andere Hälfte bemerkt meist einige Zeit später einen Unterschied. Manchmal dauert es ein paar Tage oder Wochen, bis das Baby das Saugen neu erlernt und das Muskelgedächtnis umtrainiert hat, das schon vor der Geburt vorhanden war. Babys beginnen etwa in der 20. Schwangerschaftswoche mit dem Schlucken. Selbst wenn das Baby also erst ein paar Tage alt ist, kann es sich Muskelmuster oder Kompensationen angeeignet haben, die nach dem Eingriff neu bzw. richtig erlernt werden müssen. Oft bemerken die Eltern einen Rückgang der Schmerzen, eine Zunahme der Milchaufnahme an der Brust, eine Zunahme der gebildeten Milchmenge (erhöhte Nachfrage führt zu erhöhtem Angebot), weniger Unruhe, weniger Blähungen und einen Rückgang von Reflux oder Spucken. Manchmal bemerken die Eltern eine Zeit lang eine Zunahme von Sabbern oder Spucken, die sich mit neuem Saugverhalten dann wieder legt.

Es ist wichtig, sich bewusst zu machen, dass diese Dinge bei verschiedenen Babys zu unterschiedlichen Zeiten auftreten können. Es kann sich wie eine Achterbahn anfühlen, mit Höhen und Tiefen, emotional und körperlich. Die Dehnübungen können mühsam sein! Eltern berichten oft, dass die Übungen der schwierigste Teil des ganzen Prozesses sind. Stillberaterinnen rechnen nach dem Eingriff mit einer langsamen Steigerung der Nahrungsaufnahme, angefangen mit einer besseren Fütterung pro Tag. Das bedeutet eine gute Fütterung am ersten Tag, zwei gute Fütterungen am zweiten Tag und so weiter. Der Erfolg wird letztendlich in Wochen und nicht in Tagen gemessen. Bei manchen Menschen tritt eine sofortige Besserung ein, bei anderen dauert es länger. Wenn die Eltern die Nachsorgeübungen beibehalten und sich an ihre Stillberaterin und alle anderen notwendigen Stellen für weitere Unterstützung wenden, wird es oft schon in der dritten Woche deutlich besser. Auch hier gilt: Wenn sich die Symptome bessern und dann um den 7. oder 10. Tag herum erneut auftreten, könnte ein Reattachment von Lippe oder Zunge ursächlich sein und der behandelnde Arzt sollte erneut konsultiert werden. Wenn die Mutter beim Stillen auf einer Seite mehr Schmerzen hat oder das Baby an einer Seite deutlich besser andockt und trinkt, liegt möglicherweise ein Problem vor, das von einem Physiotherapeuten, Chiropraktiker oder Craniosacral-Therapeuten behandelt werden muss (siehe Kapitel 25 und 26).

KAPITEL 9

Studienlage

Wie bereits erwähnt, existieren mehr als 500 wissenschaftliche Studien zu Zungenbändern. Zudem gibt es mehr als 65.000 Mitglieder in Social-Media-Gruppen von Müttern mit von zu kurzen Zungenbändchen betroffenen Babys. Das Interesse an Zungenbändchen und ihrer Behandlung ist heute stark gestiegen, nachdem die Thematik jahrzehntelang aus dem medizinischen und zahnmedizinischen Lehrplan und dementsprechend auch aus der klinischen Praxis verschwunden war. In diesem Kapitel werden einige neuere Studien untersucht, um festzustellen, ob das Durchtrennen eines Zungenbändchens durch aussagekräftige wissenschaftliche Nachweise unterstützt wird.

Zunächst muss zwischen den verschiedenen Studien-Designs unterschieden werden. Fallstudien haben generell eine geringere Aussagekraft als kontrollierte Fallstudien oder Kohorten-Studien. Den Goldstandard repräsentieren randomisierte kontrollierte Studien. Dabei werden Probanden nach dem Zufallsprinzip in zwei Gruppen aufgeteilt und dann entweder behandelt oder nicht behandelt. Die höchste Aussagekraft und somit höchste Evidenzstufe hat eine systematische Übersichtsarbeit, bei der die verfügbaren Studien untersucht und zu einer großen Gruppe zusammengefasst werden, die dann statistisch ausgewertet werden kann. Bisher gibt es viele Fallstudien über Zungenbändchen, einige Kohortenstudien, viele randomisierte kontrollierte Studien und nur wenige systematische Übersichtsarbeiten der verfügbaren Literatur.

Die meisten der untersuchten Studien befassten sich mit der per Schere geschnittenen Zungenbanddurchtrennung, wobei fast alle Studien zu dem Ergebnis kamen, dass die Durchtrennung für das Stillen vorteilhaft ist. Darüber hinaus berichten die meisten Studien, dass es sich um ein risikoarmes Verfahren mit hohem Nutzen handelt und weitere Forschung zu diesem Thema unbedingt erforderlich ist.

Online sind aktuelle Artikel renommierter Fachzeitschriften wie beispielsweise *Pediatrics* verfügbar.

Ärzte, die dieses Buch lesen, sollten für diesen Abschnitt unvoreingenommen sein und den Ballast früherer Lehrer und Lehrbücher für einen Moment außen vor lassen.

Das neue Paradigma des Informationszeitalters ist die sofortige Rückmeldung im Internet durch eine große Zahl Gleichgesinnter. Dank Google und Facebook können Eltern jetzt sofort 1.000 ihrer Freunde davon abraten, Ihre Praxis aufzusuchen. Lassen Sie uns also die Forschung und das aktuelle klinische Wissen nutzen, um hilfreiche Empfehlungen auszusprechen, die Patienten, die mit Zungenbändchen zu kämpfen haben, zu beruhigen und mit ihren Sorgen mitfühlend umzugehen. Auf diese Weise schützen Sie Ihre Praxis, Ihren Ruf und helfen gleichzeitig den Familien.

Welcher Zusammenhang besteht also zwischen einem einfachen Zungenbändchen und Stillschwierigkeiten? Eine bewegungseingeschränkte Zunge bei einem Baby führt zu einem schlechten Andocken und Trinken, weil sich die Zunge nicht normal heben kann. Oftmals herrscht der Irrglaube vor, dass das Baby kein zu kurzes Zungenbändchen haben kann, wenn es die Zunge herausstrecken kann. Meist werden die Babys in den Armen der Mutter oder in der Babyschale untersucht - beides ist nicht ideal. Für die Funktion der Zunge ist nicht die Streckung entscheidend, sondern die Fähigkeit zum Anheben.

Geddes et al. (2008)

Eine Studie von Geddes et al. (2008) aus der Fachzeitschrift *Pediatrics* zeigte mit Hilfe von Ultraschallbildern, dass Babys ihre Zunge beim Stillen in einer Auf- und Abwärtsbewegung benutzen, wodurch ein Vakuum entsteht, das den Austritt der Milch aus der Brust bewirkt. [12] Dies steht im Gegensatz zu der früher vorherrschenden Meinung, dass die Zunge die Brustwarze zusammendrückt und massiert, um die Milch herauszubekommen.[50] Bei der Untersuchung von Babys mit Zungenbändchen fallen oft Saugblasen oder Schwielen an den Lippen auf. Diese entstehen durch die Überanstrengung der Lippen- und Wangenmuskeln bei dem Versuch, Milch ohne die Unterstützung der Zunge aus der Brust zu bekommen. Die Wangen werden eingezogen, um ein Vakuum zu erzeugen, anstatt dass die Zunge durch normales Heben und Senken den Unterdruck erzeugt. Dadurch wird ein übermäßiger Druck auf die Brustwarze ausgeübt, was zu einer Verformung der Brustwarze (abgeflachte oder lippenstiftförmige Brustwarzen), zu Schäden an der Brustwarze und manchmal zur vorzeitigen Beendigung des Stillens führt. Diese Studie zeigt, wie wichtig es ist, dass sich der mittlere Teil der Zunge des Babys anhebt, um richtig zu stillen. In der Studie wurde festgestellt, dass die Babys, deren Zungenband getrennt wurde, besser stillten, mehr Milch bekamen und die Mütter über weniger Schmerzen berichteten. Die Autoren berichteten, dass bei straffen Zungenbändchen kein effektives Vakuum gebildet werden konnte. Die Schmerzen der Mütter verschwanden nach der Frenotomie (Scherenschnitt) bei 95 % der Mütter. Vor der Frenotomie bekamen die Säuglinge beim Stillen durchschnittlich 5,6 ml Milch pro Minute. Nach der Trennung stieg diese Menge auf im Durchschnitt 10,5 ml Milch pro Minute. Die Babys mit eingeschränkter Zungenbeweglichkeit

> ***Die Babys mit Zungenbändchen erhielten pro Saugvorgang etwa halb so viel Milch wie Babys ohne einschränkendes Zungenbändchen.***

bekamen nur etwa halb so viel Milch pro Saugvorgang wie Babys ohne Bewegungseinschränkung, weshalb sie ermüdeten oder deutlich länger stillen mussten. Die Mütter erlebten nach dem Eingriff einen Anstieg ihrer Milchmenge, weil die Babys mehr Milch aufnahmen (erhöhte Nachfrage führt zu erhöhtem Angebot). Die gemessene 24-Stunden-Milchproduktion von sechs Müttern stieg nach der Zungenbanddurchtrennung ihrer Babys an - durchschnittlich 160 g in sieben Tagen. Diese Studie, die in einer renommierten Fachzeitschrift veröffentlicht wurde, ergänzt die Beweislage und zeigt einen realen, messbaren Nutzen der Zungenbanddurchtrennung. Zu wissen, warum das Verfahren dem Baby hilft, besser zu saugen, ist entscheidend für das Verständnis des korrekten Untersuchungsprozesses und dafür, wie die Durchtrennung zur Verbesserung des Stillens beiträgt. Darüber hinaus bestätigte Elad (2014) die Ergebnisse der Studie mithilfe von Ultraschallbildern und 3D-Modellierung.[51] Die Studie konnte zeigen, dass Säuglinge zur Milchgewinnung einen Unterdruck von -20 bis -40 mmHg erzeugen und nicht nur die Brustwarze komprimieren.

Hogan et al. (2005)

Ein Artikel von Hogan aus dem Jahr 2005 zeigte, dass von allen in einem bestimmten Krankenhaus geborenen und untersuchten Babys (1866 Geburten) 10,7 % ein Zungenbändchen aufwiesen (nur anteriore oder sichtbare Zungenbändchen).[16] Es wurden 57 Babys dieser Gruppe nach dem Zufallsprinzip ausgewählt, wovon die eine Hälfte (Kontrollgruppe) Stillunterstützung erhielt, die andere Hälfte eine Frenotomie durch Scherenschnitt. Das Durchschnittsalter der Kinder betrug drei Wochen. In der Gruppe der frenotomierten Babys wurde eine Verbesserung von 96 % festgestellt, während die Kontrollgruppe eine Verbesserung von 3 % durch die alleinige Stillunterstützung erfuhr. Als nächstes wurden Babys der Kontrollgruppe nach 48 Stunden auf Elternwunsch ebenfalls dem Eingriff unterzogen, woraufhin bei 96 % dieser Babys ebenfalls eine Verbesserung eintrat. Insgesamt verbesserte sich die Situation bei

54 von 57 Säuglingen durch das Lösen des zu straffen Zungenbands. In toto kam es bei 95 % der Säuglingen zu einer Verbesserung des Stillens. Die Autoren stellten fest, dass "es nicht notwendig ist, alle Zungenbändchen bei der Geburt zu trennen, aber das Wissen um den Zusammenhang zwischen Zungenbändchen und Problemen bei der Nahrungsaufnahme wird es ermöglichen, die Zungenbändchen bei symptomatischen Säuglingen ohne Verzögerung zu behandeln". Diese Aussage verweist auf die Tatsache, dass viele Säuglinge scheinbar ein zu kurzes Zungenbändchen haben, aber dennoch (zumindest anfangs) ausreichend Nahrung aufnehmen. Mütter sollten unabhängig davon auf das Vorhandensein eines straffen Bändchens aufmerksam gemacht werden, damit sie bei zukünftigen Problemen, wie z. B. schlechtem Andocken, schmerzhaftem Stillen oder Problemen mit der Milchmenge, wissen, wo sie Unterstützung erhalten können. Mütter geben sich oft selbst die Schuld, wenn ihre Babys nicht gut stillen, obwohl es sich in Wirklichkeit um ein anatomisches Problem des Babys handelt.

Umgekehrt wird manchmal dem Baby die Schuld zugeschoben und es als "fauler Trinker" oder "anatomisch unfähig" bezeichnet, was beides aus Sicht der Überlebensevolution keinen Sinn ergibt. Babys müssen und wollen trinken, instinktiv. Wenn jedoch Symptome vorhanden sind, sollten diese Zungenbändchen so bald wie möglich getrennt werden, um der Mutter-Baby-Dyade die besten Chancen für eine gute Stillbeziehung zu geben. In dem Artikel heißt es weiter: "Wichtig war nicht die Länge des Zungenbands, sondern die Symptome, die es verursachte." Wenn ein Baby ein Oberlippen- oder Zungenbändchen hat (wie fast alle), aber keine Probleme auftreten, ist kein Eingriff erforderlich. Beide sind normale anatomische Befunde,

"Es ist nicht notwendig, alle Zungenbändchen bei der Geburt zu trennen, aber das Wissen um den Zusammenhang zwischen Zungenbändchen und Problemen bei der Nahrungsaufnahme wird es ermöglichen, die Bändchen bei symptomatischen Säuglingen ohne Verzögerung zu behandeln."[16]

wenn sie elastisch und nicht übermäßig fest oder dick sind. Liegt jedoch ein funktionelles Problem vor, ist es im Interesse der Eltern und des Babys am besten, so früh wie möglich zu behandeln. Ein Fragebogen zum Stillverlauf ist für den Kinderarzt oder Gynäkologen hilfreich, um beim Besuch eine Woche nach der Geburt oder bei späteren Besuchen festzustellen, ob Stillprobleme vorliegen (ein Musterfragebogen für Säuglinge ist im Anhang enthalten).

In dem Hogan-Artikel heißt es, dass zwar viele der Ärzte in ihrem Krankenhaus der Aussage zustimmten, dass "Zungenbändchen keine Probleme beim Füttern verursachen", dass aber weder die Maßnahmen der Ärzte noch die der Stillberaterinnen (Änderung der Stillposition) dazu führten, dass das Baby besser stillte. Am Ende der Studie kam man jedoch zu dem Schluss, dass "das Füttern durch die einfache und sichere Beseitigung des physischen Problems, das es verhinderte, verbessert wurde - das Durchtrennen des Zungenbands."

Berry, Griffiths und Westcott (2012)

Berry, Griffiths und Westcott veröffentlichten ihre doppelblinde, randomisierte, kontrollierte Studie über Zungenbändchen und ihre Auswirkungen auf das Stillen in der Zeitschrift *Breastfeeding Medicine*.[11] Sie untersuchten 57 Säuglinge, die jünger als vier Monate waren und beurteilten zwei Minuten lang ihre Stillfähigkeit. Sie bewerteten die LATCH-Werte und die Schmerzwerte der Mütter auf einer Skala von 1 bis 10. Dann führten sie entweder eine Scherentrennung des Zungenbands durch oder sagten den Eltern, dass eine Durchtrennung stattgefunden hätte (ein "Schein"-Verfahren). Anschließend wurden sofort die gleichen Werte erneut erhoben. Die Mütter waren angewiesen worden, den Mund des Babys nicht vor dem ersten Stillen zu inspizieren. Der Scheinkontrollgruppe wurde dann die tatsächliche Durchtrennung des Zungenbands am selben Tag angeboten. Achtundsiebzig Prozent der Mütter der initialen Behandlungsgruppe berichteten über eine sofortige Verbesserung nach der Trennung des Zungenbands. Interessanterweise berichteten auch 47 % der Mütter der Scheingruppe von einer (anfänglichen)

Verbesserung. Es gab also einen Placebo-Effekt, aber der statistische Unterschied zwischen den beiden Gruppen, der die Wirksamkeit des Eingriffs belegt, war mit $p<0,02$ immer noch signifikant. Der Placebo-Effekt war also nicht der Grund für die unterschiedlichen Erfahrungen der Mütter. Neunzig Prozent der behandelten Säuglinge zeigten ab dem ersten Tag eine Verbesserung, nach drei Monaten berichteten 92 % über eine nachhaltige Verbesserung. Keine der Mütter berichtete über eine Verschlechterung und alle Mütter sagten, sie würden das Verfahren wieder anwenden. In dem Artikel heißt es: "Es gibt eine echte, unmittelbare Verbesserung des Stillens, die von der Mutter festgestellt werden kann, die anhaltend ist und *nicht auf* einen Placebo-Effekt zurückzuführen zu sein scheint" (Hervorhebung nicht im Originaltext). Die Autoren kamen ebenfalls zu dem Schluss, dass das Gesamtergebnis des Eingriffs am besten zu sein scheint, wenn Säuglinge im Alter von zwei Wochen diagnostiziert und behandelt werden können. Je jünger das Baby ist, desto besser kann es Neues lernen und Kompensationen überwinden, die bereits vor der Geburt vorhanden waren.

Buryk, Bloom und Shope (2011)

Eine weitere randomisierte kontrollierte Studie wurde 2011 in der Fachzeitschrift *Pediatrics* veröffentlicht und von Buryk, Bloom und Shope durchgeführt.[10] Es handelte sich um eine randomisierte, kontrollierte Blindstudie mit 30 Babys in der Zungenband-Behandlungsgruppe und 28 in der Scheinkontrollgruppe. Die Forscher verwendeten zuverlässige und validierte Beurteilungshilfen zur Messung von Schmerzen und Stillwerten, darunter das Hazelbaker Assessment Tool for Lingual Frenulum Function (HATLFF), das Aussehen und Funktion bewertet, den Short-Form McGill Pain

> ***"Es gibt eine echte, unmittelbare Verbesserung des Stillens, die von der Mutter festgestellt werden kann, die anhaltend ist und nicht auf einen Placebo-Effekt zurückzuführen zu sein scheint"[11]***

Questionnaire (SF-MPQ) zur Beurteilung von Brustwarzenschmerzen und ein Infant Breastfeeding Assessment Tool (IBFAT). Alle diese Beurteilungshilfen wurden bereits untersucht und haben sich als zuverlässig erwiesen. Letztlich wurde festgestellt, dass die Frenotomiegruppe im Vergleich zur Scheingruppe deutlich weniger Schmerzen hatte ($p<.001$). Der IBFAT zeigte, dass die Frenotomiegruppe signifikant weniger Stillprobleme und eine signifikant höhere Zufriedenheit der Mütter mit dem Stillen hatte ($p=.029$). Bis auf ein Elternteil in der Scheingruppe baten alle darum, die Frenotomie bei oder vor der zweiwöchigen Nachuntersuchung bei ihrem Kind durchführen zu lassen, so dass die Forscher die Unterschiede zwischen den beiden Gruppen nicht weiter untersuchen konnten. In dem Artikel heißt es: "Wenn die Frenotomie bei klinisch signifikanter Ankyloglossie durchgeführt wird, kommt es zu einer deutlichen und sofortigen Verbesserung der von den Müttern berichteten Brustwarzenschmerzen und der Stillergebnisse der Säuglinge". Darüber hinaus wurde festgestellt, dass das Verfahren schnell, einfach und ohne Komplikationen durchgeführt werden kann und der optimale Zeitpunkt für die Frenotomie das Alter zwischen zwei und sechs Tagen nach der Geburt ist. Je früher die Frenotomie durchgeführt wird, desto besser und schneller erholt sich das Baby, da es nicht gegen Muskelmuster und Kompensationen ankämpfen muss, die sich über Wochen und Monate etabliert haben. Schließlich wird darauf hingewiesen, dass "Schmerzen in der mütterlichen Brustwarze und ein schlechtes Andocken des Säuglings häufige Gründe für eine vorzeitige Beendigung des Stillens sind. Es gibt Hinweise darauf, dass Ankyloglossie im Vergleich zu Säuglingen ohne Ankyloglossie sowohl ein schlechtes Anliegen des Babys als auch Brustwarzenschmerzen verursacht. Studien über die Frenotomie zur Behebung der Ankyloglossie bei Neugeborenen haben durchweg einen Nutzen

> ***"Eine deutliche und sofortige Verbesserung der von den Müttern berichteten Brustwarzenschmerzen und der Stillergebnisse der Säuglinge."*** [10]

gezeigt". Diese Aussage ist zweifellos richtig, denn wenn die Mütter bei jedem Anlegen ihres Babys 10/10 Schmerzen haben, werden sie nicht 6 Wochen lang weiter stillen, geschweige denn die empfohlenen 6 Monate oder länger.

Viele Mütter berichten in der Praxis, dass sie lieber noch einmal ohne Medikamente Wehen aushalten würden, als ihr Baby zu stillen, weil die Schmerzen beim Stillen tatsächlich schlimmer sind als die Wehen. Wenn das Baby nicht gut an die Brust andockt, sich an der Milch verschluckt, unter Reflux leidet, kaum an Gewicht zunimmt, keine Milch aus der Brust herausbekommt und scheinbar immer hungrig ist, ist es wahrscheinlich dass die betroffenen Mütter aufgeben und auf Säuglingsnahrung und Flasche umsteigen (obwohl es bei der Flaschenfütterung immer noch Probleme mit der Zunge gibt). Viele Mütter äußern bei der ersten Beratung: "Sie sind unsere letzte Hoffnung". Diese Mütter planen, mit dem Stillen aufzuhören, wenn die Schmerzen und die Stillprobleme des Babys nicht behoben werden können, weil sie nicht mehr weiter wissen. Glücklicherweise konnte fast allen dieser Mütter, die ihr Baby in unserer Praxis behandeln ließen, soweit geholfen werden, dass sie ihre Stillbeziehung retten konnten. Das ausschließliche Stillen über 6 Monate wird von der American Academy of Pediatrics (AAP) und anderen Organisationen gefördert.[8] Dabei ist es wichtig zu erkennen, dass ihre Umgebung – seien es Ärzte, Familie oder Partner- den Mütter für das Erreichen dieses Ziels die Unterstützung und Hilfsmittel an die Hand geben müssen, die sie brauchen.

Posteriore Zungenbändchen

Der erste Bericht über posteriore Zungenbändchen stammt von Betty Coryllos und Cathy Watson-Genna aus dem Jahr 2004. [24] Das Konzept eines "hinteren" Zungenbands ist also medizinisch gesehen relativ neu. Die Suche nach einem posterioren Zungenband ist allerdings sehr sinnvoll, denn seit Jahren ist bekannt, dass einige Babys zwar die Symptome eines Zungenbands aufweisen, aber keine sichtbaren Anzeichen eines solchen.

Chu und Bloom (2009)

Chu und Bloom verfassten einen Fallbericht aus dem Jahr 2009 [52] über eine "seltene Entität" eines posterioren Zungenbands. Hier stellt sich die Frage, ob der Fall tatsächlich ein seltenes Auftreten oder eine Fehldiagnose abbildet. Die Autoren stellten fest, dass das Zungenbändchen "unter der Schleimhaut" verborgen war, d. h. dass es erst durch den Zug am Gewebe sichtbar wurde. Das vier Wochen alte Baby wurde in Vollnarkose gelegt (bekanntermaßen nicht ideal) und das Zungenband durch Abklemmen, zwei Schnitte und anschließender Nahtversorgung behandelt. Die Mutter berichtete im Anschluss, sofort weniger Schmerzen beim Stillen zu verspüren und dass ihr Kind besser an der Brust andockte. Die Autoren kamen zu dem Schluss, dass die Durchtrennung des posterioren Zungenbands eine "sichere, schnelle und wirksame Behandlung [sei], die eine sofortige Linderung der Symptome bewirken, das Stillen fördern und die Bindung zwischen Mutter und Kind verbessern kann." Diese Studie wurde im *International Journal of Pediatric Otorhinolaryngology* veröffentlicht und trägt dazu bei, die Behauptungen derjenigen zu widerlegen, die die Existenz des posterioren Zungenbands leugnen. Wir sehen dieses Szenario täglich mehrfach in unserer Praxis, wenn wir ein posteriores Zungenbändchen trennen und sich die Symptome von Mutter und Kind deutlich verbessern. Das Durchtrennen eines posterioren Zungenbands kann für Familien eine signifikante Verbesserung bedeuten und ist eine wirksame Behandlung, wenn der Arzt weiß, wie man richtig diagnostiziert und trennt. Wenn der Arzt nur den vorderen Teil des Zungenbändchens durchtrennt, kann er ein anteriores Band in ein posteriores verwandeln, wie oben beschrieben. Das hat zur Folge, dass die Mutter weiterhin Symptome hat und das Baby weiterhin Probleme beim Andocken an die Brust

> ***"Eine sichere, schnelle und wirksame Behandlung, die eine sofortige Linderung der Symptome bewirken, das Stillen fördern und die Bindung zwischen Mutter und Kind verbessern kann."*** [52]

hat. Wird der posteriore Teil adäquat getrennt, verbessert sich das Andocken fast immer und die Mutter hat weniger Schmerzen und weniger Symptome.

O'Callahan, Macary und Clementine (2013)

Eine Studie von O'Callahan, Macary und Clementine (2013) zeigte die Vorteile der Trennung des Zungen- und Lippenbands bei 299 Säuglingen.[13] Die meisten der Babys in der Studie (85 %), die von Kinderarzt Dr. O'Callahan zur Trennung überwiesen wurden, hatten ein posteriores Zungenbändchen. Die Probleme beim Anlegen und die Schmerzen im Bereich der Brustwarze verbesserten sich nach dem Eingriff deutlich (Scherentrennung, $p<.001$). Er wendete die Scherentechnik sehr routiniert an, berichtete über eine flache, rautenförmige Wunde und empfahl Dehnungsübungen für fünf Tage. Es ist besser, mindestens zwei Wochen zu dehnen, aber dies ist eine der wenigen verfügbaren Studien, die überhaupt Dehnübungen erwähnt. Vierundneunzig Prozent der Mütter berichteten, dass es keine Komplikationen oder unerwünschten Nebenwirkungen gab und 93 % der Befragten gaben an, dass das Verfahren die körperlichen und emotionalen Unannehmlichkeiten sowohl für sie selbst als auch für die Säuglinge wert war. Die Forscher wiesen darauf hin, dass die Probleme mit dem Andocken des Kindes und die Schmerzen oft etwa eine Woche nach der Frenotomie verschwunden sind, manchmal auch länger, je nach Baby. Sie berichteten auch, dass die Babys mit einem posterioren Zungenbändchen eher ebenfalls ein zu kurzes Lippenbändchen haben als die Babys mit einem klassischen anterioren Zungenbändchen. In unserer Praxis decken sich diese Ergebnisse mit der Erfahrung, dass fast alle Babys mit einem posterioren Zungenbändchen auch ein zu kurzes Lippenbändchen haben.

Ghaheri et al. (2017)

Ein weiterer Artikel, der sich mit dem Trennen eines posterioren Zungenbands und dem Nutzen für das Stillen befasst, ist "Breastfeeding Improvement Following Tongue-Tie and Lip-Tie Release: A Prospective Cohort Study"[14] von Ghaheri et al. (2017). Diese Studie war für die aktuelle Literatur zum Thema Zungenbändchen hilfreich, da sie sich speziell mit posterioren Zungenbändchen, Lippenbändchen und Reflux bei Säuglingen befasst und eine der einzigen Studien war, die einen Dentallaser für die Behandlung verwendete. Dr. Ghaheri ist ein HNO-Arzt, der in Fachkreisen für Zungenbändchen bekannt ist und unzähligen Säuglingen mit Stillproblemen geholfen hat. In dieser Studie wurden Faktoren wie die Milchübertragungsrate, das Selbstvertrauen der Mütter, die Schmerzwerte und die Verringerung der Refluxsymptome bei Säuglingen untersucht. Es wurde festgestellt, dass sich die Säuglinge mit posteriorem Zungenbändchen nach der Durchtrennung ebenso verbesserten wie die Säuglinge mit anteriorem Zungenbändchen. Bei allen validierten Werten (d. h. in anderen Studien als real und messbar erwiesen) verbesserten sich die Säuglinge erheblich - ihr Reflux verbesserte sich von 16,5 auf 13,2 bis 11,6, was bedeutet, dass die Refluxsymptome (einschließlich Spucken) abnahmen oder verschwanden. Die Werte für das Selbstvertrauen der Mütter verbesserten sich nach der Durchtrennung stärker als der entscheidende Wert von 50. Liegt der Wert unter 50, werden die Mütter wahrscheinlich mit dem Stillen aufhören, während sie bei einem Wert über 50 wahrscheinlich weiter stillen werden. Die Werte stiegen von 43,9 vor dem Eingriff auf 56,5 einen Monat später, was bedeutet, dass die Mütter vor dem Eingriff wahrscheinlich mit dem Stillen aufhören würden, aber danach das Gefühl hatten, dass sie weiter stillen könnten.

Wöchentlich hören wir in der Praxis: "Ich war schon bei zwei anderen Ärzten, die sagten, dass es kein Problem mit dem Zungenband gibt, aber ich halte die Schmerzen nicht mehr aus und bin kurz davor, aufzugeben." Laut der Studie von Ghaheri et al. gibt die Frenektomie diesen Müttern das Gefühl, dass sie weitermachen können und gibt ihnen Hoffnung auf Schmerz- und Symptomlinderung. Die Schmerzen der Mütter in dieser Studie verringerten sich von durchschnittlich 4,6/10 vor der Operation auf 2,2/10 nach einer Woche und kaum noch Schmerzen mit durchschnittlich 1,5/10 nach einem Monat. Dr. Ghaheri und sein Team behandelten Lippenbändchen sowie posteriore Zungenbändchen und setzten einen Dentallaser ein.

Dieser Artikel ist eine großartige Ergänzung der Literatur, da er die derzeit von Experten weltweit bevorzugte Methode anwandte und eine vollständige Durchtrennung erreichte. Viele der anderen in der Literatur verfügbaren Artikel untersuchen nur den einfachen "Schnitt" oder "Clip" des sichtbaren Teils des Zungenbands, wie er seit Jahrhunderten durchgeführt wird. Dr. Ghaheri hingegen führte eine zeitgemäße vollständige Entfernung des Bindegewebes und der Schleimhaut bis zum Musculus genioglossus durch, wobei er eine rautenförmige Wunde hinterließ und das gesamte Bändchen, sowohl den vorderen als auch den hinteren Teil, entfernte. Er empfahl auch Dehnübungen 4 bis 6 Mal pro Tag für mehrere Wochen.

Mütter berichten oft: "Ich kann die Schmerzen nicht mehr ertragen und bin kurz davor, aufzugeben".

Pransky, Lago und Hong (2015)

Die retrospektive Studie von Pransky, Lago und Hong (2015) wurde während ihrer Tätigkeit an einer HNO-Fachklinik durchgeführt. Sie berichteten über eine große Anzahl von posterioren Zungenbändern und stellten die Hypothese auf, dass die tatsächliche Inzidenzrate von Zungenbändern (einschließlich der posterioren) wahrscheinlich höher ist, als derzeit berichtet wird.[26] Der Artikel beschäftigt sich damit, wie viele Säuglinge anteriore und posteriore Zungenbändchen hatten und in welcher Kombination Lippenbändchen mit jeder Variante oder allein auftraten. Die Ergebnisse zeigen, dass 78 %

der Mütter eine Verbesserung des Stillens feststellten, wobei 61 % diese als signifikant bezeichneten. Bemerkenswert ist, dass 91 % der Patienten mit posteriorem Zungenbändchen (120 Babys) ebenfalls eine Verbesserung feststellten. Bei Säuglingen, die nur ein Lippenbändchen hatten, wurde bei 79 % eine Verbesserung festgestellt, bei Säuglingen mit anteriorem Zungenbändchen sowie Lippenbändchen waren es 91 %. Bei Säuglingen mit posteriorem Zungenbändchen sowie Lippenbändchen lag die Verbesserung bei 85 %. Es wurde ebenfalls festgestellt, dass 21 % der zu ihnen überwiesenen Babys keine Anomalien der Mundhöhle aufwiesen, was darauf hindeutet, dass es "mehrere Gründe gibt, warum ein Neugeborenes Schwierigkeiten beim Stillen haben kann".

Ghaheri, Cole und Mace (2018)

Die jüngste veröffentlichte Studie (zum Zeitpunkt der Erstellung dieses Buchs) stammt von Ghaheri, Cole und Mace (2018), die beschreibt, wie Säuglinge mit früheren unvollständigen Durchtrennungen und anhaltenden Stillproblemen von einer vollständigen Laserdurchtrennung profitieren.[15] Bei den drei Messgrößen, die auch in dem zuvor beschriebenen Artikel von 2017 verwendet wurden - dem Selbstwirksamkeitsscore für das Stillen, dem GERD-Fragebogen und einer visuellen Analogskala für Schmerzen beim Stillen - zeigten alle Teilnehmerinnen eine Woche und einen Monat postoperativ eine Verbesserung. Der Still-Score stieg von 45,1 zu Beginn der Studie auf 52,1 nach einer Woche und 56,9 nach einem Monat, was darauf hindeutet, dass die Mütter das Gefühl hatten, sie könnten erfolgreich weiterstillen. Auch hier sind Werte unter 50 mit dem Abbruch des Stillens verbunden. Die GERD-Symptome verringerten sich von 15,7 auf 11,9 in einer Woche und 10,4 in einem Monat. Die Schmerzen der Mutter verringerten sich von einem anfänglichen Mittelwert von 4,8/10 auf 2,2 nach einer Woche und 1,6 nach einem Monat, was auf ein besseres Andocken an der Brust und viel weniger Schmerzen hindeutet. In diesem Artikel beschreiben die Forscher auch die

Technik, die wir befürworten: die Entfernung des Gewebes in der Mittellinie des Restbändchens und die anschließende Erweiterung eines "zentralen Fensters" auf beiden Seiten mit einem "rauten- oder diamantförmigen Einschnitt, der mit dem angrenzenden Mundbodengewebe bündig ist". Wie bereits erwähnt, ergibt sich diese Form auf natürliche Weise aus einem Schnitt durch ein dreieckiges Bändchen und ist ein Hinweis auf eine vollständige Durchtrennung. Wichtig ist der Hinweis, dass "Kinder, bei denen sich die Situation nach einer früheren Frenotomie nicht verbessert hat, weitere Einschränkungen unter der Zunge haben können, die noch behandelt werden müssen". Diese Aussage könnte auch für ältere Kinder und Erwachsene gelten. Unvollständige Frenotomien sind leider keine Seltenheit und diese Studie untermauert, dass die Entfernung dieser bereits "angeschnittenen" Bändchen bei Kindern mit anhaltenden Symptomen tatsächlich zu einer Verbesserung der messbaren Ergebnisse und der Dauer des Stillens führt.

Wie in der von Ghaheri geleiteten Studie von 2017 erörtert, ist Reflux ein häufiges Problem bei Säuglingen. Meist wird es mit Histaminblockern (H_2) wie Zantac® (Ranitidin) oder einem Protonenpumpenhemmer (PPI) wie Prilosec, Prevacid® oder Nexium® (Esomeprazol) behandelt. Keiner der PPI ist von der FDA für die Anwendung bei Säuglingen zugelassen. In vielen Fällen zeigen Babys mit Zungenbändchen Anzeichen von Reflux und werden mit PPI-Medikamenten, Fenchelpräparaten oder Simethicon behandelt, anstatt die wahre Ursache des Refluxes zu untersuchen. Als eine unserer Töchter beträchtliche Mengen Milch von der Brust oder aus der Flasche spuckte und wir Berge von Wäsche hatten und alles ausprobierten, um ihr zu helfen, die Milch bei sich zu behalten, wurde meiner Frau und mir gesagt, dass das Problem rein "kosmetisch" sei. Selbst nach Zantac®, Fencheltee, Simethicon und dem Versuch, sie

> ***"Kinder, bei denen sich die Situation nach einer früheren Frenotomie nicht verbessert hat, haben möglicherweise weitere Einschränkungen unter der Zunge, die noch behandelt werden müssen."*** [15]

nie flach zu legen (auch nicht beim Schlafen), litt sie immer noch und es schien keinen Unterschied zu machen. Sie verschluckte sich an Milch und lief sogar blau an, was für uns als frischgebackene Eltern beängstigend war.

Siegel (2016)

Bei Säuglingen mit Still- und Flaschenfütterungsproblemen und einem Zungenbändchen ist eines der wichtigsten Anzeichen für ein mögliches Problem ein klickendes oder schmatzendes Geräusch, das beim Trinken zu hören ist. Dabei kann das Baby kein Vakuum zum adäquaten Saugen aufrechterhalten und schluckt Luft. Allerdings kann ein Baby auch Luft schlucken, ohne dass das verräterische Klicken oder Schmatzen zu hören ist. In vielen Fällen löst die einfache Umstellung auf Fläschchen und Milchnahrung NICHT die Probleme von Familien mit betroffenen Säuglingen. Siegel (2016) veröffentlichte einen Artikel mit dem Titel "Aerophagia Induced Reflux in Breastfeeding Infants with Ankyloglossia and Shortened Maxillary Labial Frenulum (Tongue- and Lip-Tie),"[23] in dem das Phänomen der Aerophagie (Luftschlucken) erörtert wird, das nach dem Füttern auftritt und durch Auskultation während des Fütterns, kolikartige Symptome nach dem Füttern und eine Magenerweiterung unmittelbar nach dem Füttern diagnostiziert werden kann (auf dem Röntgenbild ist eine vergrößerte Magenblase zu erkennen). Die Aerophagie und die Knackgeräusche verschwinden oft nach einer Frenektomie, manchmal sofort, manchmal dauert es einige Wochen. Teilweise reicht es aus, nur das Zungenbändchen zu behandeln, aber oft müssen Zungen- und Lippenbändchen entfernt werden, um eine vollständige Besserung zu erreichen. In der Praxis von Dr. Siegel haben sich bei 526 (52,6 %) von 1.000 behandelten Säuglingen mit Refluxsymptomen die Refluxsymptome gebessert, so dass die Medikamente abgesetzt oder reduziert werden konnten; bei 191 (oder 19,1 %) der Säuglinge verbesserte sich die Reizbarkeit, sie benötigten aber weiterhin Medikamente. Bei 283 (oder 28,3 %) kam es zu keiner Besserung, so dass es wahrscheinlich eine andere

Ursache für ihren Reflux gab. Hat jedes Kind, das Zantac® oder Nexium® einnimmt, ein zu kurzes Zungenbändchen? Wahrscheinlich nicht, aber es sollte bei der Differentialdiagnose von Reflux an erster Stelle stehen, vor allem, wenn zusätzliche Symptome und Stillschwierigkeiten vorliegen. Ärzte sollten bei Anzeichen wie Knackgeräuschen, schlechtem Saugverhalten, schlechter Abdichtung an der Brust, häufigem Spucken, Unruhe nach dem Trinken oder übermäßigen Blähungen eine gründliche Untersuchung und Anamnese auf Zungenbändchen durchführen, auch wenn dies alles sehr häufige Probleme bei Säuglingen sind von denen Eltern gesagt wird, sie seien "normal".

Schlussendlich gibt es keine randomisierten, kontrollierten Studien über das Trennen von Lippenbändchen und die Auswirkungen auf das Stillen, wie es sie für Zungenbändchen gibt. In dem Artikel von Pransky wurde eine Untergruppe von 14 Säuglingen untersucht, bei denen nur die Lippenbändchen getrennt wurden und bei 78 % wurde eine Verbesserung festgestellt.[26] In unserer Praxis haben wir aus erster Hand erfahren, wie sich Lippenbändchen auf das Stillen auswirken können und viele andere Ärzte haben dies ebenfalls festgestellt. Die Variabilität in der Morphologie und Charakteristiken des Lippenbändchens und das komplexe Zusammenspiel zwischen Zunge und Lippen sowie das meist gleichzeitig vorliegende Zungenbändchen machen es unmöglich, die Variable des Lippenbändchens für eine Studie über Lippenbändchen allein herauszuarbeiten. Sie werden jedoch in der Literatur, die sich speziell auf das Stillen bezieht, in mehreren Artikeln ab etwa 1999 beschrieben.[19] Kotlow (2004) beschreibt, wie ein straffes Zungenbändchen das Anlegen und Stillen beeinträchtigen kann, wenn es restriktiv ist,[17] im Jahr 2010 beschreibt er auch, wie ein straffes Oberlippenbändchen zu Karies an den Oberkiefer-Frontzähnen beitragen kann, weil es schwierig ist, die Frontzähne zu putzen und Speisereste in den Taschen, die so neben den Frontzähnen entstehen, im Mund zurückbleiben.[53]

Wie bereits erwähnt, gibt es Säuglinge, bei denen nur das Zungenbändchen getrennt wurde und die immer noch Stillprobleme haben. Wenn wir das Lippenbändchen anschließend trennen, verschwinden die Stillprobleme und die Babys docken besser an, es knackt weniger, es gibt weniger Reflux und Spucken und sie bekommen mehr Milch. Wenn nach der Durchtrennung des Zungenbändchens weiterhin Stillprobleme auftreten, sollte nochmals auf ein eventuelles Lippenbändchen hin untersucht und gegebenenfalls behandelt werden.

Abschnitt 2: Fütterung

"Es gibt keine aufrichtigere Liebe als die Liebe zum Essen."
– *George Bernard Shaw*

Es gibt viele Bilder, Emotionen und Erinnerungen, die einem in den Sinn kommen, wenn jemand von Essen spricht. Truthahn am Erntedankfest, Weihnachtsschinken, am Neujahrstag Schweinefleisch, Kohl und Erbsen. Nahezu jeder Feiertag und jedes Familienfest dreht sich ums Essen und Mahlzeiten. Von Anfang bis zum bitteren Ende ist es unser bester Freund und unser schlimmster Feind. Wir mögen bestimmte Lebensmittel und können andere nicht ausstehen. Wir halten Essen und Nahrungsmittel oft für selbstverständlich. Wer zu viel oder zu wenig isst, wird häufig unter gesundheitlichen Problemen leiden.

Bei Kindern können Probleme mit dem Essen zu einer lebensverändernden Angelegenheit werden. Wenn ein Kind sich weigert zu essen oder beim Essen stur ist, geben wir oft dem Kind oder uns selbst die Schuld. Als Elternteil, das ein Neugeborenes im Arm hält, ist Ihre oberste Priorität, Ihr Baby gesund und sicher zu wissen. Was aber, wenn die Gesunderhaltung des Kindes ein ständiger Kampf ist, weil es nicht essen kann? Bei vielen Babys, Kleinkindern und Heranwachsenden, die Probleme mit der Nahrungsaufnahme haben, kann ein zugrunde liegendes Problem wie ein Zungenbändchen die Ursache sein. Mit der Trennung des Zungenbands und der Hilfe von Ernährungstherapeuten können rasch Fortschritte erzielt werden und Eltern und Kind können das Essen und die Mahlzeiten wieder genießen, anstatt sie zu fürchten.

In diesem Abschnitt werden Flüssigfütterung, pürierte und feste Nahrung sowie die Beurteilung und Behandlung aus der Sicht eines Therapeuten und eines Behandlers im Detail besprochen. Schließlich schließen wir mit dem Forschungskapitel ab und besprechen einige in der Literatur berichtete Fälle (die aus unserer Praxis stammen) und wie sich ihr zu kurzes Zungenbändchen auf diese Kinder auswirkte.

KAPITEL 10

Ein kurzer Überblick über die Fütterung

Megan Musso, MA, CCC-SLP

Die Nahrungsaufnahme ist eine der komplexesten Aufgaben, die unser Körper zu bewältigen hat. An der Nahrungsaufnahme sind 6 Hirnnerven und 26 Muskeln beteiligt und es sind alle Systeme des Körpers erforderlich, um die aufgenommene Nahrung zu verarbeiten und zu nutzen. An der direkten Nahrungsaufnahme sind 8 Muskelpaare beteiligt, die mit der Zunge verbunden sind oder in ihr liegen. Wie Sie sich vorstellen können, kann dieser Prozess für ein Baby mit Zungenbändchen, das möglicherweise Schluck- oder Zungenbewegungsstörungen hat, besonders schwierig sein.

Der Schluckakt ist ein koordiniertes Zusammenspiel zwischen mehreren Muskeln und Reflexen, der in vier Phasen abläuft. Bei einem ausgereiften Schluckmuster beginnen Zunge, Wangen und Kiefer während der oralen Vorbereitungsphase bei geschlossenen Lippen kreisförmig zu kauen, um einen Nahrungsbolus zu bilden. Bei Flüssigkeiten wird der Bolus oben auf der Zunge gehalten, während sie gegen den harten Gaumen gepresst wird, damit nichts in die Wangen läuft. Der weiche Gaumen bewegt sich nach unten gegen die Zunge, um den Rachen zu verschließen, damit nichts von der Nahrung vorzeitig verschluckt wird. Während der oralen Phase, die etwa 1 bis 1,5 Sekunden dauert, hebt sich die Zunge in einer wellenförmigen Bewegung von vorne nach hinten, um die Nahrung in Richtung Rachen zu befördern. Sobald sich die Nahrung im hinteren Teil des Mundes befindet, löst das den Schluckreflex aus. Während der pharyngealen Phase von etwa einer Sekunde heben sich die Muskeln des weichen Gaumens, um die Nase zu verschließen und der Rachenraum nimmt den Nahrungsbolus auf, während sich die Zunge zurückzieht und Druck erzeugt, um die Nahrung nach unten zu pressen. Gleichzeitig hebt sich das Zungenbein im Hals an, um den Kehlkopf aus dem Weg zu räumen und der Kehldeckel verschließt die Luftröhre, damit die Nahrung nicht in die Atemwege gelangt. Dieser Schutz der Atemwege erfolgt auf drei Ebenen: an den Stimmlippen, den falschen Stimmlippen und an der Basis des Kehldeckels. Die Nahrung wandert etwa 8 bis 20 Sekunden lang die Speiseröhre hinunter, während sich die Muskeln wie eine Welle erst entspannen und dann zusammenziehen (Peristaltik), um die Nahrung in den Magen zu befördern. Die Klappen, die als oberer und unterer Speiseröhrenschließmuskel bezeichnet werden, lassen die Nahrung in die Speiseröhre und aus der Speiseröhre in den Magen gelangen.

Wie Sie sehen können, ist der Vorgang des Essens komplex und erfordert die zeitlich exakte Koordination einer großen Anzahl von Muskeln und Reflexen. Da dieser Prozess mit der Zunge beginnt, können Sie sich vorstellen, welche Auswirkungen ein Zungenbändchen auf die Nahrungsaufnahme haben kann, egal ob es sich um flüssige oder feste Nahrung handelt. Dieses ausgereifte Schluckmuster liegt nicht von Geburt an vor; Babys werden mit einfachen Reflexen geboren und erlernen diese Fähigkeiten im Laufe der Zeit durch entsprechende Fütterungserfahrungen. Zwischen der Geburt und dem dritten Lebensjahr müssen Babys und Kleinkinder lernen, ihre oralen Strukturen auf neue und vielfältige Weise zu nutzen, um das Ziel eines ausgereiften Kau-/Schluckmusters zu erreichen. Ein Hindernisbei einem dieser Meilensteine kann die Entwicklung der Mundmuskulatur und der für eine effiziente und sichere Nahrungsaufnahme erforderlichen Muster stark beeinträchtigen.

Für Stillberaterinnen, Logopäden, Ergotherapeuten, Kinderärzte, Eltern und andere Fütterungstherapeuten gibt es viele großartige Ressourcen, die die typische Entwicklung des Essens und die Förderung des Erwerbs der entsprechenden Fähigkeiten hervorragend beschreiben. Wenn ich versuchen würde, jeden Muskel, jeden Reflex, jedes Bewegungsmuster und jeden Verlauf der Nahrungsaufnahme zu beschreiben, würden Sie dieses Buch wahrscheinlich weglegen. Daher empfehle ich für weitergehendes Interesse:

» *Nobody ever told Me (or My Mother) That!*—Diane Bahr, MS, CCC-SLP, CIMI
» *Feed Your Baby and Toddler Right: Early Eating and Drinking Skills Encourage the Best Development*—Diane Bahr, MS, CCC-SLP, CIMI
» *Raising a Healthy Happy Eater: A Stage-by-Stage Guide to Setting Your Child on the Path to Adventurous Eating*—Melanie Potock, MA, CCC-SLP, & Nimali Fernando, MD, MPH
» *Baby Self-Feeding: Solutions for Introducing Purees and Solids to Create Lifelong, Healthy Eating Habits*—Melanie Potock, MA, CCC-SLP, & Nancy Ripton
» *Pre-Feeding Skills: A Comprehensive Resource for Mealtime Development*—Suzanne Evans Morris, PhD, CCC-SLP, & Marsha Dunn Klein, M. ED., OTR/L
» *Supporting Sucking Skills in Breastfeeding Infants*—Catherine Watson-Genna, BS, IBCLC
» Feeding Matters Online Resource: http://www.feedingmatters.org

Wie Dana Hearnsberger, Logopädin und Ernährungsexpertin, beschreibt, beginnt die Entwicklung der Nahrungsaufnahme in der Mitte des Mundes. Anhand der proximal-distalen (innen → außen) Theorie erklären ihre Diagramme am besten, wie sich die Zunge in Bezug auf Bewegung und Integration entwickelt, wenn wir von flüssiger Nahrung wie Milch oder Säuglingsnahrung zu normaler Familienkost übergehen.

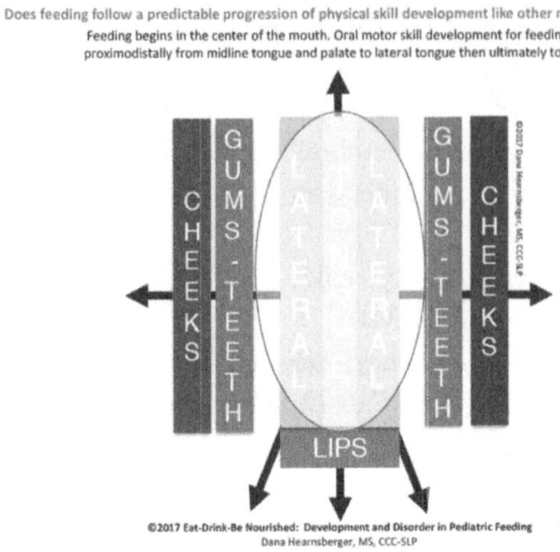

Nachdruck mit Genehmigung.[54]

Ab der Geburt wird vom Baby ein Saugmuster (50 % anteriore und 50 % posteriore Bewegung) verwendet, bei dem die Zunge auf dem unteren Kieferkamm ruht und die Brustwarze umschließt, wobei sie sie tief an den Übergang zwischen hartem und weichem Gaumen zieht, während sich das hintere Drittel der Zunge nach unten bewegt, um Unterdruck zu erzeugen. Die rollende oder wellenförmige Bewegung der Zunge saugt zusammen mit dem erzeugten Unterdruck die Milch aus der Brust heraus. Wangenfettpolster (die sich im letzten Schwangerschaftsmonat entwickeln) sind Fettpolster, die sich an der Innenseite beider Wangen befinden. Sie halten die Zunge in der Mittellinie stabil, verhindern das Eindringen von Flüssigkeit in die Wangentaschen und begrenzen den Mundraum, so dass es leichter ist, den notwendigen Unterdruck für den Milchfluss zu erzeugen. Dr. Hazelbaker beschreibt dieses Muster als vergleichbar mit dem Arm eines Tintenfisches, der sich frei und ungebunden in einer wellenförmigen Bewegung von der Körpermitte bis zur Spitze des Arms bewegt.[55] Bei einer Einschränkung oder Unterbrechung der Bewegung wäre der Krake nicht in der Lage, so zu funktionieren und im Meer herum zu schwimmen, wie er es tut.

Im Alter von etwa 3 bis 4 Monaten lässt dieses Saugmuster nach und es entsteht ein anderes Muster. In dieser Zeit verändert sich der Mund des Babys: Die Wangenfettpolster werden kleiner, da die Wangenmuskeln stärker werden und die Mundhöhle wächst im Allgemeinen räumlich. Diese Veränderungen führen dazu, dass die Zunge mehr Bewegungsfreiheit hat. Als die Mundhöhle noch kleiner war, reichte die Bewegung von vorne nach hinten in Verbindung mit der Abwärtsbewegung des hinteren Drittels der Zunge aus, um ein Vakuum zu erzeugen und die Milch zu saugen. Jetzt wird der Prozess komplizierter. Es entsteht ein Saugmuster, bei dem sich die seitlichen Ränder und das vordere Drittel der Zunge zum Gaumen hin anheben, um ein Vakuum zu erzeugen und die Brustwarze zusammenzudrücken. Zunge, Kiefer und Lippen beginnen, sich unabhängig voneinander zu bewegen und müssen ihre Bewegungen genau koordinieren, um den positiven und negativen Druck anzupassen, der nun für das Saugen der Milch erforderlich ist. Der positive Druck wird aufgebaut, indem sich die Zungenspitze und die Zungenränder zum Gaumen heben, während der Kiefer angehoben wird und die Lippen um die Brustwarze herum abdichten. Der für das Saugen der Milch erforderliche Unterdruck entsteht, wenn sich der Kiefer senkt, die Wangen sich zusammenziehen, der weiche Gaumen sich hebt und die Zunge sich vom harten Gaumen absenkt. Es müssen beim Stillen oder Flaschefüttern also viele Muskeln und Bewegungen koordiniert werden.

Eine der wichtigsten Veränderungen für die Entwicklung der Nahrungsaufnahme zwischen dem 4. und 6. Lebensmonat ist wohl die zunehmende Festigkeit der Mundstrukturen sowie die Differenzierung (unabhängige Bewegung) dieser Strukturen. Während dieser Wachstumsphase lernt das Baby die Zunge zu bewegen, während Kiefer, Wangen und Lippen stabil bleiben. Diese Fähigkeit ist entscheidend für den späteren Erfolg beim Essen und Sprechen. In dieser Zeit können bereits die ersten Zähne durchbrechen und das Baby sammelt zunehmend orale Erfahrungen und ist eventuell bereit für Brei, weiche stückige Kost und die Einführung des Trinkens aus offenen Tassen (mit Unterstützung).

Im Alter von 6 bis 12 Monaten entwickeln sich Babys mit dem Essen von Püree, Trinken mit Strohhalm/offener Tasse und Aufnahme erster fester Nahrung weiter. Der Würgereflex hat sich auf das hintere Drittel der Zunge verlagert, der transversale Zungenreflex (seitliche Zungenbewegung in Richtung eines Reizes) beginnt sich zu entwickeln. Der transversale Zungenreflex wird durch Berührungen an den Seiten der Zunge oder des Zahnfleisches aktiviert. Dieser Reflex ist später entscheidend für die Bewegung der Nahrung zu und von den Zahnfleisch- bzw. Zahnoberflächen während des Kauens. Bei pürierter und flüssiger Nahrung wird anfangs ein Saug- oder Lutschmuster verwendet, wobei der Kiefer, manchmal von Schmatzgeräuschen begleitet, auf und ab bewegt wird. Diagonales Kauen kann ebenfalls beobachtet werden, wenn die Nahrung seitlich im Mund platziert wird, wie z. B. bei sich auflösender oder weicher Nahrung.

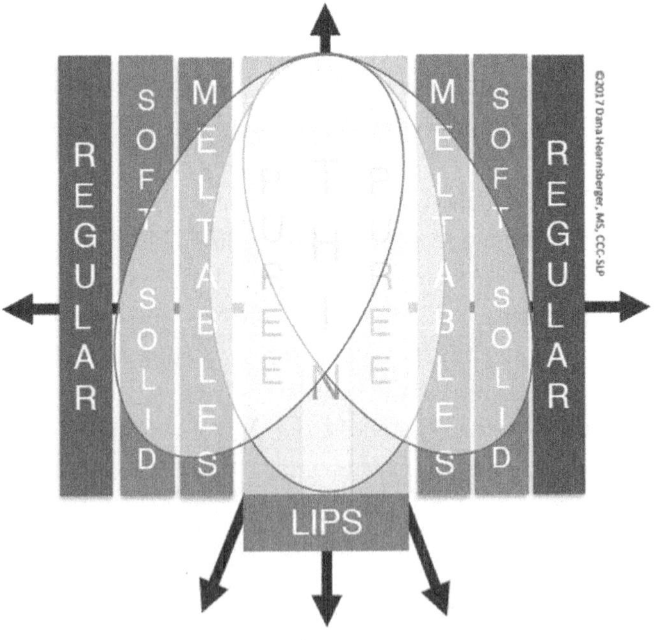

©2017 Eat-Drink-Be Nourished: Development and Disorder in Pediatric Feeding
Dana Hearnsberger, MS, CCC-SLP

Nachdruck mit Genehmigung.[54]

Wenn das Kind im Laufe der Zeit neue Konsistenzen und Nahrungsmittel kennenlernt, nehmen die primitiven Saug- und Lutschmuster, der transversale Zungenreflex und das Schmatzen ab. Im Alter von 12 bis 18 Monaten entwickelt sich ein reiferes Schluckmuster. Ein reifes Schluckmuster bedeutet, dass die Zungenspitze während des Schluckens an der Papilla incisiva am Alveolarkamm (an dem Schleimhauthöcker hinter den Vorderzähnen) anliegt. Zu diesem Zeitpunkt sollten Kleinkinder mit Leichtigkeit in weiche Kekse beißen, koordiniertes diagonales Drehkauen anwenden (der Kiefer bewegt sich diagonal zur Seite und wieder zurück zur Mitte) und die Zunge mit zunehmender Präzision lateralisieren. Im Alter von 2 Jahren sollte ein Kind beginnen, ein ausgereiftes Kaumuster zu verwenden, das als rotierendes (kreisförmiges) Kauen bekannt ist. Bei diesem Kaumuster, das auch Erwachsene verwenden (oder verwenden sollten), bewegt sich der Kiefer kreisförmig, um die Nahrung zu zerkleinern, während die Zunge die Nahrung zum Kauen ständig auf die Zahnoberflächen zurück befördert.

Kinder können diese Fertigkeiten etwas früher oder später als oben erwähnt beherrschen; die Entwicklung der Nahrungsaufnahme verläuft jedoch (wie andere Entwicklungsstufen) kontinuierlich. Wenn ein Kind einen dieser Meilensteine bei der Nahrungsaufnahme überspringt, wird sich dies wahrscheinlich negativ auf die zukünftige Entwicklung der oralen Strukturen und/oder Muster auswirken.

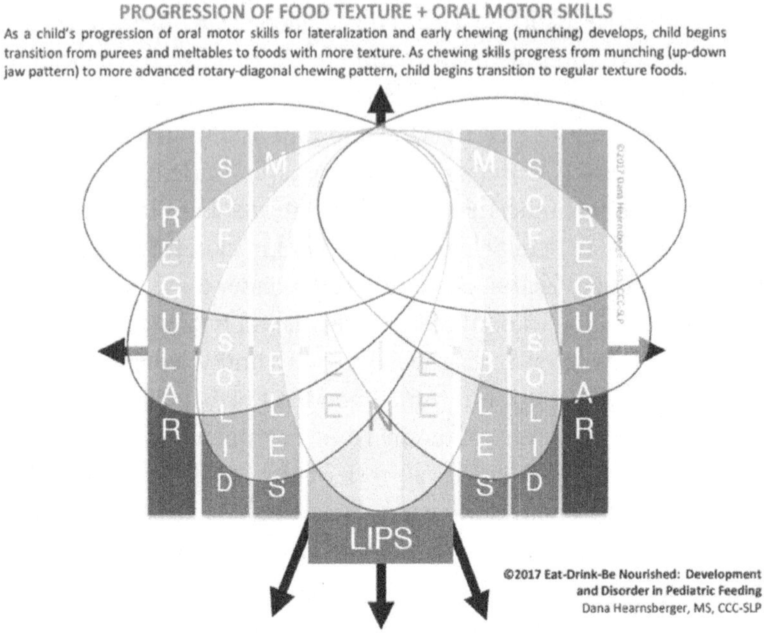

Nachdruck mit Genehmigung.[54]

KAPITEL 11

Flüssignahrung (aus Flaschen, Bechern und Strohhalmen)

Megan Musso, MA, CCC-SLP

Wir hören viel darüber, wie sich orale Restriktionen auf das Stillen auswirken können, aber was ist mit der Flaschennahrung? Bei der Flaschenfütterung werden viele Muskeln beansprucht, die auch für das Stillen an der Brust benötigt werden, allerdings mit einem anderen Bewegungsmuster. Wie bereits erwähnt, sind für eine erfolgreiche Flaschenfütterung ebenso wie für das Stillen ein Abdichten mit den Lippen, Mundkontrolle und das Saugen-Schlucken-Atmen-Muster erforderlich. Im Gegensatz zum Stillen müssen Säuglinge, die mit der Flasche gefüttert werden, mehr Wangen- und Lippenbewegungen ausführen. Es gibt weniger Saugbewegungen und kürzere Pausen zwischen den Saugstößen. Stillende Säuglinge müssen zusätzlich zum Zusammendrücken der Brustwarze ein Vakuum erzeugen, um die Milch aus der Brust zu bekommen, während Flaschenkinder nur den künstlichen Saugaufsatz der Flasche zusammendrücken müssen, um Milch zu erhalten.

Manchmal ist die Flaschenfütterung für Babys mit oralen Restriktionen einfacher als das Stillen. Das liegt daran, dass der Flaschennippel bereits den hinteren Teil des Mundes erreicht und das Baby nicht wie beim Stillen den Zungenrücken heben und senken muss, um die Brustwarze einzuziehen. Außerdem muss das Baby nicht "warten und arbeiten", um die Milch zu bekommen, da die meisten Flaschen im Gegensatz zum Stillen die Nahrung so frei geben. Für einige Säuglinge mit oralen Restriktionen ist das Stillen jedoch die einfachere Option. Bei einem Überangebot/starkem Milcheinschuss ist das Baby in der Lage, passiver aus der Brust zu trinken; daher kann das Stillen mit der Flasche die schwierigere Option sein.

Oft empfehlen Kinderärzte oder andere Fachleute den Eltern eines Babys mit zu kurzem Zungenbändchen, einfach auf die Flasche umzusteigen, um das Problem des Zungenbändchens auf nichtchirurgische Weise zu lösen. Dieser Ratschlag ist so, als würde man das Problem unter den Teppich kehren, denn leider lassen sich die meisten Probleme im Zusammenhang mit dem Zungenbändchen durch die Flaschenfütterung nicht beheben, abgesehen von den Beschwerden der Mutter. Viele der Probleme und Symptome sind dieselben, die auch bei gestillten Säuglingen auftreten. Zu den sichtbaren Zeichen an den Lippen können Schwielen oder Blasen oder sogar eine zweifarbige Färbung (die äußere Lippe ist dunkler und die innere Lippe ist blasser) gehören. Diese Anzeichen rühren daher, dass das Baby die Brustwarze mit den Lippen statt mit der Zunge stabilisieren und zusammendrücken muss und durch das ständige Reiben entstehen Farbveränderungen und Schwielen oder Blasen. Oft wird die Oberlippe beim Trinken nach unten geklappt, entweder aus den oben genannten Gründen oder weil das Lippenbändchen so straff ist, dass das Baby die Lippe nicht nach außen ziehen kann, um die Abdichtung aufrechtzuerhalten.

Die meisten Probleme im Zusammenhang mit dem Zungenbändchen lassen sich durch die Flaschenfütterung nicht beheben, abgesehen von den Beschwerden der Mutter.

Bei Babys mit eingeschränkter Zungenbewegung und zu kurzem Zungenbändchen kommt es häufig zu einer Pseudoleukoplakie oder "Milchzunge", wenn die getrunkene Milch einen dicken Rückstand auf der Zunge hinterlässt, weil die Zunge nicht in der Lage ist, diesen am Gaumen abzustreifen. Oft wird dies als Soor fehldiagnostiziert. Wenn die Zunge sich nicht an der Brustwarze aufwölben kann und durch die Restriktion nach unten gezogen wird, ist der Saugverlust durch das "Klick"-Geräusch zu hören. Dieses Phänomen kann auch zu aerophagie-induziertem Reflux, Blähungen und häufigem Erbrechen führen, wie in den vorherigen Kapiteln beschrieben.

Ein Zungenbändchen kann auch zu einer schlechten Formung und Gesamtkoordination des Nahrungsbolus führen. Eine schlechte Kontrolle und Abdichtung kann sich durch Husten, Eindringen/Aspiration und das Austreten von Flüssigkeit aus den Mundwinkeln bemerkbar machen (Babys können bei einer Fütterung mehrere Lätzchen durchnässen). Besorgte Eltern kaufen oft jede Art von Flasche, die sie finden können, in der Hoffnung, dass eine davon ihrem Kind hilft, erfolgreich zu trinken. Das ist teuer und frustrierend, sowohl für die Eltern als auch für das Baby!

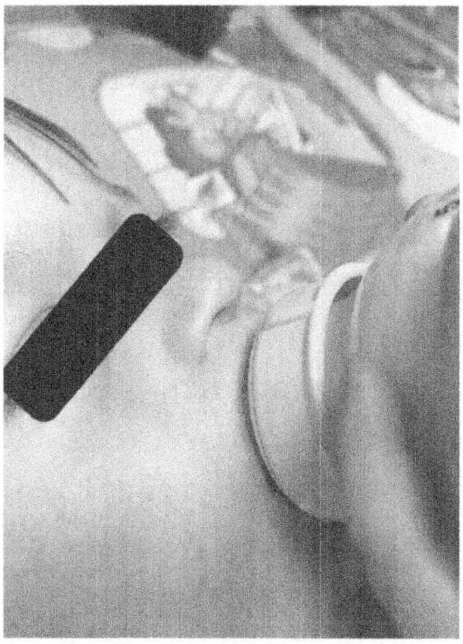

Kein Aufwölben der Oberlippe

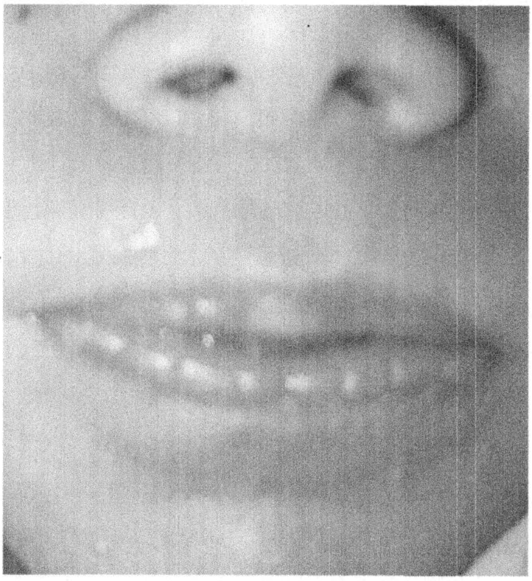

Lippenschwielen/ Kompressionsbläschen, zweifarbige Lippen

Ohne ausreichende Abdichtung und Bewegungsmöglichkeit kann es sehr lange dauern, ein Baby mit der Flasche zu füttern. Eltern von Säuglingen mit oralen Restriktionen berichten bei einer

Untersuchung häufig, dass es 40 Minuten oder länger dauert, bis eine Flasche leer ist. Obwohl die effiziente Fütterungszeit vom Alter und der getrunkenen Menge abhängt, verbrauchen diese Babys aufgrund des hohen Zeit- und Kraftaufwands für die Nahrungsaufnahme oft mehr Kalorien als sie bekommen. Dies kann zu einer geringen Gewichtszunahme oder zu der Diagnose "Wachstumsstörung" führen. Die Nahrungsaufnahme ist für diese Säuglinge sehr kraftraubend.

Die kontinuierlich negative Erfahrung mit der Nahrungsaufnahme kann das Baby in Bezug auf eine orale Aversion und die oralen Entwicklungserfahrungen weiter beeinflussen. Wenn sich das Baby jedes Mal, wenn es isst, krank oder ängstlich fühlt (Erbrechen, Husten, Würgen, Blähungen usw.), lernt es, dass Essen eine negative Erfahrung ist und beginnt, orale Erfahrungen damit zu assoziieren. Dies kann sich auch direkt auf die Eltern oder Betreuungspersonen des Babys auswirken; Sie können sich vorstellen, wie sich eine Mutter fühlen würde, wenn sie Angst hätte, ihr Kind zu füttern, weil es ständig hustet und weint, wenn es gefüttert wird.

Die Nahrungsaufnahme ist für diese Babys sehr kraftraubend.

Manche Babys mit zu kurzem Zungenbändchen lernen, ihre oralen Strukturen auf abnormale Weise zu nutzen, um die notwendigen Nährstoffe zu erhalten, die sie benötigen. Diese so genannten kompensatorischen Strategien umfassen die Verwendung des Kiefers oder der Wangen, um die Brustwarze zusammenzudrücken, anstatt die Zunge zum Gaumen zu bewegen. Diese Muster sind nicht effizient und führen oft zu anderen Fehlentwicklungen, die zu einer schlechten Entwicklung der gesamten Mund-, Kiefer- und Gesichtsregion führen können.[56] Es gibt viele Techniken, die eingesetzt werden können, um ein Baby (mit und ohne Restriktionen) bei der erfolgreichen Flaschenfütterung zu unterstützen, einschließlich der Positionierung, des Wechsels der Art der Flasche und/oder des Aufsatzes (Form/Fluss), des Tempos und der taktilen Unterstützung. Bei Vorliegen von oralen Restriktionen sind all diese Maßnahmen jedoch nur ein Behelf oder eine Kompensation dafür, dass das Kind nicht in der Lage ist, seine oralen Fähigkeiten voll auszuschöpfen. Werden orale Restriktionen in dieser frühen Phase nicht angegangen, kommt es später oft zu Schwierigkeiten bei der Aufnahme fester Nahrung, beim Sprechen, beim Atmen und vielem mehr.

Becher und Strohhalme

Je nach Entwicklung der oralen Muskulatur sollten Babys im Alter von 6 bis 9 Monaten aus einem offenen Becher trinken können. Das Trinken aus einem Strohhalm wird häufig im Alter von 9 Monaten eingeführt, aber einige Babys haben gezeigt, dass sie diese Fähigkeit bereits mit 7 Monaten beherrschen.[57] Ähnlich wie bei der Einführung fester Nahrung gibt es ein Zeitfenster, in dem ein Baby bereit sein kann, diese neue Fähigkeit zu erlernen. Während dieser Zeit beginnen Babys in der Regel ihre Zunge, ihren Kiefer und ihre Lippen unabhängig voneinander zu benutzen. Während beim Trinken mit der Flasche und beim Stillen ein Saugmuster, also eine Bewegung der Zunge von vorne nach hinten, verwendet wurde, entwickelt sich in dieser Zeit ein echtes Saugmuster, das für das erfolgreiche Trinken aus Bechern und Strohhalmen erforderlich ist. Die Entwicklung des reifen Schluckmusters beginnt zwischen dem 6. und 12. Lebensmonat und erfordert, dass sich die Zungenspitze bis zum Alveolarkamm anhebt. Becher- und Strohhalmtrinken erfordert auch eine stärkere Aktivierung der Lippenmuskeln. Der Becher sollte mit der Unterlippe stabilisiert werden, während sich der Kopf in einer neutralen Position befindet. Wenn das Baby seinen Kopf beim Trinken aus dem Becher nach hinten neigt, legt es seine Atemwege frei und riskiert eine Aspiration oder Penetration (Flüssigkeit in der Luftröhre). Ebenso sollte der Strohhalm auf der Mitte der Lippen und nicht auf der Zunge liegen. Wenn die Zunge zur Stabilisierung des Strohhalms oder des Bechers verwendet wird, ist dies ein Zeichen dafür, dass das Baby ein unreife Saugmuster nutzt, um die Flüssigkeit aufzunehmen.

Babys mit oralen Restriktionen haben manchmal Probleme beim Übergang zu einem offenen Becher oder Strohhalmbecher, weil sie die Zungenspitze nicht bis zum Kieferkamm heben können und die Lippenmuskulatur nicht richtig einsetzen. Darüber hinaus behindern Schwierigkeiten, Zunge, Kiefer und Lippen unabhängig voneinander zu bewegen, die richtige Funktion. Anstatt den Kiefer beim Trinken aus dem Becher oder Strohhalm zur Stabilisierung zu nutzen, bewegt das Baby den Kiefer auf und ab, weil die Zunge am Unterkiefer "festgetackert" ist und sich nicht selbständig bewegen kann.

Oft finden Eltern einen Becher, der für ihr Kind "funktioniert", in der Regel einen Trinklernbecher mit Tülle (im Gegensatz zu einem Trinklernbecher mit Strohhalm). Trinklerntassen mit Tülle wurden von einem Ingenieur entwickelt, der es leid war, dass seine Kinder Flüssigkeiten auf dem Teppich verschütteten. Diese Becher wurden keineswegs mit Blick auf die orale Entwicklung erfunden, wurden aber dank des fantastischen Marketings und ihres Designs sehr verbreitet eingesetzt. Trinklerntassen mit Tülle fördern nicht die Entwicklung des reifen Schluckmusters, sondern verlängern das unreife Saug- bzw. Schluckmuster (von vorne nach hinten). Die Tülle des Trinklernbechers liegt über dem vorderen Teil der Zunge und verhindert, dass diese zum Alveolarkamm hoch kommt. Trinklerntassen mit Tülle sind sowohl für Babys mit als auch für die Kinder ohne orale Restriktionen nicht empfehlenswert. Die Verwendung dieser Becher kann zu schädlichen Veränderungen des orofazialen Komplexes führen, einschließlich einer nach vorne gerichteten Zungenhaltung, einem offenen Biss und Mundatmung.[56]

Die Verwendung von Trinklernbechern mit Tülle kann zu schädlichen Veränderungen des orofazialen Komplexes führen, einschließlich einer nach vorne gerichteten Zungenhaltung, einem offenen Biss und Mundatmung.[56]

Warnzeichen für das Vorliegen oraler Restriktionen:

- » Oberlippe bei der Flaschenfütterung eingezogen
- » Klickende Geräusche während der Flaschenfütterung
- » Verlängerte Fütterungszeiten (länger als 30 Minuten)
- » Einschlafen während der Flaschenfütterung
- » Milchverlust durch Herauslaufen aus den Mundwinkeln
- » Pseudoleukoplakie (Milchzunge)
- » Lippen- oder Kompressionsbläschen und/oder zweifarbige Lippen
- » Übermäßiger Kieferabweichungen und /oder Wangengrübchen
- » Übermäßiger Schluckauf, Blähungen oder Refluxsymptome
- » Unfähigkeit zu Stillen in der Vergangenheit
- » Unfähigkeit, einen Schnuller im Mund zu behalten oder nur flacher Schnuller akzeptiert
- » Zusammenfallender Flaschennippel
- » Husten bei dünnen Flüssigkeiten aus einem offenen Becher oder Strohhalm

Fallstudie

Ein 15 Monate alter Junge hatte mit wiederkehrenden Ohrenentzündungen, Mundatmung, übermäßigem Sabbern, ständiger Verstopfung, unruhigem Schlaf und Husten bei dünnen Flüssigkeiten (Wasser, Saft) zu kämpfen. Die Mutter berichtete, dass er schlecht stillte und morgens und nachts immer noch einen Sauger mit Durchflussmenge 1 (die langsamste Durchflussmenge) für Milch benutzte. Die Mutter hatte während des Säuglingsalters mehrfach erfolglos versucht, einen Sauger der Stufe 2 einzuführen. Er konnte einen Trinkbecher mit harter Tülle für dünne Flüssigkeiten verwenden (die Tülle war lang und bedeckte die Zungenspitze), aber er hustete mit einem Strohhalm und einem offenen Becher. Nach der Diagnose eines zu kurzen Zungenbändchens und einer oralen Funktionsstörung aufgrund der oralen Restriktion erhielt er von einem Arzt vor Ort eine linguale Frenektomie. Eine Woche später war er wie verwandelt. Die Verstopfung hatte sich aufgelöst und seine Mutter berichtete, dass er nachts mit geschlossenem Mund durchschlief. Er konnte aus einem Strohhalm und einem offenen Becher trinken ohne zu husten. Trinklernbecher wurden vollständig abgeschafft, nachdem die Eltern über ihre negativen Folgen aufgeklärt worden waren. Warum konnte er diese Becher plötzlich ohne Schwierigkeiten benutzen? Seine Zunge konnte sich zum Alveolarkamm heben, um einen sicheren Schluckvorgang einzuleiten.

Ein Hinweis zu dieser Erfolgsgeschichte: Dieses Kind benötigte nach dem Eingriff keine umfassende Nachbehandlung, was nicht immer der Fall ist. Manche Kinder brauchen nach der Frenektomie viel Unterstützung, um ihre ungünstigen Verhaltensmuster auszulöschen und zu lernen, wie die Zunge und die oralen Strukturen richtig funktionieren sollten. Einige Kinder (oft abhängig von den Symptomen und dem Alter) erholen sich jedoch schnell und lernen fast sofort, ihre neuen oralen Strukturen richtig zu nutzen.

KAPITEL 12

Püriertes

Megan Musso, MA, CCC-SLP

Die Heranführung an pürierte Nahrung beginnt im Allgemeinen im Alter von etwa 6 Monaten, wenn das Kind dazu bereit ist. Im Gegensatz zur Brust- oder Flaschenfütterung, bei der die Zungenbewegungen zur Milchentnahme genutzt werden, werden die Lippen und der Kiefer zur Entnahme pürierter Nahrung vom Löffel eingesetzt. Dies erfordert eine aktivere Bewegung der Oberlippe, um den Löffel zu treffen und den Brei vom Löffel zu nehmen, sowie eine Differenzierung zwischen Kiefer, Lippen und Zunge. Anfänglich kann bei püriertem Essen ein Lutschmuster (von vorne nach hinten) verwendet werden, aber mit der Zeit entwickelt sich ein ausgereiftes Schluckmuster (Zunge zum Alveolarkamm). Dieses Muster beginnt mit einer gewissen Anhebung des vorderen Teils der Zunge im Alter von etwa 3 bis 4 Monaten, wird aber erst im Alter von 2 Jahren wirklich ausgereift sein und ein erwachsenenähnliches Schlucken widerspiegeln.

Babys mit oralen Restriktionen haben aus verschiedenen Gründen oft Schwierigkeiten mit dem Übergang zu pürierter Nahrung. Der erste Schritt bei der Löffelfütterung ist das Abnehmen der Nahrung vom Löffel. Ein restriktives Lippenbändchen hindert das Baby daran, die Lippe aktiv zu nutzen um den Löffel zu leeren. In diesem Fall bleibt der größte Teil des Pürees auf dem Löffel zurück. Oft sehen wir Eltern, die den Brei von der Oberlippe oder dem Zahnfleisch des Babys entfernen oder den Brei in den Mund des Babys "schütten", indem sie den Löffel nach oben kippen, während sie ihn aus dem Mund nehmen. Dies ist eine Technik, die Eltern anwenden, um ihrem Baby zu helfen. Sie trägt nicht dazu bei, die Lippenmuskeln des Babys zu stärken oder die Muskeln dabei zu unterstützen sich unabhängig vom Kiefer zu bewegen, was für die künftige Fütter- und Sprachfähigkeit sowie die Entwicklung des orofazialen Komplexes entscheidend ist.[56,57]

Nachdem der Brei in den Mund des betroffenen Babys gelangt ist, mit oder ohne Hilfe, beginnt der eigentliche Kampf. Oft versuchen diese Babys, den Brei durch Saugen oder Zungenstöße (kräftiges Herausstrecken der Zunge aus dem Mund, obwohl die Zunge aufgrund der Restriktion nicht weit herauskommt) zu schlucken. Der Nahrungsbolus schwappt dabei nach vorne aus dem Mund des Babys, sobald der Löffel entfernt wird. Eltern berichten oft, dass sie denselben Bissen mehrmals füttern, bevor das Baby ihn tatsächlich schluckt. Obwohl dies bei der Einführung der Löffelfütterung häufig vorkommt, da das unreife Schluckmuster des Babys erst noch zu einer Aufwärts- und Rückwärtsbewegung heranreift, kommen von Restriktionen betroffene Babys oft nicht über das Saugmuster hinaus. Obwohl ein Teil des Breis mit der Von-Vorne-nach-Hinten-Bewegung des Lutschens geschluckt werden kann, geht der größte Teil des Breis weiterhin nach vorne verloren.

Ein weiteres Symptom, das bei betroffenen Säuglingen auftreten kann, ist übermäßiges Würgen, Husten und teilweise erstickungsartige Anfälle. Wenn der Bolus auf die Zunge gelangt und die Zunge sich nicht hebt, um ein Schlucken einzuleiten, kommt es zum Würgereiz. Das Würgen führt häufig dazu, dass der Bolus nach vorne aus dem Mund befördert wird und es zum Erbrechen kommt. Wiederholte negative Erfahrungen wie diese führen zu weiterer oraler Aversion und Panik oder Frustration bei Baby und Eltern.

"Aber mein Baby kann doch Pürees aus einem Beutel (Quetschie) nehmen." Das höre ich oft, wenn ich von Eltern eine Anamnese über die Entwicklung der Ernährung ihres Kindes erhebe. Um den Inhalt

eines Quetschie zu sich zu nehmen, drückt das Kind mit den Händen und/oder nuckelt. Es gibt keine aktive Lippenbewegung und der Beutel bleibt während des Schluckens im Mund (ähnlich wie eine Flasche). Ein vorderer Verlust des Bolus ist selbst dann nicht zu beobachten, wenn das Kind ein unreifes Saugverhalten an den Tag legt, da der Beutel den vorderen Ausgang blockiert. Quetschies sind praktisch und kleckern weniger, was sie zu einer beliebten Wahl für Eltern macht, die viel unterwegs sind; allerdings fördern Quetschies nicht die angemessene Entwicklung der Mundmuskulatur und die Weiterentwicklung der Ernährungsfähigkeiten. Sie können zwar vorübergehend für die Ernährung verwendet werden, bis die Mundmotorik für die Löffelfütterung geeignet ist, sie sind jedoch keine langfristige Lösung.

Quetschies fördern nicht die angemessene Entwicklung der Mundmuskulatur und die Entwicklung der Fütterungsfertigkeiten.

Warnzeichen für das Vorliegen oraler Restriktionen:

- Eingeschränkte aktive Lippenbewegung (Löffel ist nach der Entnahme aus dem Mund noch voll)
- Verlust von Nahrung nach anterior während des Schluckens
- Würgen, Husten oder Erstickungsanfälle
- Zungenstoßmuster (kräftiges Vorschieben der Zunge aus dem Mund)

KAPITEL 13

Feste Nahrung

Megan Musso, MA, CCC-SLP

Der Übergang von pürierter Nahrung zu fester Nahrung, zerdrückbarer Nahrung und strukturierter Nahrung ist für viele von oralen Restriktionen betroffener Babys kompliziert. Bis zu diesem Zeitpunkt haben Mutter und Baby seine Einschränkung mit verschiedenen Mitteln kompensiert (hohe Milchmenge beim Stillen, Flaschennahrung, spezielle Löffeltechnik und Verwendung eines Saugmusters bei pürierter Nahrung); die Kunst des Kauens ist jedoch eine hochkomplexe Fähigkeit und diese Techniken reichen nicht mehr aus.

Weiche Nahrung (d. h. leicht zu kauende oder zerdrückbare Nahrung) wird im Alter von 6 bis 8 Monaten eingeführt, ebenso wie pürierte Nahrung. Bei diesen Nahrungsmitteln muss das Baby seine Zunge auf neue Weise einsetzen und die Unabhängigkeit und Koordination der Lippen-, Zungen- und Kieferbewegungen verbessern. Lippen und Wangen helfen, die Nahrung zu stabilisieren, während präzise Kieferbewegungen erforderlich sind, um ein Stück weiche Nahrung abzubeißen. Der transversale Zungenreflex bewirkt, dass die Zunge die Nahrung aufnimmt, wenn sie auf die Kauflächen (zu diesem Zeitpunkt meist noch die Kauleisten) gelegt wird, und die Nahrung zerdrückt. Da sich weiche Nahrungsmittel im Mund schnell auflösen, reicht dieses "Zermanschen" zum Kauen aus. Meistens wird diese Fähigkeit durch Lebensmittel wie Puffs, Cheerios™ , Joghurtmelts, Waffeln (die nicht unbedingt gekaut werden müssen) oder leicht zu kauenden Lebensmitteln wie Pfannkuchen, weichem Gemüse (Süßkartoffeln, gedünstete Karotten) und Weichkäse erlernt.

In diesem Entwicklungsstadium werden betroffene Babys durch viele Dinge in ihrer Entwicklung eingeschränkt. Am häufigsten besteht das Problem darin, dass die Zunge aufgrund einer Restriktion nur minimal angehoben wird oder sich nur schlecht seitlich bewegen kann. Wenn man einem betroffenen Baby etwas Weiches, Zerdrückbares oder irgendetwas, das eine gewisse Manipulation erfordert (etwas, das nicht sofort geschluckt werden kann), auf die Zunge legt, wird es entweder daran saugen oder lutschen, bis es sich auflöst, oder würgen. In ähnlicher Weise wird der Transversalreflex stimuliert, wenn etwas Zerdrückbares seitlich in den Mund gelegt wird; betroffene Babys können jedoch ihre Zunge nicht physisch in Richtung der Nahrung bewegen, um den Kauvorgang zu unterstützen. Wenn die Zungenspitze am Mundboden verankert ist und sich daher nicht zum Zahnfleisch bewegen kann, versuchen die meisten Kinder stattdessen, die Nahrung mit den Seiten der Zunge zu erreichen.

Melanie Potock, MA, CCC-SLP, Expertin für "wählerische Esser", beschreibt diese Ineffizienz als eine Bewegung der Zunge wie ein Kanu. "Diese Schaukelbewegung funktioniert manchmal", erklärt Potock, "ist aber eine Kompensationsmethode, die nur bei sehr weichen Nahrungsmitteln funktioniert. Wenn die Zunge nur eine bestimmte Beschaffenheit von Nahrung verarbeiten kann, lernen Babys, bei dieser Beschaffenheit zu bleiben und wählerisches Essen ist eine natürliche Folge."[58]

Wenn es zu wiederholten negativen Erfahrungen mit weicher oder festerer Nahrung kommt, beginnen Eltern aus Angst vor Husten, Verschlucken und Erbrechen ihren Kindern diese Nahrungsmittel nicht zu geben. In dieser Phase kommt es auch häufig vor, dass Babys die Nahrung, die sie nicht schlucken können, verweigern. Es findet keine Selbstbedienung mit Essen statt, da diese Nahrungsmittel nicht vertragen werden und die Kiefermuskulatur noch nicht so weit ausgereift ist, dass sie sich der Form und Größe von Nahrungsmitteln anpassen kann. Diese Säuglinge werden oft bis ins Kleinkindalter mit pürierter Nahrung ernährt (oder sie wechseln von Milchnahrung zu PediaSure®), bevor die Eltern professionelle Hilfe in Anspruch nehmen. An diesem Punkt muss nicht nur eine strukturelle und funktionelle sondern auch verhaltensbedingte Barriere überwunden werden. Leider bekommen einige dieser Säuglinge zwar Fütterungstherapie, die Zunge wird aber nicht als Ursache identifiziert und wiederholte negative Erfahrungen mit dem Füttern verschlimmern die Angst vor dem Essen nur noch mehr.

Zusammenfassend gelten diese Punkte als Warnsignale für eine orale Restriktion:

- » Würgen, Husten oder Verschlucken bei stückigem Brei oder weicher Nahrung eine Woche nach Einführung
- » Kein Versuch, sich selbst an Essen zu bedienen oder Zerdrückbares zum Mund zu führen
- » Fortgesetzte Verwendung eines Saugmusters
- » Zungenstoß oder übermäßiger Verlust des Bolus nach vorne
- » Schlechtes Stillen/Flaschenfütterung in der Vergangenheit
- » Unfähigkeit, einen Strohhalm oder einen offenen Becher für dünne Flüssigkeiten zu verwenden

Fallstudie

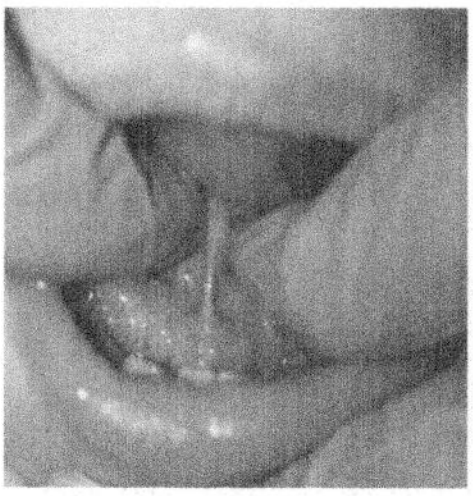
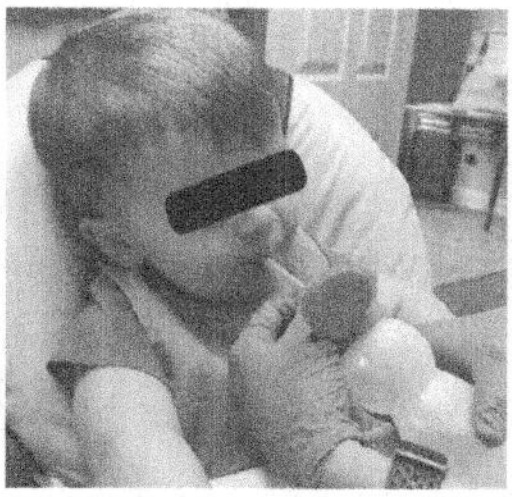
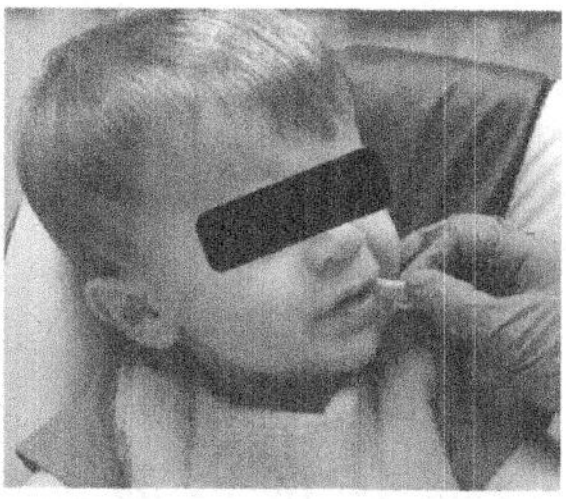

Die Eltern dieses 18 Monate alten Jungen brachten ihn wegen Fütterungsproblemen zu einer Untersuchung. Er konnte nichts anderes als pürierte Nahrung zu sich nehmen und hatte einen sehr leicht auszulösenden Würgereflex. Außerdem litt er an Schlafapnoe und Atemproblemen. Seine Hauptnahrungsquelle war Flaschennahrung und weiche Breie. Er war nicht in der Lage, mit der Oberlippe Püree vom Löffel aufzunehmen und saugte die Nahrung mehr ein als dass er sie schluckte. Stückige Pürees und Zerdrückbares führten zu Erbrechen. Er hatte sich noch nie beim Essen selbst bedient und die Mutter berichtete, dass er während der Mahlzeiten oder beim Spielen nie seine Hände zum Mund führte. Nach eingehenden Untersuchungen der Fütterung und der Mundmotorik wurde bei ihm sowohl ein Zungen- als auch ein Lippenbändchen diagnostiziert.

Fünf Tage nach der Frenektomie berichtete die Mutter, dass er besser schlief, aber sie hatte es noch nicht mit stückigem Brei oder weicher Nahrung versucht. Während seiner ersten Therapiesitzung bekam er eine Maisstange zwischen die Kauleisten gelegt. Bei Pürees wurde ein Lutschmuster beobachtet, wobei sich die aktive Lippenbewegung enorm verbesserte. In Sitzung 2 kam es zu einer gezielten seitlichen Zungenbewegung beim Kauen von Maisstangen. In dieser Sitzung begann er auch, selbst Maisstangen zum Mund zu führen und er tolerierte die kleinen Brocken, die er mit vertikalen und manchmal diagonalen Kieferbewegungen abbeißen konnte. In der zweiten Therapiewoche versuchte er, mit einem Löffel (wir verwenden NumNum® pre-spoon GOOtensils™) selbst Brei zu essen, tolerierte Pürees mit Textur (selbstgemachte Guacamole mit Stückchen), biss mit verbesserter Kieferbewegung in Maisstangen und trank mit etwas Unterstützung aus einem offenen Becher und durch einen Strohhalm. Durch die Beseitigung der Restriktion, die die funktionelle linguale Bewegung behinderte, konnte dieser 18 Monate alte Junge große Fortschritte bei der Nahrungsaufnahme machen. Obwohl er noch einen langen Weg vor sich hat, um altersgemäße Fähigkeiten zu erreichen, hat er nun Zugang zu den dafür erforderlichen Strukturen.

Familientisch

Zwischen dem 9. und 12. Lebensmonat entwickelt sich das auf- und abwärts gerichtete Kaumuster zu einem diagonalen, rotierenden Kaumuster, das durch gezielte seitliche Bewegungen der Zunge ergänzt wird. Dieses neue Muster ermöglicht es dem Baby, Nahrungsmittel wie Aufläufe, Nudeln, weiches/zerkleinertes Fleisch, Gemüse und Obst zu vertragen. Bis zum Alter von einem Jahr sollte ein Baby die meisten Dinge auf Ihrem Teller in einer sicheren Version vertragen. Ideal sind weiche und matschige Lebensmittel, die in kleine Stücke geschnitten und leicht zu kauen sind. Zu diesem Zeitpunkt sollte das Kind auch schon einige Lebensmittel selbst essen, indem es seine kleinen Fäuste, Finger oder ein Essbesteck benutzt. Diese Muster entwickeln sich im Laufe des nächsten Jahres weiter, um das reife Schluckmuster (Zungenspitze zum Alveolarkamm für die Einleitung) sowie das rotierende (kreisförmige) Kaumuster zu entwickeln, das für die Aufnahme komplexerer Nahrungsmittel wie Fleisch und rohes Gemüse erforderlich ist.

Babys mit zu kurzen Zungenbändchen, die zum Kleinkind herangewachsen sind, werden wahrscheinlich auch beim Essen vom Familientisch Probleme haben, wenn sie bei der Brust-, Flaschen- oder Löffelnahrung Schwierigkeiten hatten. Auf der anderen Seite gibt es einige Kleinkinder mit oralen Restriktionen, die bis zu diesem Zeitpunkt gut zurechtgekommen sind. Sie kompensieren ihre Restriktion, indem sie weiterhin an weicher, fester Nahrung und zerdrückbaren Lebensmitteln saugen und lutschen. Leider werden sie dieses Verhalten auch bei komplexer fester Nahrung beibehalten und dort nicht mehr zurechtkommen.

Diese Kinder kommen in der Regel ohne professionelle Hilfe nicht an die Familienkost heran. Sie verfügen körperlich nicht über die Strukturen, die erforderlich sind, um solche Nahrungsmittel zu handhaben und zu verarbeiten. Solange diese Probleme nicht behoben sind, werden diese Kinder nicht zu einer altersgerechten Ernährung übergehen.

Die Kinder, die gute Kompensationsmechanismen gefunden haben, "funktionieren" aus der Sicht der Eltern angemessen – sie können eine "Vielfalt" von Lebensmitteln zu sich nehmen; wenn man jedoch anfängt, Fragen zu stellen und tiefer in die Materie eindringt, kommt die Tatsache ans Licht, dass das Kind überhaupt nicht "angemessen funktioniert". Auf die Frage, welche Art von Lebensmitteln ihr Kind bevorzugt, nennen Eltern häufig das, was die Ernährungsspezialistin Courtney Gonsoulin, MA, CCC-SLP als "Weißbrot-Diät" bezeichnet. Diese Kinder mögen leicht zu kauende, schnell lösliche Lebensmittel wie Cracker, weiche Müsliriegel, Chips und Pommes frites. Sie meiden die meisten Fleischsorten, obwohl die Eltern berichten, dass sie Chicken Nuggets essen. Stellen Sie sich ein verarbeitetes Chicken Nugget vor - es muss nur wenig gekaut werden (zerdrücken genügt) und zerfällt im Mund ganz leicht. Dieses Lebensmittel ist die einzige Fleischsorte, die die Kinder ohne Verschlucken zu sich nehmen können.

Diese Kinder haben gelernt, ihre Nahrung nach dem unreifen "Mampf-Muster" zu kauen (auf und ab, Zerdrücken zwischen den Kauleisten). Das ist für komplexe feste Nahrung nicht effizient, aber wenn man lange genug auf und ab kaut, ist der Bolus schließlich bereit zum Schlucken. Das ist natürlich ein anstrengender Prozess. Diese Kinder sind langsame Esser - es dauert viel länger, eine Speise zu zerquetschen, bis man sie schlucken kann, als beim kreisenden Kauen, bei dem die Nahrung schnell zerkleinert wird. Dies wird häufig in Beratungsgesprächen berichtet: "Mein Kind isst nie sein Mittagessen in der Schule auf" oder "Er ist immer der Letzte am Tisch".

Diese Kinder sind langsame Esser - im Vergleich zu einem kreisenden Kauen braucht es viel mehr Zeit, um ein Lebensmittel zu zerquetschen, bis man es schlucken kann.

Da es für die Kinder so anstrengend ist, mit diesem Kaumuster feste Lebensmittel bzw. eine komplette Mahlzeit zu essen, naschen oder snacken sie oft den ganzen Tag über. Ihre kleinen Körper können nur kleine Portionen verarbeiten, bevor sie müde werden und eine

Pause brauchen. Diese Kinder werden oft als “wählerische Esser” bezeichnet, weil sie wissen, welche Lebensmittel für sie schwierig sind und sie diese demnach meiden. Zu den Lebensmitteln, die sie in der Regel meiden, gehören solche, die im Mund zerfallen (sie zerbrechen in viele kleine Stücke, wenn sie angebissen werden und die Zunge muss sie aus den Backentaschen herausholen, wie z. B. Mais-Chips); flüssig-feste Lebensmittel (das Kind muss die Flüssigkeit und die Schalen der festen Teile gleichzeitig bewältigen, wie z. B. Weintrauben oder Tomaten); klebrige Lebensmittel (die Zunge muss sie vom Gaumen, den Zähnen usw. entfernen, wie z. B. Erdnussbutter-Sandwiches), gemischte Texturen (Müsli in Milch, Nudeln mit Soße) und Lebensmittel, die ein kreisförmiges Rotationsmuster erfordern (Steak, Pizzabrötchen, festes Gemüse, knuspriges Brot).

Ein effizientes Kaumuster (kreisförmig rotierend) erfordert die Aktivierung der Wangenmuskeln mit koordinierten, rhythmischen Kieferbewegungen. Die Aktivierung der Wangenmuskeln ist notwendig, damit die Nahrung nicht in die Sulci (Backentaschen) gerät und auf den Kauflächen verbleibt, während die Zunge die Nahrung über die Mittellinie transportiert, um die Kiefer symmetrisch zum Kauen einzusetzen. Bei diesen Patienten ist der Muskeltonus oft niedrig, was auf eine Inaktivität der Wangenmuskulatur zurückzuführen ist, die auf ein prolongiert verwendetes “Mampfmuster” zurückzuführen ist (stellen Sie sich einen süßen 3-Jährigen vor, der noch “Babybacken” hat - beobachten Sie, wie er kaut). Eine unzureichende Übertragung des Bolus über die Mittellinie führt auch zu einseitigen Kaumustern (Kauen auf nur einer Seite), was zu einem asymmetrischen Wachstum der Kiefermuskulatur führt.[56] Denken Sie daran, wie wichtig die Differenzierung dieser Strukturen ist - wenn die Zunge eines Kindes am Mundboden festgetackert ist, kann sie sich physisch nicht unabhängig vom Kiefer bewegen, um dieses günstigere Kau-Muster zu verwenden.

Eine weitere Beobachtung, die bei der Einschätzung dieser Kinder häufig gemacht wird, ist die ständige Verwendung von Wasser, um das Schlucken zu erleichtern. Die Zunge ist nicht in der Lage, die Nahrungsstücke einzufangen, um sie zur Mittellinie zurückzubringen (vor allem bei Nahrungsmitteln, die im Mund verstreut sind) und einen reifen Schluckvorgang einzuleiten; daher benötigen die Kinder Wasser, um die Mundhöhle zu reinigen. Manche Kinder gehen sogar so weit, dass sie zu jedem Bissen einen Schluck Wasser brauchen. Dies sollte für Eltern und Betreuer ein Warnsignal sein. Die gleichen lingualen Bewegungen, die erforderlich sind, um den Bolus zu sammeln und für das Schlucken vorzubereiten, sind auch notwendig, um die Kauflächen der Zähne zu reinigen. Nach dem Schlucken finden sich häufig Speisereste in den Wangentaschen, auf der Zunge und auf den Kauflächen. Diese Kinder benötigen mehrere Schlucke pro Bissen, um die Mundhöhle zu säubern, was mit Sicherheit anstrengend ist. Wasser ist nicht das einzige flüssige Mittel, um das Schlucken zu erleichtern. Kinder mit zu kurzen Zungenbändchen trinken häufig übermäßig viel Milch oder Saft, um ihre Bäuche zu füllen und die feste Nahrung herunter zu spülen. Wenn ein Kind während der Mahlzeiten Milch oder Saft trinkt, füllt es sich mit Flüssigkeit und verspürt keinen Hunger mehr. Bei "wählerischen Essern" wird dies fast immer von den Eltern berichtet. Auch diese Kinder trinken oft über den Tag verteilt Milch oder Saft, zwischen den Mahlzeiten und zu Zwischenmahlzeiten. Eltern tun sich schwer damit, ihnen die Milch vorzuenthalten, weil sie zusätzliche Kalorien und Nährstoffe liefert; wenn Kinder jedoch den ganzen Tag über Saft oder Milch trinken, sind sie in der Regel nicht bereit, zu essen, wenn die Mahlzeiten anstehen.

> ***Kinder mit zu kurzen Zungenbändchen brauchen oft Flüssigkeiten, um das Schlucken zu erleichtern.***

Das Sammeln ("Pocketing") von Nahrung in den Wangen oder auf den Schleimhäuten im Mund ist ein weiteres Anzeichen dafür, dass die Mundmotorik eines Kindes nicht altersgerecht ist. Während das Vollstopfen des Mundes bis zum Alter von 18 Monaten als normal angesehen wird, spricht man von Pocketing, wenn Kinder Nahrung in den Wangen bunkern wie ein Eichhörnchen. Leider wird dies häufig als Verhaltensproblem bezeichnet, wobei Eltern und

Fachleute dem Kind die Schuld dafür geben, dass es sich weigert, seine Nahrung zu schlucken. In Wirklichkeit können diese Kinder ihre Zunge nicht benutzen, um das Essen aus den Wangentaschen zu entfernen. Denken Sie daran, dass die Wangen während des Kauvorgangs aktiv sein und verhindern sollten, dass die Nahrung in die Wangensulci gelangt. Während einer Mahlzeit benutzen diese Kinder oft ihre Finger, um das Essen aus den Wangentaschen auf die Zähne zum Kauen oder auf die Zunge zum Schlucken zu schieben. Ebenso kann es vorkommen, dass Nahrung am Gaumen eines Kindes kleben bleibt (vor allem, wenn der Gaumen hoch ist); man kann beobachten, dass diese Kinder ihre Finger benutzen, um die Nahrung zu entfernen, um zu kauen/schlucken, was als sozial unangemessen gilt, aber in Wirklichkeit auf eine schlechte Zungenbeweglichkeit zurückzuführen ist.

Melanie Potock, MA, CCC-SLP, eine Expertin für "wählerische Esser", verwendet die Analogie einer Waschmaschine, um die Vorwärts- und Rückwärtsbewegung der Zunge zu beschreiben, die bei den betroffenen Kindern auftritt. "Wenn das Kind gelernt hat, mit geschlossenen Lippen zu essen, um die Nahrung im Mund zu halten, stößt die Zunge an die Zähne oder Lippen und schaukelt dann zurück, um erneut zu schieben", erklärt Potock. "Diese Bewegung führt zu einer Rotation der Nahrung im Mund, ähnlich wie bei einer Waschmaschine, so dass sich die Nahrung immer wieder dreht und nur ein winziges Stückchen verschluckt wird, während sie am hinteren Teil des Rachens vorbeirauscht. Das ist eine ineffiziente und anstrengende Art zu essen!"[58]

Warnsignale, die für eine orale Restriktion sprechen können:

- Begrenzte Auswahl an Lebensmitteln; wird als "wählerischer Esser" bezeichnet
- Begrenzte linguale Lateralisierung zu den Kauflächen
- Erleichterung des Schluckens durch zusätzliche Flüssigkeitsaufnahme
- Mehrmaliges Schlucken pro Bissen

- Probleme bei der Reinigung der Zahnoberflächen (oft Vorgeschichte von Karies, Zahnbehandlungen)
- Schlechtes Stillen/Flaschenfüttern und/oder langes Breiessen in der Vergangenheit
- "Pocketing" von Lebensmitteln
- Verlängerte Fütterungszeiten, lange und langsame Mahlzeiten
- Snacking über den Tag verteilt
- Einseitiges Kauen
- Fortgesetzte Verwendung von Saugmustern oder Zungenstoß
- Schlechte Gewichtszunahme

Ein wichtiger Hinweis: Diese Symptome können auch bei Erwachsenen auftreten. Es ist nicht ungewöhnlich, dass ein Erwachsener, der eine Frenektomie aus einem anderen Grund als Essschwierigkeiten (z. B. Schlaf, Migräne, Sprache, Atmung usw.) in Betracht zieht, eines oder mehrere der oben genannten Symptome aufweist. Oft haben diese Patienten maladaptive Muster kompensiert und würden von einer oralen myofunktionellen Therapie (siehe Kapitel 24) vor und nach der Frenektomie sehr profitieren, um optimale Ergebnisse zu erzielen.

Fallstudie

Ein 7-jähriger Junge mit einer signifikanten Anamnese schlechter Ernährungsfähigkeiten, einschließlich Stillen, Flaschennahrung und Übergang zu fester Nahrung, wurde kürzlich in unserer Klinik untersucht. Er aß nur Lebensmittel, die leicht gekaut werden konnten (d. h. lösliche Lebensmittel und Lebensmittel, die zerquetscht werden konnten, "Mampfmuster"). Er wurde für eine funktionelle Untersuchung an unsere Klinik überwiesen, nachdem sein Kinderzahnarzt bei einer Routineuntersuchung ein restriktives Zungenbändchen festgestellt hatte. Bei der Beobachtung der Nahrungsaufnahme zeigte sich eine eingeschränkte bis fehlende

Differenzierung zwischen Kiefer, Lippen und Zunge mit einem leichten Zungenstoß-Schluckmuster. Nach dem Schlucken musste er sich den Mund innen säubern und er hielt den Mund in Ruhe offen und schnarchte nachts. Es ist erwähnenswert, dass er aufgrund von Artikulationsfehlern (vor allem bei der R-Produktion) mehrere Jahre lang eine logopädische Therapie im Rahmen des Schulbesuchs absolviert hatte, mit minimalen Fortschritten.

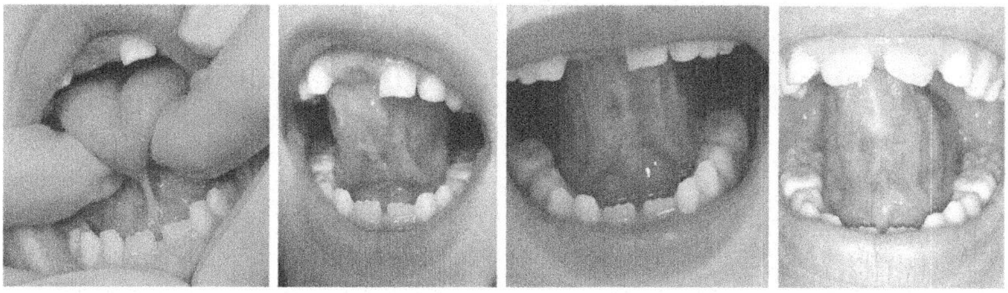

Vor Frenektomie | *1 Woche nach OP* | *2 Wochen nach OP* | *12 Wochen nach OP*

Als er 7 Tage nach der Frenektomie zur Therapie zurückkehrte, wurden enorme Verbesserungen des lingualen Bewegungsumfangs festgestellt; allerdings hatten sich diese statischen Fähigkeiten nicht auf die dynamischen Bewegungen übertragen, die für das Sprechen und die Nahrungsaufnahme erforderlich sind (was nicht überraschend ist). Wie bereits in den vorangegangenen Kapiteln erwähnt, gab es bei der Nahrungsaufnahme nicht nur eine strukturelle und funktionelle Barriere zu überwinden, sondern auch eine verhaltensbezogene. Er hatte fest etablierte Muster (die falschen Muster), die er seit 7 Jahren anwandte und hatte mehrfach negative Erfahrungen gemacht, wenn es um anspruchsvollere Nahrungsmittel ging. Sein Behandlungsplan ist langwierig und umfasst so einfache Ziele wie das Bewegen der Zunge unabhängig vom Kiefer (was im Alter von etwa 6 bis 9 Monaten hätte geschehen sollen), die Etablierung eines rotierenden Kaumusters und die Aufnahme anspruchsvoller Nahrungsmittel (Fleisch, Gemüse usw.) in seine bevorzugte Nahrungsliste. Nach ein paar Wochen Therapie macht er enorme Fortschritte und hat viele neue Lebensmittel in seine Vorlieben aufgenommen, darunter Erdnussbutter-Sandwiches und Tacos. Seine Kieferbewegungen sind stabiler und geübter und sein Zungenstoßmuster ist fast verschwunden. Dennoch hat er noch einen langen Weg vor sich, bis er alters- und funktionsgerechte Sprach-, Atem- und Essensfertigkeiten beherrscht.

Dieses Kind ist ein großartiges Beispiel dafür, wie lange es dauert, schlechte Gewohnheiten abzulegen, negative Assoziationen mit Nahrungsmitteln zu beseitigen und neue, funktionelle Muster zu etablieren, wenn wir mit der Behandlung eines Zungenbands warten. Es ist schwer, sich nicht zu fragen, wie viel davon hätte vermieden werden können, wenn er schon als Säugling behandelt worden wäre.

KAPITEL 14

Beurteilung, Behandlung und Nachsorge bei Kindern

Richard Baxter, DMD, MS, and Megan Musso, MA, CCC-SLP

Bis zu diesem Punkt konzentrierten sich die Themen Beurteilung, Behandlung und Nachsorge auf Säuglinge und Kleinkinder bis zu einem Alter von einem Jahr. Die Grundsätze der Beurteilung, Behandlung und Heilung eines Kindes sind ähnlich, rechtfertigen aber ein zusätzliches kurzes Kapitel für diese Bevölkerungsgruppe und für Jugendliche bis Erwachsene.

Unsere Klinik wendet das E^3-Modell an, das von Autumn R. Henning, MS, CCC-SLP, COM zur Beurteilung und Behandlung von Tethered Oral Tissues (TOTs) entwickelt wurde.[59] Dazu gehören eine gründliche Anamnese, Beobachtungen beim Sprechen/Füttern, formale Beurteilungen der Sprache (Artikulation, Sprachfluss, Mundmotorik), eine TOT-spezifische Beurteilung [wir verwenden das Hazelbaker Assessment Tool for Lingual Frenulum Function (HATLFF) für Säuglinge und das Tongue-Tie Assessment Protocol (TAP) für Kleinkinder bis Erwachsene], eine mundmechanische Untersuchung mit Bildern und Beschreibungen und ein Bericht mit Diskussion der Befunde sowie Empfehlungen. Die Vermittlung von Befunden und Empfehlungen auf Elternebene ist von entscheidender Bedeutung, denn oft glauben Eltern und Behandler, dass die Trennung der oralen Restriktion allein alle Probleme lösen wird. Sie sollten nun wissen, dass dies in der Regel nicht der Fall ist und eine Verpflichtung zur Therapie im Anschluss an das Verfahren sollte vor einer Behandlung besprochen werden. Schließlich muss die Familie einen Behandler auswählen und entscheiden, wann und wie das beste Ergebnis für die Behandlung des Patienten sichergestellt werden soll. Warum sollte jemand mit der Behandlung warten, wenn ein Zungen- oder Lippenbändchen festgestellt wurde? Die meisten Patienten benötigen eine Vorbehandlung, um die besten Ergebnisse zu erzielen. Ebenso gibt es einige Patienten, die oral zu empfindlich sind, um das Verfahren durchzustehen. Andere Gründe können medizinische Probleme sein, die das Verfahren unmöglich machen, oder die Unfähigkeit der Eltern, sich zu diesem Zeitpunkt für die Nachsorge zu engagieren. Die Entscheidung, eine Behandlung durchzuführen, wenn TOTs identifiziert wurden, sollte patientenspezifisch sein und der Behandler muss auf Faktoren achten, die den Erfolg für den Patienten einschränken könnten. Wenn Sie als Behandler weitere Informationen über die Bewertung und Behandlung dieser Patientengruppe suchen, empfehle ich Ihnen den Kurs von Autumn (Informationen finden Sie im Kapitel "Zusätzliche Ressourcen" am Ende dieses Buches).

In unserer Praxis beurteilen wir Kinder anhand einer Checkliste von Symptomen und einer Anamnese der Eltern. In vielen Fällen sind die Symptome, mit denen das Kind zu kämpfen hat, wichtiger als das Aussehen, das gegenüber den Symptomen zweitrangig ist. Bei einem auffälligen anterioren Zungenband ("bis zur Zungenspitze") gibt es oft erhebliche funktionelle Symptome, aber in vielen Fällen können auch weniger offensichtliche Symptome auftreten, wie schlechter Schlaf, Kopfschmerzen, Nackenschmerzen und -verspannungen sowie erhöhte Arbeit beim Füttern und Sprechen. Es ist möglich, dass ein Kind ein solches Zungenbändchen gut kompensieren kann, aber es lohnt sich dennoch, das abnormal straffe Gewebe zu lösen, um eine Verbesserung der sekundären Symptome zu erreichen. Schwieriger zu diagnostizieren und zu behandeln sind die Varianten des posterioren Zungenbands.

In unserer Praxis untersuchen wir Kinder im Rahmen der regelmäßigen Zahnreinigung, aber auch Kinder, die wegen eines fraglichen Zungenbändchens an uns überwiesen werden. Bei einer routinemäßigen Zahnreinigung überprüfen wir die Zunge als Teil einer vollständigen intraoralen Untersuchung und oft kann das Zungenband straffer als normal erscheinen. Ich würde jedoch niemals eine Behandlung allein aufgrund des visuellen Anscheins empfehlen. Am besten ist es, Fragen zur Ernährung, zum Sprechen, zum Schlaf und zu Stillproblemen als Baby zu stellen. Diese kurzen Screening-Fragen können zu einem Gespräch über eine gründlichere Untersuchung und Anamneseerhebung führen (oft zu einem späteren Zeitpunkt, damit die Eltern Zeit haben, sich zu überlegen, ob sie auf meine Empfehlung hin Interesse haben). Bei diesem Termin beurteilen wir die Beweglichkeit der Zunge und prüfen anhand der oben erwähnten Checkliste, ob funktionelle Defizite vorliegen. Viele Kinder scheinen ein posteriores Zungenbändchen zu haben, haben aber keine Symptome. In diesen Fällen gibt es nichts zu tun und keine Behandlung zu empfehlen. "Wenn es nicht kaputt ist, sollte man es nicht reparieren!" Viele Kinder haben jedoch ein posteriores Zungenbändchen und weisen eine Vielzahl von Symptomen auf, so dass sie praktisch jedes Kästchen auf unserem Diagnosebogen ankreuzen. Oft erscheint die Zunge auf den ersten Blick normal. Deshalb ist Erfahrung und Übung für den Behandler der Schlüssel zum Verständnis, dass sehr viele Kinder, die Probleme mit dem Zungenbändchen haben könnten, bisher undiagnostiziert geblieben sind. Ein Kind, das seine Zunge herausstrecken kann, könnte trotzdem ein posteriores Zungenbändchen haben und unter Symptomen beim Füttern, Sprechen und Schlafen leiden. Daher ist das Herausstrecken der Zunge kein guter Test, um das Vorhandensein eines Zungenbands festzustellen. Das Anheben der Zunge ist der beste Schnelltest, um ein Zungenbändchen festzustellen. Die Zunge sollte sich frei heben und nahe am Gaumen

> ***Das Anheben der Zunge ist der beste Schnelltest, um ein Zungenbändchen festzustellen.***

liegen oder diesen berühren, wenn der Mund maximal geöffnet ist. Das Anheben der Zunge ist die wichtigste Bewegung für das Stillen, die feste Nahrung, den erholsamen Schlaf und das Sprechen.

Sekundäre Probleme, die manchen unbedeutend erscheinen, können tatsächlich lebensverändernd sein. Eltern und Kinder lernen, mit verlängerten Essenszeiten, Verweigerung des Essens, Pocketing des Essens in den Backen, Nuscheln, Babysprache, undeutlichem Sprechen und Sprachverzögerung zu leben und die Eltern denken sich vielleicht: "So sind Kinder eben manchmal". Dabei gibt es ein grundlegendes Problem, das das Kind daran hindert, sein volles Potenzial auszuschöpfen und es gibt etwas Einfaches, das wir tun können, um ihm bei der Entwicklung seiner oralen Fähigkeiten und seiner Lebenskompetenzen zu helfen.

Die Durchtrennung

Das Verfahren zur Durchtrennung des Zungenbands eines Kindes ist dem eines Säuglings sehr ähnlich. Wir verwenden denselben CO_2 -Laser, dasselbe Betäubungsgel (obwohl es stärker ist und für ältere Kinder entwickelt wurde) und oft auch dieselbe Hohlsonde, falls erforderlich. Da diese älteren Patienten Zähne haben, brauchen wir, um unsere Finger gesund und intakt zu halten, eine Art Mundstütze, Aufbissbehelf oder "Zahnstuhl", um den Kiefer zu stabilisieren und den Zugang zur Unterseite der Zunge zu ermöglichen. Für diesen Eingriff werden Kinder nicht routinemäßig - wenn überhaupt - sediert oder in Schlaf versetzt. Dies ist bei dieser Patientengruppe in der Regel nicht erforderlich und die Anwendung dieser Techniken kann der Familie die Kosten und Risiken einer Vollnarkose oder Sedierung ersparen.

Mit entsprechend vorbereiteten Assistenten, Eltern (wenn sie einverstanden sind) und Werkzeugen kann die Frenektomie bei jedem durchgeführt werden - von einem unkooperativen Kleinkind bis zu einem starken, nonverbalen, autistischen 10-Jährigen. Wir setzen das Kind in den Behandlungsstuhl, setzen eine Laserschutzbrille auf, machen eine Vorher-Aufnahme mit unserer Intraoralkamera und lassen das Betäubungsgel 5 bis 10 Minuten einwirken. Dann stabilisiert eine Assistentin den Kopf des Kindes, der Kiefersperrer wird eingesetzt und eine andere Assistentin oder ein Elternteil hält die Hände des Kindes fest. Wir beginnen mit der 10- bis 20-sekündigen Prozedur, bei der wir das Gewebe des Bändchens in horizontaler Richtung verdampfen, bis wir den Musculus genioglossus erreichen und die Diamantform ohne Spannung zu erkennen ist. Die entstehende Wunde ist normalerweise etwa 1 Zentimeter breit und nur ein oder zwei Millimeter tief. Anschließend machen wir ein postoperatives Foto und erlauben dem Patienten, sich aus dem Stuhl zu erheben und einen zuckerfreien Xylit-Lutscher (wir sind schließlich Zahnärzte!) zu essen, wenn er oder sie möchte. Der Eingriff ist in den meisten Fällen einfacher und weniger traumatisierend als eine Füllung. Normalerweise beruhigt sich das Kind schnell, innerhalb weniger Sekunden bis Minuten nach dem Eingriff. Bei kooperativeren Kindern injizieren wir nach der Betäubung durch das Gel eine kleine Menge Lidocain mit Adrenalin in das Bändchen, um eine nahezu 100 %ige Betäubung des Bändchens zu erreichen, im Gegensatz zur geschätzten 90 %igen Betäubung durch das Gel.

Bei Jugendlichen und Erwachsenen ist das Verfahren das gleiche. Eine Sedierung oder Vollnarkose ist bei Jugendlichen oder Erwachsenen nicht erforderlich, es sei denn, es handelt sich um einen seltenen Zahnarztphobie-Patient, der von einer Anxiolyse (Angstlösung) profitieren würde. In diesen Fällen kann Lachgas oder ein stärkeres, vom Arzt verschriebenes Medikament verwendet werden. Bei Kindern und Erwachsenen reicht in der Regel Ibuprofen oder Paracetamol zur Schmerzbehandlung für ein bis fünf Tage aus.

Häufig berichten Eltern und Patienten noch am selben Tag über Ergebnisse (obwohl manche Veränderungen eine Woche oder länger dauern). Dieses Verfahren ist kein Ersatz für eine Sprach-, Fütterungs- oder myofunktionelle Therapie, sondern sollte als Ergänzung zur Therapie betrachtet werden. Es ist kein Wundermittel, aber in Kombination mit einer geeigneten Therapie und einem Teamansatz können wundersame Dinge geschehen. Bessere Nahrungsaufnahme, Sprache, Schlaf und andere Veränderungen werden uns bei der einwöchigen Nachuntersuchung mitgeteilt. Bei der Nachuntersuchung hören wir auch oft, dass die Kinder neue Wörter sprechen, deutlicher sprechen, sich nicht mehr an Flüssigkeiten und Speisen verschlucken, schneller essen, weniger unruhig schlafen, erholter aufwachen und weniger Kopf- und Nackenschmerzen haben. All diese Veränderungen sind auf die Durchtrennung eines scheinbar unbedeutenden (und manchmal kaum sichtbaren) Gewebestrangs unter der Zunge zurückzuführen.

Nachsorge

Die Nachsorge nach einer Frenektomie sollte patientenbezogen sein. Jüngere Babys benötigen möglicherweise nicht viel Therapie, um den Rückstand aufzuholen oder neue Fähigkeiten zu erlernen, während ältere Kinder oft mehr Unterstützung benötigen, um schlechte Angewohnheiten abzulegen und angemessene Gewohnheiten zu entwickeln. Die Behandlungspläne sollten sich an den Fähigkeiten und Defiziten des Patienten orientieren. Es gibt keinen "Einheitsplan", der für alle passt. Ein gemeinsames Ziel ist jedoch, unabhängig vom Alter oder den Symptomen des Patienten, die Wiederanheftung während der Heilungsphase (3 bis 6 Wochen, abhängig von der Art der Durchtrennung und dem Heilungspotenzial des Kindes) zu verhindern. Diese aktiven Wunddehnungen wurden in Kapitel 8 besprochen und ich empfehle ähnliche Dehnungen auch für diese Patientengruppe, obwohl kooperativere Kinder (und ältere Patienten) ab einem Alter von etwa 3 Jahren mit myofunktionellen Übungen beginnen können.

Wie bereits erwähnt, kann jeder Behandler andere Ansätze in Bezug auf das Wundmanagement haben. Zu den Therapieübungen zur Stärkung der Zunge (die sich vom aktiven Dehnen der Wunde unterscheiden) kann die Arbeit an der lingualen Beweglichkeit und Präzision sowohl bei statischen als auch bei dynamischen Bewegungen gehören, sowie spezifische Phoneme oder Laute, die die Differenzierung oder spezifische Bewegungen der Zunge fördern und Übungen, die die unabhängige Bewegung von Kiefer,

Zunge und Lippen unterstützen. Wahrscheinlich sind auch die Nahrungsaufnahme und die Artikulation beeinträchtigt und werden ebenfalls behandelt, wenn dies erforderlich ist. Auch hier sollte der Therapieplan jedes Patienten auf seine Defizite und Fähigkeiten abgestimmt sein. Myofunktionelle Übungen vor und unmittelbar nach dem Eingriff führen zu den nachhaltigsten Ergebnissen. Die Zusammenarbeit mit einem Myofunktionstherapeuten sollte idealerweise Teil jeder Durchtrennung sein, um die Zungenmuskulatur und die komplexen oralen Muster neu zu trainieren und normale Ruhepositionen und Ziele der myofunktionellen Therapie zu erreichen. Weitere Informationen zur myofunktionellen Therapie finden Sie in Kapitel 24.

KAPITEL 15

Forschung

Die Auswirkungen von restriktiven Geweben auf die Nahrungsaufnahme wurden bisher kaum erforscht. Es ist schwer vorstellbar, dass es in der von Experten begutachteten Literatur keinen einzigen Fallbericht gibt, der eine Verbesserung der Ergebnisse bei der Nahrungsaufnahme nach dem Trennen eines Zungenbands zeigt. Dies ist frustrierend für Mediziner und Zahnärzte, die alle klinischen Entscheidungen auf evidenzbasierte Prinzipien stützen sollten. Beinahe täglich stellen Ärzte, die Zungenbändchen trennen, Verbesserungen bei der Nahrungsaufnahme von Kindern fest und Ergotherapeuten und Logopäden berichten dasselbe.

Wenn eine Trennung bei einem entsprechend ausgewählten Patienten unter Anwendung der in diesem Buch beschriebenen "bewährten Praktiken" durchgeführt wird, besteht eine sehr gute Chance, dass der Patient eine Verbesserung erfährt. Die einzige Frage, die sich stellt, ist, wie stark die Verbesserung sein wird und wie schnell sie sich bemerkbar machen wird. Es ist wichtig, dass Eltern und Betreuer nicht die Gelegenheit verpassen, eine normale Ernährung und Sprache bei Kindern zu erreichen, die mit Problemen zu kämpfen haben. Die beste Versorgung ergibt sich, wenn ein teambasierter Ansatz verwendet wird, um auf die Bedürfnisse jedes Kindes einzugehen.

Es gibt ein wachsendes kollektives Wissen vieler Praktiker darüber, was funktioniert und welches hier zusammengefasst ist. Wir hoffen, dass in naher Zukunft größere Fallserien und randomisierte, kontrollierte Studien dazu beitragen werden, alle noch offenen Fragen zur wissenschaftlichen Unterstützung dieser Methoden zu beantworten.

In der heutigen Zeit erleichtert die Nutzung von Konferenzen, sozialen Medien und anderen Formen der Kommunikation zwischen Ärzten die Verbreitung von Wissen auf neue Weise. Die Eltern von Kleinkindern sind heute daran gewöhnt, zusammen mit ihren Ärzten Zugang zu den neuesten Informationen zu haben.

Es gibt unterschiedliche Arten von Nachsorgedehnungen und -übungen und es gibt verschiedene Therapien, die Eltern vor und nach der Durchtrennung eines restriktiven Bands in Anspruch nehmen können. Die Art und Weise, wie Ärzte und Eltern die individuelle Betreuung eines Kindes zusammenstellen, ist die künstlerische Seite der Diagnose und Behandlung. In der Medizin, der Zahnmedizin und den verwandten Gesundheitsberufen werden Kunst und Wissenschaft in unterschiedlichem Maße miteinander verbunden. Effektive Ansätze für jedes klinische Problem nutzen die Wissenschaft, um eine Grundlage zu schaffen, auf der ein Kunstwerk aufgebaut werden kann, um einem bestimmten Kind und seiner Familie zu helfen.

Silva et al. (2009)

Eine Studie der brasilianischen Forscher Silva et al. untersuchte die Kaumuster von Patienten mit veränderten Lingualfrena (Zungenbändchen).[60] Sie stellten bei einem Querschnitt von 10 Patienten mit normalen Lingualfrena und 10 Patienten mit veränderten Lingualfrena einige Unterschiede im Kauverhalten fest. Das Alter der Patienten reichte von 12 bis 25 Jahren. Sie stellten fest, dass Patienten mit veränderten Frena 5,4-mal häufiger eine veränderte Zungenbeweglichkeit aufwiesen als Patienten mit normalen Frena. Bei der Beobachtung der Kaumuster der Patienten zeigte sich, dass 100 % der Patienten mit normalen Frena mit den Backenzähnen kauten, während nur 47 % der Patienten mit veränderten lingualen Frena mit den Backenzähnen kauten. Die anderen 53 % benutzten ihre Zunge, um die Nahrung zu kauen oder kauten mit den vorderen Zähnen. Schließlich stellten sie fest, dass Menschen mit veränderten Lingualfrena beim Kauen mit 5,7-mal höherer Wahrscheinlichkeit atypische Muskelmuster einsetzten als Menschen mit normalen Lingualfrena. In diesem Artikel wird nicht speziell auf die Ernährung von Kindern eingegangen, obwohl es hilfreich ist, dass (selbst bei einer kleinen Stichprobe) dokumentiert wird, dass das Kauen durch ein zu kurzes Zungenbändchen negativ beeinflusst wird.

Baxter und Hughes (2018)

Als der erste Teil dieses Kapitels verfasst wurde, gab es keine veröffentlichten Fallberichte, in denen Verbesserungen bei der festen Nahrungsaufnahme nach der Durchtrennung des Zungenbands bei Kindern beschrieben wurden. Daher beschlossen zwei der Autoren (Baxter und Hughes), eine Serie von fünf Fällen an das *International Journal of Clinical Pediatrics* zu senden. Jetzt, einige Monate später, wurde der Artikel "Speech and Feeding Improvements in Children after Posterior Tongue-Tie Release: A Case Series" veröffentlicht.[61] Dieser Artikel ist frei zugänglich, d. h. wir haben dafür bezahlt, dass jeder den vollständigen Text und die PDF-Datei des Artikels einsehen und kostenlos weitergeben kann. In diesem Artikel werden fünf Fälle vorgestellt, die herausragende Verbesserungen beim Sprechen, Füttern und Schlafen zeigen. Alle wurden mit dem CO_2 Laser behandelt und die Patienten führten danach 3 Wochen lang Dehnübungen durch. Die Fälle sind im Folgenden zusammengefasst.

Fall 1

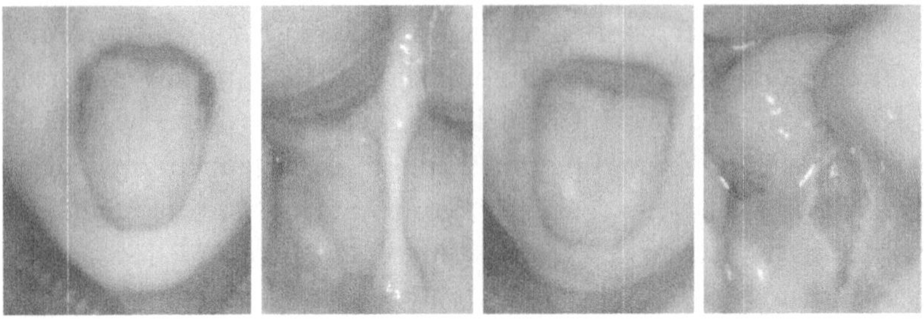

Protrusion der Zunge präoperativ — *Elevation der Zunge präoperativ* — *Protrusion postoperativ* — *Elevation postoperativ*

Ein 5-jähriger Junge wurde wegen Sprach- und Ernährungsproblemen überwiesen. Er hatte Schwierigkeiten mit L-, TH-, S-, R- und M-Lauten, vor allem wenn er schneller sprach. Generell war seine Sprache leise, er nuschelte, war schüchtern und hatte wenig Selbstvertrauen in der Kommunikation mit anderen. Er war ein wählerischer Esser und würgte bei Nahrungsmitteln unterschiedlicher Konsistenz, insbesondere bei Kartoffelbrei. Als Baby hatte er Probleme, Brei zu essen und er schlief sehr unruhig. Bei der Untersuchung konnte er seine Zunge bis zu einem Drittel seines Kinns herausstrecken, aber er war nicht in der Lage, seine Zunge anzuheben, um an seinen Gaumen heranzukommen. Er hatte ein posteriores Kotlow-Zungenbändchen der Klasse II, das sich als dickes Gewebeband zeigte, das seine Zunge nach unten zog, aber nicht auf einen Blick sichtbar war.

Für den Eingriff erhielt er Lachgas (Distickstoffmonoxid) sowie eine kleine Menge Lidocain in das Zungenbändchen injiziert. Alle restriktiven Fasern wurden mit einem CO_2 Laser getrennt. Es wurden keine Nähte verwendet, es traten keine Blutungen auf, die Zunge konnte sofort angehoben und vorgestreckt werden. Unmittelbar nach dem Eingriff bemerkte seine Mutter eine klarere Sprache und er konnte S- und M-Laute besser aussprechen. Er würgte auch weniger und probierte Lebensmittel, die er zuvor abgelehnt hatte, darunter Schweinefleisch und Quiche.

Fall 2

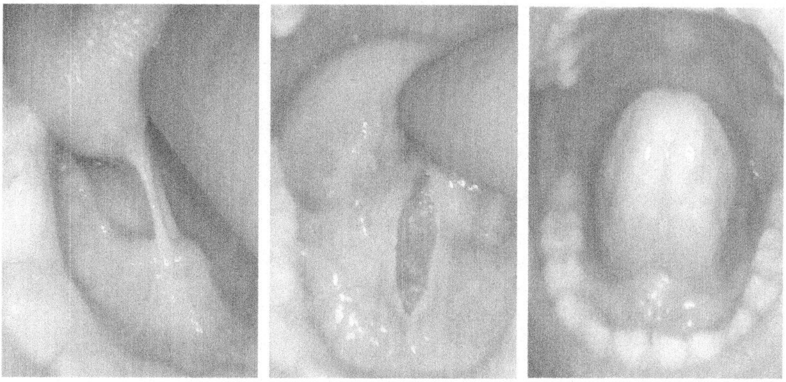

Elevation präoperativ *Elevation postoperativ* *Heilung nach 1 Woche*

Dieser 5-jährige Junge hatte Schwierigkeiten mit S-, R- und CH-Lauten. Er würgte und erbrach, wenn er bestimmte Texturen aß und er vermied neue Nahrungsmittel. Außerdem klagte er häufig über Nackenschmerzen. Dieses Kind hatte auch ein schwer zu sehendes bzw. zu diagnostizierendes posteriores Zungenbändchen nach Kotlow Klasse II.

Ihm wurde Lachgas und eine kleine Menge Lidocain in das Bändchen verabreicht und 10 Sekunden später waren die restriktiven Fasern ohne Blutung oder Naht getrennt. Nach einer Woche war er schmerzfrei, konnte die Zunge besser anheben und seine Mutter, eine Physiotherapeutin, berichtete, dass er einen größeren Bewegungsspielraum im Nacken hatte, wodurch er besser schlafen konnte. Er war leichter zu verstehen und konnte nun viel deutlicher S, R und CH sagen. Er nahm größere Bissen zu sich und konnte nun Joghurt, Kartoffeln, Pudding und Kuchen essen, ohne zu würgen oder zu spucken. Zuvor hätte er diese Nahrungsmittel laut seiner Mutter nicht vertragen.

Fall 3

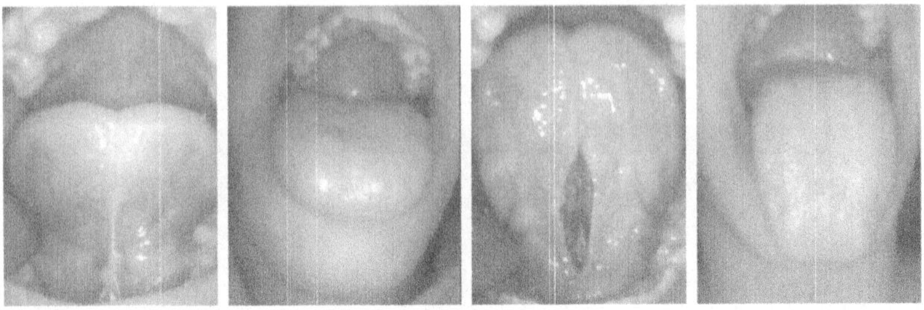

Elevation präoperativ — *Protrusion präoperativ* — *Elevation postoperativ* — *Protrusion postoperativ*

Dieses 11-jährige Mädchen benutzte Babysprache, stotterte, nuschelte und hatte Probleme mit TH- und L-Lauten. Als Baby hatte sie Schwierigkeiten beim Stillen, dockte schlecht an der Brust an, hatte Koliken und Probleme bei der Gewichtszunahme. Als sie begann, feste Nahrung zu sich zu nehmen, war sie sehr wählerisch und aß nur langsam. Sie klagte täglich über Nackenschmerzen und nächtliches Zähneknirschen (Bruxismus). Außerdem atmete sie gewohnheitsmäßig durch den Mund und hatte chronische Nasennebenhöhlenentzündungen. Ihr Gaumen war schmal und hatte einen hohen Bogen. Sie hatte ein posteriores Zungenbändchen der Klasse II nach Kotlow und konnte ihre Zunge bis kurz hinter die Lippen herausstrecken, aber nicht viel weiter.

Nach einem 20-sekündigen Eingriff, den sie gut und ohne Schmerzen absolvierte, hatten sich die Elevation und die Protrusion ihrer Zunge deutlich verbessert. Nach dem Eingriff berichtete ihre Mutter, dass sie leichter zu verstehen war und Sprachlaute von sich geben konnte, die sie zuvor nicht hatte geben können. Bemerkenswerterweise waren ihre Nackenverspannungen und Schmerzen sofort verschwunden. Bei einem Telefongespräch 3 Wochen nach dem Eingriff berichtete die Mutter, dass ihre Tochter deutlich besser sprechen und essen konnte. Sie nahm durchweg volle Mahlzeiten zu sich und hatte eine bessere Schlafqualität.

Fall 4

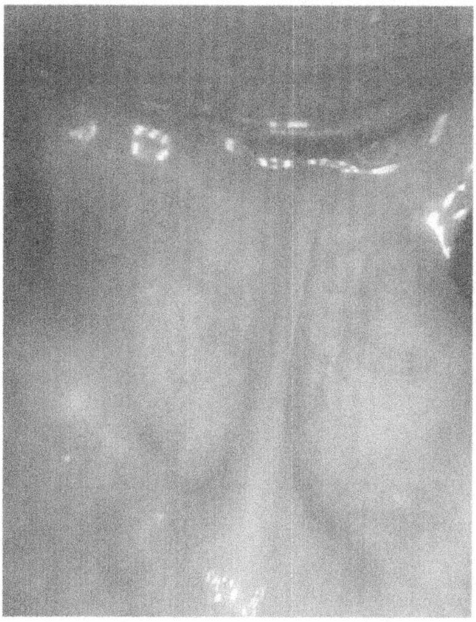

Elevation präoperativ

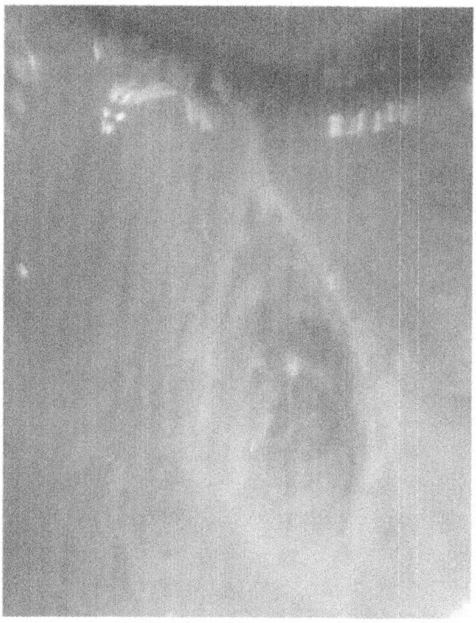

Elevation postoperativ

Ein 34 Monate alter Junge wurde überwiesen, weil er in der Sprachtherapie kaum Fortschritte machte. Er begann erst im Alter von 2 Jahren zu brabbeln und verfügte über etwa 30 Wörter, was auf eine Sprachverzögerung hinweist. Seine Sprache war für seine Eltern und Außenstehende schwer zu verstehen. Er stopfte sich das Essen in die Backen wie ein Eichhörnchen und hatte eine Vorgeschichte mit wiederkehrenden Ohrinfektionen. Sein posteriores Kotlow-Zungenbändchen der Klasse I war kaum sichtbar (s. Bild) und schien unbedeutend.

Da für die Anästhesie nur etwas Lidocain-Gel verwendet wurde, hatte er während des Eingriffs etwas Unbehagen, beruhigte sich aber danach sofort. Seine Zungenelevation verbesserte sich sofort, der Bereich fühlte sich weich und schwammig an und hatte eine normale Elastizität. Außerdem führte er 3 Wochen lang Dehnübungen durch. Beim einwöchigen Nachuntersuchungstermin berichtete seine Mutter, dass er nun fast den ganzen Tag brabbelte, neue Wörter sprach und sogar Wörter zu kurzen Sätzen zusammensetzte, wie z.

B. "Heb mich hoch", was er vorher nie getan hatte. Er begann auch, Tiergeräusche zu machen. Er schien insgesamt weniger frustriert und ein glücklicheres Kind zu sein. Obwohl seine Nahrungsaufnahme vor der Korrektur kein Problem darstellte, aß er jetzt viel mehr, schneller als zuvor und hamsterte auch kein Essen mehr in den Backen.

Fall 5

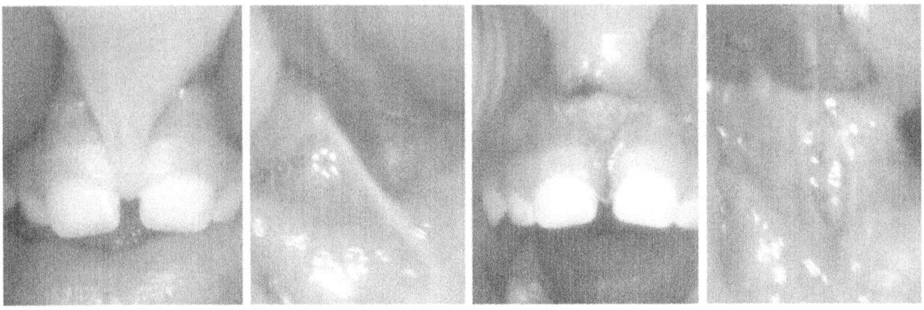

Ein 17 Monate altes Mädchen hatte Sprach- und Sprechverzögerungen. Sie begann mit 15 Monaten zu brabbeln und konnte nur wenige Wörter wie "Mama" und "Dada". Ihr Kinderarzt und ihr Magen-Darm-Spezialist empfahlen eine Untersuchung des oberen Magen-Darm-Trakts und einen Ösophagus-Breischluck mit Barium, da sie in der Vergangenheit immer wieder Verdauungs- und Schluckprobleme hatte, unter anderem häufiges Verschlucken von Flüssigkeiten. Als Baby konnte sie nur schlecht von der Flasche und an der Brust trinken, hatte eine geringe Gewichtszunahme, Reflux und Koliken. Das Stillen war für ihre Mutter sehr schmerzhaft. Die Mutter berichtete auch, dass es schwierig war, ihre oberen Zähne zu putzen, dass sie unruhig schlief und nachts häufig aufwachte. Sie wurde untersucht und es wurde ein signifikantes Lippenbändchen der Klasse IV nach Kotlow und ein posteriores Zungenbändchen der Klasse II nach Kotlow diagnostiziert. Betäubungsgel und einige Tropfen Lidocain wurden in das Lippen- und Zungenbändchen injiziert.

Das Lippenband wurde mit dem CO_2 -Laser bei einer durchschnittlichen Leistung von 1,45 W etwa 15 Sekunden lang gelasert, das Zungenband nur 5 Sekunden lang. Es wurde keinerlei

Sedierung angewendet. Es wurde eine sofortige Verbesserung der Mobilität und der Zungenelevation festgestellt. Ihre Mutter gab an, dass ihre Tochter unmittelbar nach dem Eingriff vier neue Wörter sagte: "Brudi", "Opi", "Saft" und "heiß". Am Tag des Eingriffs hörte sie auch auf, Flüssigkeiten zu verschlucken und zu spucken und es kam zu keinen weiteren Verschluckungs- oder Erbrechensanfällen. Ihre Mutter berichtete außerdem, dass sich die Qualität ihrer Stimme verbesserte und sie "lauter, klarer und nicht mehr so rau" war.

Diese echten Fälle sind ein Beleg für die funktionellen Probleme, die durch die anatomischen Einschränkungen von Zungenbändchen bei älteren Babys, Kleinkindern und Kindern verursacht werden. Bei den meisten Kindern tritt nach der Durchtrennung eine Verbesserung ein, aber manchmal dauert es mehrere Tage bis Wochen und die Hilfe einer intensiven Therapie, um die Kompensationen zu überwinden. In anderen Fällen tritt eine sofortige Besserung ein und die Kinder wissen instinktiv, was sie tun müssen und ihre Reflexe sind völlig intakt; nach der Durchtrennung erreichen sie schnell eine normale Funktion. Wir hoffen, dass diese Fälle weitere Kliniker zu weiteren Forschungen inspirieren werden. Bei Kindern mit posterioren Zungenbändchen kann es Jahre dauern, bis die Einschränkung erkannt wird. Es besteht die Hoffnung, dass immer mehr Kinder mit ähnlichen Symptomen identifiziert und untersucht werden und eine angemessene Behandlung erhalten, die ihnen hilft, diese lebensverändernden Defizite zu beheben, nicht nur bei der Nahrungsaufnahme und beim Sprechen, sondern auch bei anderen damit zusammenhängenden Problemen, wie wir später noch lesen werden.

Abschnitt 3: Sprache

Viele der gleichen Strukturen werden sowohl für das Sprechen als auch für die Nahrungsaufnahme verwendet, so dass es nicht überrascht, dass viele Kinder, die Probleme mit der Nahrungsaufnahme haben, auch Sprachfehler aufweisen. Für die Produktion von Sprachlauten ist die Koordination einer Vielzahl von oralen Strukturen zusammen mit einer ausreichenden Luftzufuhr erforderlich. Die Zunge ist das vielseitigste und am häufigsten verwendete Artikulationsorgan. Bei einem Zungenbändchen hat die Zunge einen eingeschränkten Bewegungsspielraum, was ihre Fähigkeit beeinträchtigen kann, verschiedene Stellen im Mund zu erreichen, um verschiedene Sprachlaute zu erzeugen. Der eingeschränkte Bewegungsspielraum kann auch die orale Resonanz beeinträchtigen, die ein wichtiger Bestandteil der Sprachproduktion ist. In diesem Abschnitt wird untersucht, wie die oralen Strukturen miteinander interagieren, um Sprache zu produzieren und wie ein Zungenbändchen die Beziehung zwischen diesen Strukturen beeinflussen kann.

KAPITEL 16

Wie entsteht Sprache?

Lauren Hughes, MS, CCC-SLP

Einführung

Die Erzeugung von Sprachlauten ist kompliziert. Strukturen im Mund, die sogenannten Artikulatoren, werden verwendet, um den Luftstrom zu lenken und Resonanz zu erzeugen. In der englischen Sprache gibt es 44 Sprachlaute (d. h. Phoneme). Alle 44 Laute werden durch unterschiedliche Kombinationen dieser Artikulatoren erzeugt. So werden z. B. die Laute D und G beide durch Pressen der Zunge gegen den Gaumen erzeugt, aber für jeden Laut werden andere Teile der Zunge und des Gaumens verwendet. Durch die Platzierung dieser Artikulatoren können Luftstrom und Resonanz verändert werden, so dass unterschiedliche Laute erzeugt werden. Das Sprechen ist eine der komplexesten feinmotorischen Funktionen des Körpers. In diesem Kapitel werden wir die Produktion von Sprachlauten genauer betrachten und die Strukturen identifizieren, die zur Erzeugung von Sprachlauten erforderlich sind. Im nächsten Kapitel werden wir uns eingehender mit der Frage befassen, wie sich ein Zungenbändchen auf die Produktion von Sprachlauten auswirken kann.

Als eine der anspruchsvollsten feinmotorischen Funktionen des Körpers erfordert die Sprachproduktion das Zusammenspiel mehrerer Systeme. Zu diesen Systemen gehören die Artikulation (Platzierung der Artikulatoren), die orale Resonanz (Manipulation des Luftstroms), die Intonation (Einsatz der Stimmbänder) und der Redefluss (Geschwindigkeit und "Flüssigkeit" der Sprache). Im Folgenden werden wir jedes dieser Systeme aufschlüsseln und näher erläutern.

Komponenten der Sprachproduktion

Artikulation

Laut dem *Oxford Living Dictionary*[62] wird Artikulation wie folgt definiert:

Merriam-Webster[63] definiert Artikulation als "die Aktion oder Art und Weise, in der die Teile an einem Gelenk zusammenkommen".

Das Wort "*Artikulation*" wird in der Medizin verwendet, um zu beschreiben, wie zwei Knochen zusammenkommen, um ein Gelenk zu bilden (z. B. Knie, Schulter, Ellbogen). Es wird auch im Bauwesen verwendet, um verschiedene Materialien (z. B. Ziegel, Beton) zu beschreiben, die auf eine bestimmte Weise zusammengefügt werden. Für unsere Zwecke und die wahrscheinlich häufigste Verwendung von "Artikulation" geht es darum, wie orale Strukturen zusammenkommen, um Sprachlaute zu erzeugen. Da wir nun wissen, dass "Artikulation" "zwei Teile, die zusammenkommen" bedeutet, müssen wir wissen, was diese "Teile" sind, wenn wir über die Sprachproduktion sprechen. Einige orale Strukturen sind statisch, während andere dynamisch (in Bewegung) sind. Zu den primären oralen Strukturen, die für die Artikulation verwendet werden, gehören:

Die Bildung eines Sprachlauts durch Verengung des Luftstroms in den Stimmorganen an einer bestimmten Stelle und auf eine bestimmte Weise.

» Alveolarfortsatz (statisch)
» Lippen (dynamisch)
» Zunge (dynamisch)
» Harter Gaumen (statisch)
» Weicher Gaumen (dynamisch)
» Zähne (statisch)
» Kiefer (dynamisch)

Jede Struktur spielt eine Rolle bei der Produktion von Sprache. Schauen wir uns diese oralen Strukturen genauer an, um zu sehen, wie sie funktionieren.

Alveolarfortsatz: Der Alveolarfortsatz oder -kamm ist der knöcherne Bereich des Ober- und Unterkiefers, in dem sich die Zahnfächer (Alveolen) befinden. Die kleine Erhebung, die Sie hinter Ihren oberen Frontzähnen fühlen können, heißt Papilla incisiva. Obwohl der Alveolarkamm statisch ist und sich nicht bewegt, ist die Papilla incisiva ein wichtiger Platz für die Zunge, um eine Vielzahl von Lauten zu erzeugen, einschließlich D, T, N und L. Sagen Sie die zuvor erwähnten Laute und achten Sie darauf, wie Ihre Zunge gegen die Papilla auf dem Alveolarkamm "klopft" oder auf ihm ruht.

Lippen: Die Lippen werden sowohl gemeinsam als auch getrennt eingesetzt, um verschiedene Sprachlaute zu erzeugen. Der Laut "F" wird zum Beispiel erzeugt, indem die oberen Zähne gegen die Unterlippe gedrückt werden, während "B" durch das Zusammenpressen beider Lippen entsteht. Sagen Sie das Wort "Bumm". Achten Sie darauf, wie sich Ihre Lippen zusammenpressen und runden, während Sie das Wort sagen.

Zunge: Die Zunge ist das vielseitigste und am häufigsten verwendete Artikulationsorgan. Sie wird bei jedem Sprachlaut in irgendeiner Weise eingesetzt. Für Laute wie B oder M ruht sie am Mundboden, um einen größeren oralen Resonanzraum zu schaffen. Die Zunge hebt und senkt sich, um verschiedene Vokallaute zu erzeugen.

Verschiedene Teile der Zunge berühren die Zähne, den Kieferkamm, den harten Gaumen und den weichen Gaumen, um verschiedene Konsonantenlaute zu erzeugen. Sprechen Sie die Laute G (wie "Gitarre"), T und CH (wie "Tschüß"). Achten Sie darauf, wie die verschiedenen Teile Ihrer Zunge mit den verschiedenen Bereichen Ihres Mundes interagieren.

Harter Gaumen: Der harte Gaumen ist das, was wir das "Dach des Mundes" nennen. Das ist die flache, knöcherne Struktur, die den größten Teil des Bereichs zwischen den oberen Zähnen ausfüllt. Er bildet auch den Boden der Nase. Der harte Gaumen ist statisch und bewegt sich nicht, spielt aber eine wichtige Rolle bei der Erzeugung der Mundresonanz für die Produktion verschiedener Laute. Je nach der Struktur des harten Gaumens können einige Sprachlaute schwer zu erzeugen sein oder verzerrt klingen. Bei Kindern und Erwachsenen mit einem zu kurzen Zungenbändchen ist der harte Gaumen oft hoch und schmal, weil die Zunge (beim Schlucken) eine falsche Ruhehaltung einnimmt.[64] Auch Babys mit Zungenbändchen werden mit einem hohen Gaumen geboren, weil die Zunge bereits beim Schlucken im Mutterleib eine falsche Haltung einnimmt. Stillen, Durchtrennen des Zungenbands, myofunktionelle Übungen, Gaumenexpander und funktionskieferorthopädische Apparaturen tragen zur Verbreiterung des Gaumens bei.

Weicher Gaumen: Der weiche Gaumen ist das weiche Areal nach dem harten Gaumen, das Luft aus der Nase in den Rachen bzw. die Luftröhre lenkt. Um Laute wie K und G zu sprechen, berührt der hintere Teil der Zunge den weichen und harten Gaumen. Der weiche Gaumen spielt außerdem eine wichtige Rolle bei der Produktion von Lauten wie M und N, die durch den Luftstrom in der Nase beeinflusst werden. Sagen SIe sich die Laute K (wie "Kick") und M laut vor. Sie sollten nun fühlen, wie sich der hintere Teil Ihrer Zunge bei "Kick" und der weiche Gaumen bei M anhebt.

Zähne: Unsere Zähne sind statisch und bewegen sich daher nicht während der Sprachproduktion, aber sie spielen eine Rolle bei der Mundresonanz. Sie haben das vielleicht schon bemerkt, wenn ein Kind einen Vorderzahn verliert und versucht, den S-Laut auszusprechen, oder wenn eine Person ihre Zahnprothese herausnimmt. Die Sprache klingt anders, als wenn alle Zähne an der richtigen Stelle sind. Die Zähne spielen auch bei Lauten wie TH (wie "this" oder "that") eine Rolle. Achten Sie bei diesem Laut darauf, wie Ihre Zunge an den Zähnen gleitet.

Kiefer: Der Kiefer wird bei allen Sprachlauten in irgendeiner Weise eingesetzt. Meistens bewegt er sich nach oben und unten, um eine weite oder enge Mundhöhle zu schaffen, um die Mundresonanz zu verändern und dient zur Stabilisierung, wenn die Zunge bewegt wird. Er sorgt auch für die Stabilität der Mundhöhle, wenn eine Person Sprachlaute zu Phrasen und Sätzen kombiniert. Sagen Sie die Wörter "autsch", "treffen" und "Kuchen". Achten Sie darauf, wie sich Ihr Kiefer bewegt, wenn Sie die verschiedenen Laute in den einzelnen Wörtern erzeugen.

Orale Resonanz

Die orale Resonanz wurde bereits mehrfach erwähnt, aber lassen Sie uns noch etwas ausführlicher darüber sprechen. Denken Sie an ein Segelboot. Wenn das Segel nur leicht in die eine oder andere Richtung bewegt wird, bewegt sich das Boot in eine andere Richtung. Ähnlich verhält es sich mit Artikulatoren. Die kleinste Bewegung eines Artikulators kann dazu führen, dass ein anderer Klang erzeugt wird. Man kann sich das auch so vorstellen, wie die Luft ein Auto umströmt, während es sich bewegt. Das Auto "verdrängt" die Luft und bewirkt, dass sie sich anders verhält, als wenn das Auto nicht da wäre.

Die orale Resonanz ist eine Kombination aus Luft, die ausgeatmet wird, und Artikulatoren, die diese Luft bewegen, um verschiedene Laute zu erzeugen. Die Produktion der einzelnen

Sprachlaute hängt von den Interferenzen ab, die durch Zunge, Lippen und Zähne entstehen. Sie wird außerdem durch die Mundöffnung (Kiefer) und die Form/Struktur des harten und weichen Gaumens beeinflusst. Wenn der harte Gaumen eine hohe Wölbung aufweist oder sich der weiche Gaumen nicht zum richtigen Zeitpunkt anhebt, kann ein Sprachlaut verzerrt oder eher wie ein anderer Sprachlaut klingen.

Intonation und Luftzufuhr

Eine weitere, komplexe Sache ist, ob ein Sprachlaut stimmhaft oder stimmlos ist. Ein stimmhafter Laut entsteht, wenn die Stimmbänder beim Vorbeiströmen der Luft zusammengepresst werden, während die Stimmbänder bei einem stimmlosen Laut ruhig und offen bleiben. Die Laute T und D beispielsweise werden auf die gleiche Weise erzeugt, indem man die Zunge gegen die Papilla incisiva drückt. Der einzige Unterschied bei der Erzeugung dieser beiden Laute besteht darin, ob die Stimmbänder benutzt werden oder nicht. Um dieses Konzept besser zu verstehen, machen wir eine praktische Übung. Legen Sie Ihre Hand auf Ihren Hals und sagen Sie die Wörter "tief" und "dumpf". Sie sollten eine Vibration in Ihrem Hals spüren, wenn Sie "dumpf" sagen, denn die Stimmbänder werden benutzt, um den D-Laut zu erzeugen. Sie können diese Übung mit Wörtern wie "bei" oder "gut" wiederholen. Bei "bei" und "gut" sollten Sie eine Vibration in der Kehle spüren, da die Stimmbänder für B und G verwendet werden.

Redefluss

Flüssiges Sprechen ist die Stockungsfreiheit und der Rhythmus der Sprache. Für die Zwecke dieses Buches sprechen wir über die Fähigkeit einer Person, schnell oder langsam zu sprechen und dabei eine flüssige Sprache beizubehalten. Wir haben gesehen, dass die Produktion eines einzigen Sprachlauts mehrere verschiedene Aktionen und Strukturen umfasst. Das Kombinieren von Lauten zu

Wörtern und Sätzen erfordert ein gewisses Maß an Koordination. Es ist schwierig, die notwendige Koordination aufrechtzuerhalten, wenn die oralen Strukturen nicht richtig funktionieren. Die Artikulatoren müssen sich frei bewegen können oder richtig geformt sein, um eine gute Koordination zu ermöglichen. Wenn sich zum Beispiel die Zunge nicht frei zu den verschiedenen Bereichen des Mundes bewegen kann, ist die Koordination eingeschränkt, was zu Abweichungen beim Sprechen führen kann, einschließlich Laut- oder Wortwiederholungen und einer langsamen Sprechgeschwindigkeit.

Häufige Artikulationsfehler

Im nächsten Kapitel werden wir uns mit Sprachlautstörungen befassen, die mit Zungenbändern zusammenhängen. Es folgt eine kurze Beschreibung der Arten von Sprachlautfehlern, damit wir im nächsten Kapitel weiter darauf eingehen können:

> *Substitutionen:* wenn ein Sprachlaut durch einen anderen Sprachlaut ersetzt wird. Übliche Substitutionen sind T für K, D für G und W für R. Zum Beispiel wird das Wort "Katze" zu "Tatze" oder "gut" zu "dut".
>
> *Verzerrungen:* Ein Sprachlaut wird durch etwas anderes als eines der 44 englischen Phoneme ersetzt. Einige Beispiele sind das S, das "matschig" klingt, oder das Lispeln.
>
> *Auslassungen:* wenn ein Sprachlaut in einem Wort fehlt. Ein Kind sagt vielleicht "gro" für "groß" oder "fen" für "offen".
>
> *Hinzufügungen:* Sprachlaute werden zu Wörtern hinzugefügt, wenn sie nicht dazugehören, z.B. "belau" statt "blau".

Zusammenfassung

Das Ziel dieses Kapitels war es, die Komplexität der Sprachproduktion und das System der Strukturen zu veranschaulichen, die zusammenarbeiten, um auch nur ein einziges Wort zu produzieren. Wenn eine orale Struktur nicht in angemessener Weise funktioniert, wird die Sprachproduktion schwierig. Im nächsten Kapitel werden wir erörtern, wie sich die strukturelle Anomalie eines Zungenbands auf die Sprachproduktion auswirken kann.

KAPITEL 17

Zungenbändchen und Sprache

Lauren Hughes, MS, CCC-SLP

Denken Sie an ein Kind, das einen Frontzahn verloren hat. Einige Sprachlaute werden sich bei diesem Kind anders anhören, bis der neue Zahn nachkommt. Dies ist eine kleine und vorübergehende strukturelle Veränderung, die den Klang der Sprache verändert. Was ist passiert, als Sie das letzte Mal erkältet waren? Ihre Stimme hat sich wahrscheinlich anders angehört, weil der Luftstrom zwischen Rachen und Nase durch Schleim oder Schwellungen blockiert war. In den wenigen Tagen, in denen Sie krank waren, funktionierten das Gaumensegel und die Atemwege nicht richtig, so dass Ihre Stimme weiterhin seltsam klang, bis sich der Schleim und die Schwellung wieder normalisierten.

Dies sind Beispiele für vorübergehende strukturelle Probleme, die die Sprachqualität beeinträchtigen. Zungenbändchen sind dauerhafte strukturelle Probleme, die die Sprachqualität beeinträchtigen können. Es gibt keine Hinweise darauf, dass ein Bändchen allein durch Übungen oder Therapien gedehnt oder verändert werden kann, so dass eine chirurgische Korrektur die einzige bekannte Behandlung für ein restriktives Zungenbändchen ist. Vor und/oder nach der Durchtrennung ist häufig eine logopädische Therapie erforderlich, um das Verhalten der Mundmotorik zu verändern und dem Kind beizubringen, wie es Sprachlaute richtig produziert. Die logopädische Therapie ist zwar ein wichtiger Teil des Prozesses, sie allein kann aber ein Zungenbändchen nicht verschwinden lassen. Daher ist es wichtig, dass ein Logopäde und der Behandler eng zusammenarbeiten, um die beste Versorgung für den Patienten zu gewährleisten.

Als mein Bruder und ich klein waren, haben wir die Schnürsenkel unseres Vaters zusammengebunden, als er ein Nickerchen gemacht hat. Normalerweise bemerkte er das, bevor er aufstand, aber ein- oder zweimal waren wir so raffiniert, dass er beim Aufstehen stolperte oder strauchelte (Kinder können gemein sein, nicht wahr?). Ein Zungenbändchen ist so ähnlich wie zusammengebundene Schnürsenkel.[59] Bei einem Zungenbändchen hat die Zunge Schwierigkeiten, sich unabhängig von anderen oralen Strukturen wie dem Kiefer zu bewegen oder die Stellen zu erreichen, an denen die Sprachlaute produziert werden (z. B. Alveolarkamm, weicher Gaumen). Mit den Informationen aus dem vorigen Kapitel im Hinterkopf wollen wir nun untersuchen, wie sich ein Zungenband auf die Sprachproduktion auswirkt und warum das Durchtrennen des Bands die Qualität der Sprache verbessern kann.

Komponenten der Sprachproduktion

Artikulation

Wie im vorangegangenen Kapitel erläutert, müssen bei der Artikulation mehrere orale Strukturen zusammenwirken. Die Zunge ist die wichtigste Struktur im Artikulationssystem. Wenn die Zunge in ihrer Bewegung eingeschränkt ist, hat sie Schwierigkeiten, die für die Lautbildung erforderlichen Stellen zu erreichen. Je nach Schwere und Ort der Restriktion ist eine Person möglicherweise nicht in der Lage, den Zungenrücken anzuheben, um die Laute K und G zu erzeugen oder sie hat Schwierigkeiten, ihre Zungenmuskeln zu koordinieren, um L und R zu bilden.

Orale Resonanz

Die orale Resonanz erfordert, dass die Mundhöhle eine bestimmte Größe und Form hat, je nachdem, welcher Ton erzeugt wird. Das Vorhandensein eines Zungenbands kann dazu führen, dass Sprachlaute verzerrt werden (siehe vorheriges Kapitel für eine Definition von Verzerrung). Diese Fehler folgen oft einem bestimmten Muster. So kommt es beispielsweise häufig vor, dass Kinder K und G durch T und D ersetzen. Verzerrungen können durch eine ungenaue Platzierung der Artikulatoren oder durch eine veränderte Mundresonanz verursacht werden. Haben Sie schon einmal Kinder gesehen, die vor einem Ventilator sitzen und Geräusche machen oder Wörter sagen? Sie lieben es, weil es albern und anders klingt als ihre "normale" Stimme. Ähnlich verhält es sich mit der oralen Resonanz. Wenn der aus der Lunge kommende Luftstrom anders gelenkt oder eingeschränkt wird, klingen auch die Laute, die eine Person produziert, anders. Ein Zungenbändchen kann die Zunge daran hindern, sich so zu bewegen, dass der Luftstrom richtig gelenkt wird.

Intonation und Luftzufuhr

Ein Zungenband wirkt sich zwar nicht direkt auf die Intonation oder die Luftzufuhr aus, aber es liegt auf der Hand, dass sie die Belastung der Sprachproduktion noch erhöht. Am liebsten bringen wir alle Einkäufe aus dem Supermarkt mit einem Gang ins Haus. Wir wissen, dass manchmal ein einzelner weiterer Gegenstand im Arm bedeuten würde, dass etwas oder gar alles herunterfällt. Ein Zungenbändchen oder eine andere Störung der Mundmotorik kann eine ähnliche "Überlastung" verursachen. Wenn eine Person sich darauf konzentrieren muss, ihre Zunge zu koordinieren, anstatt sich einfach der automatischen Bewegung zu überlassen, kann dies die Fähigkeit beeinträchtigen, sich auf die Intonation zu konzentrieren oder den gesamten Luftstrom effizient zu nutzen. Dies ist ein seltenes, aber mögliches Symptom für ein restriktives Zungenbändchen.

Redefluss

Für flüssiges Sprechen muss sich die Zunge effizient und reibungslos bewegen. Wenn die Zunge durch ein Zungenbändchen eingeschränkt ist, kann es sich anfühlen, als ob die Zunge durch ein Gewicht heruntergezogen würde. Denken Sie daran, wie sich Gewichte heben anfühlt. Wenn Sie etwas zu schwere Gewichte heben, bewegen sich Ihre Arme langsamer und beginnen vielleicht zu zittern. Wenn Sie Gewichte um die Handgelenke schnallen würden, wäre es schwieriger, feinmotorische Aufgaben wie Schuhe zu binden oder Schreiben zu erledigen. Die Gewichte würden Ihre Bewegungen einschränken und die Koordination beeinträchtigen. Ein zu kurzes Zungenbändchen kann die gleiche Art von Inkoordination und Ineffizienz verursachen, was wiederum zum Stottern führen kann. Wenn eine Person mit einem Zungenband schnell oder über längere Zeiträume hinweg sprechen muss, kann es sogar noch schwieriger sein, flüssig zu sprechen.

Beeinträchtigt ein Zungenbändchen die Sprache meines Kindes?

Nachdem wir nun darüber gesprochen haben, wie ein Zungenbändchen die Sprache beeinträchtigen kann, wollen wir uns nun einige sprachbezogene Symptome ansehen, die durch ein Bändchen verursacht werden können. Diese Liste ist keineswegs vollständig und Ihr Kind muss nicht alle Symptome aufweisen, obwohl ein Zungenband seine Sprache beeinträchtigt.[59]

- » Frustration mit Kommunikation
- » Schlechte Sprachverständlichkeit bei zusammenhängender Sprache (z.B. Phrasen, Sätze, Gespräche)
- » Ungewöhnliche Fehler (Z.B. häufige Verzerrungen oder andere ungewöhnliche Abweichungen)
- » Stottern
- » Langsames und/oder undeutliches Sprechen

» Apraxieähnliche Sprache:
  - Inkonsistente Sprachlaute (z.B. erst "Fis" für Fisch, dann "Zis" für Fisch)
  - Intonationsfehler (z.B. "Disch" für "Tisch" oder "Pett" für "Bett")
  - Falsche Betonung von Silben ("BürgerMEISTER" anstatt "BÜRGERmeister")

» Fehler bei Vokallauten

» Vermeidung bestimmter Wörter oder Sprechsituationen

» Sprachverzögerungen oder -störungen, insbesondere Fehler bei den folgenden Sprachlauten
  - K, G, and NG (z.B. **sing**en)
  - CH, SCH (z. B. Mat**sch**), J (z.B. **j**a)
  - TH (z.B. too**th** oder **th**ose)[10]
  - T, D, N, L, R, S, Z

Obwohl es wahrscheinlich ist, dass Ihr Kind ein zu kurzes Zungenbändchen hat, wenn mehrere dieser Symptome vorhanden sind (insbesondere bei Stillproblemen als Baby oder wenn Sie auch Fütterungs- und/oder Schlafprobleme feststellen), sollten Sie daran denken, dass es viele mögliche Ursachen für diese Fehler geben kann. Es ist wichtig, dass Ihr Kind von einem Sprachpathologen (SLP) untersucht wird, der Erfahrung mit Zungenbändchen, Störungen der Mundmotorik und Sprachklangstörungen hat. Der SLP kann die Ursache(n) der Sprachfehler feststellen und sicherstellen, dass alle Problembereiche bei Bedarf angegangen werden.

Ein Wort der Warnung zu den möglichen Ergebnissen einer Zungenbanddurchtrennung: Eltern und ihre Kinder bemerken in der Regel nach dem Eingriff eine gewisse Verbesserung beim Sprechen, Füttern oder Schlafen. Einige Familien beobachten jedoch nur minimale bis gar keine Veränderungen in diesen Verhaltensweisen, nachdem ein Zungenbändchen durchtrennt wurde. Begrenzte Ergebnisse sind zu erwarten, wenn die Durchtrennung unvollständig ist und noch restriktives Gewebe vorhanden ist. Eltern

10 Englischer Sprachraum

und medizinische Fachkräfte sollten auch die Möglichkeit anderer Ursachen in Betracht ziehen, die zum Fortbestehen der Symptome beitragen. Betrachten Sie das folgende Szenario:

> *Brittany ist eine wählerische Esserin und andere haben Schwierigkeiten, ihre Sprache zu verstehen. Ihre Ernährung beschränkt sich auf Lebensmittel wie Pizza, Pommes, Joghurt und Chicken Nuggets. Sie probiert nur sehr ungern neue Lebensmittel aus und reagiert oft sehr emotional, wenn sie aufgefordert wird, etwas Neues zu probieren. Als ihre Eltern ihr beim Sprechen genau zuhören, stellen sie fest, dass sie Laute wie T, D, K, G, SCH und S nicht aussprechen kann. Sie bringen sie zur Untersuchung zu einem SLP, der ein restriktives Zungenbändchen feststellt. Die SLP überweist Brittany an einen Kinderzahnarzt, der die Diagnose bestätigt und die Zungenbanddurchtrennung durchführt. Bei der einmonatigen Nachuntersuchung beim Zahnarzt ist Brittanys Sprache etwas klarer, aber ihre Essgewohnheiten haben sich nicht verändert. Beim nächsten Termin führt die SLP eine weitere Untersuchung der Mundmotorik durch und stellt Brittanys Eltern weitere Fragen zu den Sprach- und Ernährungssymptomen. Die Eltern berichten, dass der Morgen bei ihnen zu Hause oft ein Kampf ist, weil das Anziehen eine solche Tortur ist. Brittany ist es wichtig, dass ihre Socken genau richtig sitzen und alle Etiketten müssen von den Kleidungsstücken entfernt werden, bevor sie sie anziehen kann. Die SLP stellt fest, dass Brittany eine sensorische Verarbeitungsstörung hat, die dazu führt, dass sie bestimmte Nahrungsmitteltexturen ablehnt. Außerdem stellt sie fest, dass Brittany im Laufe der Jahre einige "schlechte Angewohnheiten" entwickelt hat, um die eingeschränkte Zungenbewegung zu kompensieren. Die SLP empfiehlt eine Behandlung für eine Fütterungs- und Mundmotorikstörung sowie eine Beschäftigungstherapie, um andere sensorische Bedürfnisse zu behandeln.*

Brittany hatte zwar ein zu kurzes Zungenbändchen, aber sie und ihre Familie sahen nach dem Eingriff keine unmittelbaren Ergebnisse, da es noch andere Faktoren gab. Die fortgesetzte Intervention der SLP und anderer medizinischer Fachkräfte half dieser Familie, Antworten zu finden, um Brittany bei der Entwicklung ihrer Fütterungs- und Sprachfähigkeiten zu unterstützen. Dieses Szenario bildet die Grundlage für das, was wir im weiteren Verlauf dieses Kapitels erörtern werden. Dazu gehören die Rolle der Logopädie bei der Durchtrennung des Zungenbands und das Vorhandensein kompensatorischer Strategien und beitragender Faktoren.

Logopädische Therapie: Vor und nach der Behandlung

Eine logopädische Therapie vor und nach einer Zungenbanddurchtrennung ist aus mehreren Gründen wichtig. Die Therapie vor dem Eingriff kann dazu beitragen, das Kind und die Familie auf den Eingriff und die Nachsorgeübungen vorzubereiten. Eltern und Kinder haben die Möglichkeit, alle vorgeschriebenen Dehnungen und Übungen schon einmal durchzuführen, damit sie sich mit dem Verfahren vertraut machen können, bevor eine Wunde im Mund vorhanden ist. Bei Kindern, die nicht wie vorgeschrieben an der Nachsorge teilnehmen, kommt es häufig zu einem Reattachement (Wiederanheftung), so dass eine Vorbehandlung die Häufigkeit verringern kann.

Ein Sprachpathologe sollte Ihr Kind begleiten und Empfehlungen für eine geeignete Behandlung nach dem Eingriff geben. Kinder mit leichten Störungen des Sprachlauts benötigen möglicherweise nur einige wenige Therapiesitzungen, um Sprachfehler zu korrigieren. Das Vorhandensein eines restriktiven Zungenbändchens kann jedoch zu anderen Problemen führen, die in der Sprachtherapie behandelt werden müssen. Bei diesen Kindern treten zusätzlich zu den Sprachfehlern häufig Störungen der Mundmotorik oder der Nahrungsaufnahme auf. Wenn das Zungenbändchen getrennt wird, können die Störungen der Mundmotorik und der Sprache leichter durch eine Sprachtherapie korrigiert werden. Es ist wichtig, daran zu denken, dass das Trennen des Zungenbands die Symptome eines Kindes nicht auf magische Weise heilen wird, aber es kann ein wichtiger Schritt auf dem Weg zu einer besseren Sprache sein.

Zusammenfassung

Das Vorhandensein eines restriktiven Zungenbändchens kann zu Sprachverzögerungen und -störungen beitragen. Je nachdem, wann das Zungenbändchen entdeckt und behandelt wird, haben die Kinder unterschiedlich starke Sprachsymptome. Manche Kinder haben kaum bis gar keine Symptome im Zusammenhang mit der Sprachproduktion, aber sie kompensieren die Einschränkung möglicherweise, indem sie Laute auf ineffektive Weise produzieren. Diese Kompensationen und strukturellen Veränderungen, die durch ein Band verursacht werden, wie ein hoher oder schmaler Gaumen, eine falsche Ruhelage der Zunge und andere, können später zu Problemen führen, wie Nacken- und Rückenverspannungen, Kiefergelenksbeschwerden und häufige Nebenhöhlenentzündungen. Nur weil ein Kind keine Sprach- oder Fütterungssymptome hat, heißt das nicht, dass das Zungenbändchen nicht durchtrennt werden sollte. Die Eltern sollten eng mit ihrem potenziellen Behandler, dem SLP und anderen Teammitgliedern zusammenarbeiten, um die beste Entscheidung für ihr Kind zu treffen. Unabhängig davon, ob nach dem Eingriff Verbesserungen zu beobachten sind oder nicht, sollten Sie daran denken, dass andere Faktoren zu den anhaltenden Sprach- oder Fütterungssymptomen beitragen können. Die Rücksprache mit einem SLP und anderen relevanten Teammitgliedern kann dazu beitragen, dass alle Bereiche, in denen Bedarf besteht, durch Sprachtherapie oder andere Unterstützung angesprochen werden.

KAPITEL 18

Forschung

In Studien zum Thema Zungenbändchen liegt der Fokus häufig auf der Altersgruppe der Säuglinge. Sicherlich ist das Stillen von entscheidender Bedeutung und das Trennen des Zungenbändchens kann das Stillen in erheblichem Maße beeinflussen, aber wenn Babys mit unbehandelten und bewegungseingeschränkten Zungen aufwachsen, kann eine ganze Reihe anderer Probleme auftreten. Wir brauchen Forschung, um unsere klinischen Entscheidungen für diese älteren Kinder zu treffen. Es gibt nur wenige Forschungsarbeiten zum Thema Füttern und Zungenbändchen, aber zum Glück gibt es einige von Experten begutachtete Artikel zum Thema Sprechen und Zungenbändchen.

Messner und Lalakea (2002)

Messner und Lalakea führten eine prospektive Studie an 30 Kindern mit Zungenbändchen (im Alter von 1 bis 12 Jahren) durch, um etwaige Unterschiede nach der Behandlung festzustellen.[65] Diese Studie umfasste auch Sprachbewertungen, die jedoch nicht standardisiert waren. Die Kinder wurden aufgefordert, nach dem Eingriff einen Monat lang Zungenübungen zu machen. 26 der 30 Kinder in dieser Studie wurden unter Vollnarkose behandelt und bei keinem der Kinder kam es zu chirurgischen Komplikationen. Die Studie umfasste eine Untergruppe von 21 Patienten, die sich vor dem Eingriff einer formalen Sprachbewertung unterzogen. Bei 15 dieser Patienten (71 %) stellten die Sprachpathologen fest, dass die eingeschränkte Beweglichkeit der Zunge zu Artikulationsfehlern führte. Eine kleinere Gruppe von 15 Kindern wurde vor und nach dem Eingriff von ihren SLPs (12 verschiedene Diagnostiker) untersucht und von diesen 15 Kindern wiesen 11 vor dem Eingriff Artikulationsstörungen auf. Neun dieser 11 Patienten verbesserten sich nach dem Eingriff - eine Erfolgsquote von 82 %. Bei den anderen beiden Patienten verbesserte sich zwar die Zungenbeweglichkeit, aber die Artikulation war immer noch schwierig. Einer der beiden Patienten war jedoch noch sehr jung und schwer zu beurteilen. Die Eltern bemerkten ebenfalls einen Unterschied in der Sprache ($p < 0{,}01$) und waren insgesamt sehr zufrieden mit dem Verfahren zur Durchtrennung des Zungenbands. Die Autoren weisen in ihrem Artikel auf mehrere Punkte hin:

» Die mögliche Protrusion (das Herausstrecken) der Zunge ist kein sicheres Kriterium, um zu beurteilen ob eine Durchtrennung des Zungenbands notwendig ist
» Der inter-inzisale Abstand (Anhebung der Zunge zum Gaumen bei geöffnetem Mund) ist ein besserer Test für eine mögliche Zungenrestriktion als die Zungenprotrusion alleine.
» Nach einer Durchtrennung des Zungenbands kann die Beweglichkeit und Artikulation erheblich verbessert werden.
» Betroffen sind die Sprachlaute S, T, D, Z, S, TH, N und L.
» Es ist schwer zu sagen, welche Kinder mit Zungenbändchen Sprachprobleme entwickeln werden.

Diese Ergebnisse und Empfehlungen sollten beachtet und in der klinischen Praxis umgesetzt werden. Wenn gesagt wird, dass Zungenbändchen die Sprache nicht beeinträchtigen, sollte man eigentlich sagen, dass Zungenbändchen nicht immer die Sprachartikulation beeinträchtigen. Wir haben Patienten mit sehr eindeutigen Zungenbändchen gesehen, die sich perfekt artikulieren konnten. Dennoch fällt es ihnen schwer, schnell und laut zu sprechen oder sie ermüden beim Sprechen, weil sie sich beim Sprechen sehr anstrengen müssen. Ein Zungenbändchen zu haben ist so, als würde man versuchen, mit einem Gummiband um die Beine zu laufen. Es ist möglich, aber es erfordert viel mehr Anstrengung.

Manche Kinder haben scheinbar Zungenbändchen, aber überhaupt keine Sprachprobleme. Wenn in diesem Fall Nachforschungen über sekundäre Sprach-, Fütterungs- und Schlafprobleme ohne Resultat bleiben, dann gibt es nichts zu tun: "Was nicht kaputt ist, soll man nicht reparieren!" Aber bei Kindern mit Sprachproblemen, insbesondere bei Kindern, bei denen die bekannten Zungenbändchenlaute auftreten und bei Kindern mit einer Vorgeschichte von Still- und Fütterungsproblemen sollten Zungenbändchen ganz oben auf der Liste der Differentialdiagnosen stehen. Ein verstecktes posteriores oder submuköses Zungenbändchen ist wahrscheinlich die Ursache. In diesem Artikel wird erwähnt, dass die Autoren eine Kontrollgruppe geplant hatten, aber alle Eltern zogen es vor, dass ihre Kinder die Eingriffe vornehmen lassen und nicht bis zu einem späteren Zeitpunkt warten. Eine möglicherweise fehlerhafte Schlussfolgerung, die in diesem Artikel erwähnt wird, betrifft die Sprachverzögerung. In dem Artikel heißt es, dass Zungenbändchen keine Sprachverzögerung verursachen; die Studie war jedoch nicht auf Sprachverzögerung ausgerichtet, so dass diese Aussage nicht evidenzbasiert ist. Bei Kindern mit Sprachverzögerungen und (posterioren) Zungenbändchen haben wir festgestellt, dass viele Patienten nach dem Durchtrennen der Bändchen zu brabbeln und zu sprechen beginnen, entweder am selben Tag oder innerhalb weniger Tage! Es gibt keine Veröffentlichungen, die diese Beobachtung stützen, aber der gesunde Menschenverstand legt nahe, dass Kinder, die Schwierigkeiten haben, Laute zu produzieren, wahrscheinlich davon abgehalten werden, Sprache zu benutzen.

> ***Nach einer Zungenbändchendurchtrennung kann die Beweglichkeit und Artikulation erheblich verbessert werden.***[65]

Ito et al. (2015)

Dieser Artikel von Ito et al. (2015) stammt von einer japanischen Forschergruppe und beschreibt 5 Kinder im Alter von 3 bis 8 Jahren, die einen Artikulationstest mit 50 Bildern auf Japanisch absolvierten und von einer Logopädin bewertet wurden.[66] Die Ergebnisse davor und danach wurden nach 1 Monat, 3 Monaten und 1 bis 2 Jahren verglichen. Es wurde festgestellt, dass die Kinder beim Sprechen Substitutionen (Aussprechen eines anderen Lautes anstelle des richtigen Lautes), Auslassungen (Auslassen eines Lautes innerhalb eines Wortes) und Verzerrungen (Lispeln, Nuscheln usw.) verwendeten. Die Kinder wurden in 4 Fällen unter Vollnarkose behandelt und 1 Fall wurde bereits in der Geburtsklinik geclippt. Die meisten Probleme betrafen die Laute S, T, D und R. Vier Patienten verwendeten vor dem Eingriff insgesamt 19 Substitutionen, die einen Monat nach dem Eingriff auf 10 und drei bis vier Monate danach auf 7 zurückgingen. Ein Patient ging sogar auf nur eine Substitution ein bis zwei Jahre nach dem Eingriff zurück. Fünf Auslassungen vor dem Eingriff verringerten sich auf 3 nach einem Monat, 2 nach 3 bis 4 Monaten und 1 bei nur einem Patienten 1 bis 2 Jahre nach dem Eingriff. Dies sind hoch signifikante Ergebnisse. Dreizehn Verzerrungen wurden bei 5 Patienten vor dem Eingriff beobachtet und diese Zahl verringerte sich auf 8 nach 3 bis 4 Monaten und auf 1 nach 1 bis 2 Jahren. Einer der 5 Patienten war für den gesamten Anstieg der Verzerrungen bei der 1. Nachuntersuchung verantwortlich. Bei allen anderen Patienten (80 %) verringerten sich die beobachteten Verzerrungen. In dieser Studie wurde ein standardisierter Artikulationstest verwendet, mit dem zwischen der Sprache des Kindes vor und nach dem Eingriff unterschieden werden konnte. Es wurde festgestellt, dass sich die Ersetzungen und Auslassungen relativ früh nach dem Eingriff verbesserten. Sie schlossen daraus, dass Verzerrungen, die weniger schwerwiegend sind als Substitutionen und Auslassungen, länger brauchen, um sich zu verbessern, aber dieses Ergebnis basierte auf einer Verschlechterung der Verzerrung bei einem Patienten. Es scheint, dass die Durchtrennung eines zu kurzen Zungenbands tatsächlich hilfreich ist und das Sprechen verbessert, aber so wie alle Kinder unterschiedlich sind, ist auch das Ausmaß, in dem es jedem Kind hilft, unterschiedlich.

Walls et al. (2014)

In dieser Studie wurden Krankenhausunterlagen von 3-jährigen Kindern untersucht, um festzustellen, ob Kinder, die bei der Geburt Zungenbändchen hatten und diese mittels Frenotomie behandelt wurden, besser sprechen als Kinder, bei denen dies nicht der Fall war. [67] Mit dieser Studie wurde versucht, die Frage zu beantworten: "Führt das Durchtrennen des Zungenbands bei einem Baby zu einer besseren Sprachentwicklung in der Zukunft?" Einundsiebzig Kinder, bei denen kurz nach der Geburt im Krankenhaus eine Frenotomie oder ein Clip vorgenommen wurde, bildeten die Gruppe der chirurgischen Eingriffe. Diese Gruppe wurde mit einer Gruppe von 15 Kindern verglichen, die ein Zungenbändchen, aber keine Frenotomie hatten und eine dritte Kontrollgruppe von 18 Kindern, die kein zu kurzes Zungenbändchen hatten. Die Ergebnisse dieser Studie zeigten, dass die Kinder, bei denen das Zungenbändchen bei der Geburt behandelt wurde, drei Jahre später bessere sprachliche Ergebnisse erzielten als die Gruppe der Kinder, bei denen die Zungenbändchen nicht durchtrennt wurden. Die Kinder, bei denen das Zungenband durchtrennt wurde, hatten die gleichen Sprachleistungen wie die Kinder, die nie ein zu kurzes Zungenbändchen gehabt hatten. Außerdem hatten die Kinder der Gruppe, deren Zungenbändchen nicht durchtrennt wurde, mehr Schwierigkeiten, mit der Zunge an ihren Zähnen entlang zu fahren, die Außenseiten ihrer Lippen abzulecken und Eis zu essen.

Dollberg et al. (2011)

This Diese Studie behandelte im Grunde die gleiche Thematik wie die vorherige, indem sie acht Kinder, deren Zungenbändchen im frühen

Kindesalter behandelt wurden, mit sieben Kindern verglich, deren Zungenbändchen nicht behandelt wurden bzw. acht Kindern, die nie ein zu kurzes Zungenbändchen aufwiesen.[68] Sie fanden heraus, dass die Kinder, deren Zungenbändchen im Säuglingsalter mit einer Frenotomie oder einem Clip behandelt wurden, weniger Sprachfehler machten als Kinder, deren Zungenbändchen nicht durchtrennt wurden. Die Gruppe der Kinder, denen das Zungenbändchen geclippt wurde, wies jedoch immer noch mehr Fehler auf als die Gruppe der Kinder, die keine Zungenbändchen hatten. Die Kinder mit Zungenbändchen hatten mehr Schwierigkeiten, ihre Zunge zu bewegen, als die Kontrollgruppe oder die Gruppe, die als Säugling behandelt wurde. Warum zeigten die Kinder, denen die Zungenbändchen getrennt wurden, weiterhin Sprachfehler? Die Autoren stellen die Hypothese auf, dass die Tiefe der Frenotomie oder des Clips bei diesen Kindern unzureichend gewesen sein könnte, so dass die Kinder immer noch eine Resteinschränkung der Zungenbeweglichkeit aufwiesen, die ihr Sprechen beeinträchtigte. Es ist wahrscheinlich, dass die Variabilität der Techniken, die zur Trennung des restriktiven Gewebes verwendet wurden, die Daten in dieser Studie verfälscht haben könnte. Es ist nicht ungewöhnlich, dass Säuglinge und ältere Kinder mit früheren Clips weiterhin Probleme haben, weil nicht tief genug geschnitten wurde. In diesem Fall ist in der Regel ein zweiter Eingriff erforderlich. In dieser Studie wurde eine kleine Stichprobe verwendet. Die Studie von Walls aus dem Jahr 2014 ersetzt diese Studie teilweise; es ist jedoch hilfreich, die Studie der Vollständigkeit halber mit einzubeziehen, da die beiden Studien den Weg für künftige Forschung in diesem Bereich ebnen. Da es sich um retrospektive Studien handelt und einige Kinder aus verschiedenen Gründen, die nichts mit der Forschung zu tun haben, nicht behandelt werden, stellt die Erhebung solcher Daten kein ethisches Dilemma dar.

Baxter und Hughes (2018)

Die veröffentlichte Fallserie, die in Kapitel 15 mit Fotos vorgestellt wird, zeigt Verbesserungen beim Sprechen und Füttern bei allen 5 Kindern, die eine Behandlung erhielten.[61] Viele weitere Fälle von Sprachverbesserungen sind zu finden. Die Autoren schlagen einen Paradigmenwechsel in der Betrachtung des Zungenbändchens vor, der ein "Spektrum oder Kontinuum und nicht nur einen einzelnen Krankheitszustand" umfasst. Alle Arten von Restriktionen sollten ausgeschlossen werden, wenn die zugrunde liegenden Symptome und die klinische Anamnese darauf hindeuten, dass eine Zungeneinschränkung wahrscheinlich ist. Das erste Erscheinungsbild kann irreführend sein, da einige Fasern unter der Schleimhaut verborgen sein können und weitere Untersuchungen erfordern. Diese Fallserie ist die erste, die einen Zusammenhang zwischen Zungenbändchen und Sprachverzögerung bei Kindern herstellt. Zwei der jüngeren Kinder (34 Monate und 17 Monate alt) hatten zusätzlich zu anderen Sprach- und Fütterungsproblemen erhebliche Sprachverzögerungen. Der ältere Patient begann unmittelbar nach der Behandlung, neue Wörter zu verwenden und Wörter zu kombinieren, was er zuvor nicht getan hatte. Die jüngere Patientin verdoppelte ihren Wortschatz noch am Tag des Eingriffs, sobald ihre Zunge frei beweglich war und sprach vier neue Wörter. Bemerkenswerterweise hörte sie auch auf, sich an Flüssigkeiten zu verschlucken und zu spucken, so dass keine weiteren medizinischen Tests mehr nötig waren, um die Ursache ihrer Schluckbeschwerden zu ermitteln. Der Artikel unterstreicht auch die Bedeutung eines teamorientierten Ansatzes, bei dem die Trennung des Zungenbands eine Ergänzung zur Sprachtherapie darstellt und diese nicht ersetzt.

> ***Zungenbändchen "sollten als ein Spektrum von Einschränkungen verstanden werden."[61]***

Die oben zusammengefassten Studien zeigen, dass das Trennen des Zungenbands bei Babys dazu beitragen kann, dass das Kind später normal sprechen lernt - und eigentlich ist dieses Konzept einfache Physik. Wenn der Mund eines Menschen zugenäht ist, wird er wahrscheinlich Schwierigkeiten beim Sprechen und Essen haben. Ähnlich verhält es sich, wenn ein Chirurg die Zunge eines Menschen an den Mundboden näht: Er wird Schwierigkeiten beim Sprechen haben (der Versuch, mit herunter gedrückter Zunge zu sprechen, kann ein Zungenbändchen simulieren!) Wie kann es widersprüchlich oder überraschend sein, dass sich Sprache und Nahrungsaufnahme verbessern, wenn eine bewegungseingeschränkte Zunge befreit wird? Leider behauptet Webb in einer systematischen Übersichtsarbeit zu diesem Thema aus dem Jahr 2013, dass es "keine eindeutigen Beweise dafür gibt, dass Ankyloglossie Sprachprobleme verursacht."[69] Aufgrund des Mangels an von Experten begutachteten Zeitschriftenartikeln in diesem Bereich kommt der Autor leider zu dem Schluss, dass das Argument des "gesunden Menschenverstands", dass die Sprache durch eine bewegungseingeschränkte Zunge beeinträchtigt wird, nicht stichhaltig ist. Webb behauptet, dass es mit der Zungenspitze nach unten statt in der normalen Position nach oben möglich ist, bestimmte Laute wie L oder TH zu artikulieren, aber die abnormale Zungenposition führt dazu, dass das Kind den Laut falsch ausspricht und bestärkt es, dies zu kompensieren, ohne die Auswirkungen auf seine Sprache zu bemerken. Die Artikulation ist nur ein Maß für das Sprechen und auch wenn ein Kind den Laut L aussprechen kann, bedeutet das nicht, dass es diesen Laut beim normalen, zusammenhängenden Sprechen auch richtig ausspricht. Das habe ich am eigenen Leib erfahren, als ich einmal versuchte, ein Sandwich mit "light" Soße zu bestellen, und stattdessen eines mit "white" Soße bekam - weil ich den L-Laut mit dem hinteren Teil meines Mundes erzeugte, der für die Bedienung wie ein W-Laut klang. Ich muss immer noch über jeden L-Laut nachdenken, den ich mache, um ihn richtig auszusprechen, und Apples Siri versteht immer noch einige L-Laute nicht, die ich mache.

Das Trennen des Zungenbands ist eine Ergänzung zur Sprachtherapie, kein Ersatz für die Therapie.

Die Studienlage ist unzureichend, aber das beweist keineswegs, dass die Sprache nicht beeinträchtigt wird oder dass sie sich nach der Trennung des Zungenbands im Säuglings- oder Kindesalter nicht verbessert. Es ist nur eine Frage der Zeit, bis Sprachtherapeuten, Kinderärzte und andere Fachkräfte des Gesundheitswesens den Unterschied bemerken, den ein behandeltes Zungenband für das Sprechen eines Kindes bedeuten kann. Die Sprache von behandelten Kindern kann sich sehr schnell verbessern, wenn ihre Zunge sich frei bewegen kann. Die Verfahren sind kein Wundermittel und die Verbesserungen treten nicht immer sofort ein, aber die Durchtrennung eines zu kurzen Zungenbands kann die richtige Sprachentwicklung unterstützen. Es handelt sich um ein medizinisch notwendiges Verfahren, das die Therapiezeit drastisch verkürzen und die Ergebnisse und die Lebensqualität vieler Kinder verbessern kann.

Abschnitt 4: Sonstige Themen

Eine bewegungseingeschränkte Zunge beeinträchtigt nicht nur das Stillen, Füttern und Sprechen, sondern auch viele andere Aspekte des Lebens. Einige dieser Körperfunktionen sind weitaus wichtiger als die oft erwähnte Unfähigkeit an einem Eis zu lecken, ein Blasinstrument zu spielen oder einen Zungenkuss zu geben,[70–72] obwohl diese auch wichtig sind! Viele scheinbar nicht miteinander zusammenhängende Probleme wie vergrößerte Mandeln und Polypen, wiederkehrende Ohrinfektionen, Atemstörungen im Schlaf, Zahnanomalien, Nackenschmerzen und Kopfschmerzen können die Folge eines zu kurzen Zungenbands sein. Erst vor relativ kurzer Zeit wurden die Zusammenhänge zwischen diesen Kopf- und Halsanomalien und einem zugrunde liegenden Zungenbändchen deutlich, so dass die Forschung in diesen Bereichen erst jetzt beginnt. Das Verständnis dieser Zusammenhänge kann Eltern und Ärzten helfen zu erkennen, worauf sie bei der Entwicklung betroffener Kinder achten müssen. Ein früheres Eingreifen dürfte dazu beitragen, einige der dramatischen kieferchirurgischen Eingriffe zu vermeiden, die bei diesen Kindern manchmal erforderlich sind. Darüber hinaus kann die Abfolge von Ereignissen wie Still-, Fütterungs- und Sprachproblemen sowie Nackenschmerzen, Kopfschmerzen, Schlafstörungen und schiefe Zähne, aufgehalten werden, bevor die Lebensqualität des Kindes (oder des Erwachsenen) beeinträchtigt wird.

KAPITEL 19

Tonsillen, Rachenmandeln und Eustachische Röhre

Viele Kinder mit Zungenbändchen atmen durch den Mund. Die Mundatmung bringt eine eigene Reihe von Symptomen mit sich und ist weithin als pathologisch anerkannt. Sie führt zu einer Gesichtshaltung mit offenem Mund und Veränderungen im Gesichtswachstum, die zu einem langen Gesicht führen können. [73,74] Wenn die Zunge in Ruhelage nicht wie gewünscht dem Gaumen anliegt, kommt es zu Schluckstörungen und der Gaumen wird nicht auf natürliche Weise erweitert. Der Gaumen wächst in eine V-Form statt in eine normale U-Form; meist ist dies auf ein zu kurzes Zungenbändchen zurückzuführen.[75] Die abgesenkte Position der Zunge begünstigt auch die Mundatmung gegenüber der Nasenatmung.

Wenn das Zungenbändchen eines Kleinkindes getrennt wird, beginnt die Zunge automatisch, höher am Gaumen zu liegen und die Mundatmung kann sich ohne zusätzliche Therapie bessern. Das Kleinkind atmet durch die Nase, schläft besser und wacht ausgeruhter auf. Ältere Kinder und Erwachsene müssen von einem Myofunktionstherapeuten trainiert werden, damit sie lernen, ihre Zunge nach jahrelangen schlechten Angewohnheiten und Kompensationen wieder an den Gaumen zu legen. Wenn der Gaumen nicht gedehnt wird, ist es viel wahrscheinlicher, dass ein Kind eine

Zahnspange benötigt und sogar bleibende Zähne (in der Regel Prämolaren) gezogen werden müssen, weil im unterentwickelten Oberkiefer nicht genügend Platz ist. Wenn das Stillen schwierig ist und stattdessen eine Flasche verwendet wird, wird das Problem noch verschärft, weil sich der Gaumen durch die fehlende natürliche Wirkung des Stillens nicht ausdehnt und nicht abflacht.[76] Viele Babys kommen mit einem hochgewölbten Gaumen zur Welt, weil sie in der Gebärmutter mit einer bewegungseingeschränkten Zunge geschluckt haben (bereits ab der 20. Woche). Auch weiche, moderne Ernährung hat viel mit der Entstehung schmaler Gaumenbögen zu tun, aber dieses Konzept gehört nicht in den Rahmen dieses Buches (siehe *The Dental Diet* von Dr. Steven Lin).[77]

Ein Zungenbändchen verhindert die normale Anhebung des mittleren und hinteren Teils der Zunge und das Langzeitergebnis ist ein Gaumen, der nicht normal ist. Wenn Muskel und Knochen gegeneinander antreten, gewinnt immer der Muskel. Die Zunge ist ein kräftiger Muskel und trägt dazu bei, den Gaumen zu formen und das Wachstum der Knochen in der Mundhöhle zu steuern. [78] Wenn die Zähne durchbrechen, hilft die Zunge ihnen, sich in die richtige Position zu bringen. Die Zähne bleiben in einer neutralen Zone zwischen den Lippen und der Zunge. Allein die Ruhekraft der Zunge reicht aus, um eine Zahnfehlstellung zu verursachen. Kieferorthopädische Kräfte, die sehr leicht sind, bewegen die Zähne und den dazugehörigen Knochen. Angewohnheiten, die bei einem kleinen Kind harmlos erscheinen, können zu unerwünschten Bissveränderungen, nicht idealen Mundfunktionen und Gesichtsveränderungen führen. Der Oberkiefer wird schmal und steht nicht so weit vorne wie normal, was bei mir der Fall war. Als Kind musste ich eine Gaumennahterweiterung bekommen, dann drei Zahnspangen und schließlich eine Kieferoperation, bei der mein Ober- und Unterkiefer gebrochen, voneinander getrennt und chirurgisch neu positioniert werden mussten. Ist ein Zungenbändchen der Grund für alle Kieferdiskrepanzen und Kieferoperationen? Wahrscheinlich nicht. Aber es kann zweifellos zu einer schlechten Zungenposition, Mundatmung und unnatürlichem Kieferwachstum beitragen. Außerdem können Schluckstörungen, orale Gewohnheiten und andere orale Kompensationen zu Kiefergelenksdysfunktionen und kraniofazialen Schmerzsyndromen beitragen, die in der Jugend beginnen und bis ins Erwachsenenalter andauern können.

Mundatmung kann verschiedene Ursachen haben, aber ein Zungenbändchen sollte als eine mögliche und weniger bekannte Ursache in Betracht gezogen werden. Die Nase ist für die Atmung gedacht, der Mund für die Nahrungsaufnahme. Mundatmung führt zu einer Reihe von Problemen, darunter Sauerstoffmangel, Hyposmie oder Anosmie (schlechter oder fehlender Geruchssinn) sowie Probleme beim Stillen und Füttern von Säuglingen und älteren Kindern. Mundatmung kann auch Stress verursachen und zu atypischen Muskelfunktionsmustern führen, was wiederum ein schlechtes Knochenwachstum zur Folge hat.[79] Sauerstoff ist zweifellos der wichtigste Nährstoff, den unser Körper benötigt. Chronischer Sauerstoffmangel kann zu chronischen Entzündungen im gesamten Körper führen.[80] Auch Allergien und Asthma verschlimmern sich bei chronischer Mundatmung.[81] Und schließlich wurde Mundatmung bei Tag und Nacht mit Ekzemen oder atopischer Dermatitis (Neurodermitis) bei Kindern in Verbindung gebracht.[82]

Ein ganz neuer Bereich der Zahnmedizin konzentriert sich jetzt auf die Behandlung der Atemwege und des "ganzen Menschen" statt nur der Zähne. Atemwegs-Kieferorthopädie betrachtet schiefe Zähne nicht nur aus kosmetischer oder zahnmedizinischer Sicht. Diese Zahnärzte wollen den Menschen besser aussehende Zähne geben und gleichzeitig die Atemwege erweitern, damit sie die Vorteile eines guten Muskeltonus, eines guten Luftstroms und eines guten Wachstums erfahren können. Sie erreichen dies, indem sie den Patienten helfen, gute Gewohnheiten wie Nasenatmung und die richtige Zungen- und Lippenhaltung zu entwickeln.[83]

Schlechte Atmung kann die allgemeine Gesundheit beeinträchtigen, aber was hat das mit Mandeln, Polypen und der Eustach'schen Röhre zu tun? Der Gaumen ist der Boden der Nasenhöhle. Wenn der Boden der Nasenhöhle aufgrund eines Zungenbändchens oder eines hochgewölbten Gaumens schmal ist,

ist die Nasenscheidewand wahrscheinlich schief, die Atemwege sind kleiner als normal und der nasale Luftstrom wird beeinträchtigt. Die Atmung kann so schwierig werden, dass das Baby beginnt, mit dem Mund zu atmen. Dieses Muster der Mundatmung kann sich während der gesamten Kindheit und bis ins Erwachsenenalter fortsetzen. Eine Karikatur eines Mundatmers ist in dem Film *Napoleon Dynamite* zu sehen. Die Hauptfigur hat ein längliches Gesicht und einen inkompetenten Lippenschluss (Lippen lassen sich auch bei geschlossener Zahnreihe nicht leicht zusammenbringen) und sein Mund steht offen, wenn er atmet. Wenn der nasale Luftstrom bei einer Person beeinträchtigt ist, kann dies ein Mikrotrauma der Polypen und Mandeln verursachen, das zu einer verstärkten Entzündung dieser Gewebe führt.[84] Dieses Trauma kann dazu führen, dass sich die Tonsillen vergrößern, wodurch ein Teufelskreis einer Atemwegsverengung in Gang gesetzt wird, der zu einer Verschlimmerung der Entzündung der Adenoide und Tonsillen führt, bis sie den Atemweg so stark behindern, dass eine Entfernung empfohlen wird. Nach Angaben örtlicher HNO-Ärzte werden heutzutage bei mehr Kindern die Mandeln aus Schlafgründen und wegen der Mundatmung entfernt als wegen Infektionen. Bei vielen Kindern mit nicht diagnostizierten Zungenbändchen wurden in der Vergangenheit bereits die Mandeln oder Polypen entfernt. Es gibt keine veröffentlichten Studien über die Häufigkeit von Kindern mit Zungenbändchen, denen bereits die Mandeln oder Rachenmandeln entfernt wurden, aber aufgrund von Erfahrungsberichten und aus eigener Erfahrung ist dies sehr häufig der Fall.

Wenn Polypen vergrößert sind, können sie die Öffnungen der Eustachischen Röhre in den Rachen blockieren. Kinder mit Zungenbändchen haben Schluckstörungen und eine eingeschränkte Zungenbeweglichkeit. Dies kann durch ein klassisches anteriores Zungenbändchen oder ein posteriores oder verstecktes Zungenbändchen verursacht werden. Wenn das Schlucken beeinträchtigt ist und die Zunge sich nur eingeschränkt heben kann, kann sich die Eustachische Röhre nicht normal öffnen und den Druck im Mittelohr ausgleichen. Der Hauptmuskel, der die Röhre öffnet, der Tensor veli palatini, hat bei einem abnormalen Schluckvorgang Schwierigkeiten, dies zu tun.[85] Wenn eine Person den Druck in den Ohren ausgleichen muss - z. B. in einem Flugzeug mit Druckausgleich oder in einem Aufzug in einem hohen Gebäude - kann das Kauen von Kaugummi, Gähnen oder Schlucken die Eustachische Röhre öffnen. Kinder mit Zungenbändchen haben damit Schwierigkeiten und leiden oft unter chronisch wiederkehrenden Ohrinfektionen, was zu einem häufigen Antibiotikagebrauch führt. Antimikrobielle Mittel können sich negativ auf das Darmmikrobiom und die Darmgesundheit auswirken und die Antibiotikaresistenz bei einem Individuum oder einer Population erhöhen. Auch die Flaschenfütterung kann eine Herausforderung für die Eustachischen Röhren darstellen. Die Zunge funktioniert in einer unnatürlichen Position, wenn ein Fremdkörper wie ein Flaschennippel in den Mund eingeführt wird.[85] Wenn die Zunge durch den künstlichen Sauger angehoben und zurückgedrückt wird, kann sie die Eustachische Röhre verlegen.[85] Daumenlutschen und Schnuller können die gleiche Zungenhaltung begünstigen und wenn die Zunge durch ein zu kurzes Zungenbändchen nach unten gehalten wird, fällt sie im Schlaf oft nach hinten. Wenn die Zunge den hinteren Rachenraum blockiert, kann sie die Atemwege in unterschiedlichem Ausmaß behindern und zu einer schlafbezogenen Atmungsstörung führen (siehe Kapitel 21). Sowohl die American Academy of Family Physicians als auch die American Academy of Pediatrics empfehlen, den Schnuller im Alter von 6 bis 10 Monaten abzusetzen, da ein erhöhtes Risiko für Ohrinfektionen besteht.[86]

> ***Wenn das Schlucken beeinträchtigt ist und die Zunge nur eingeschränkt angehoben werden kann, kann sich die Eustachische Röhre nicht normal öffnen und den Druck im Mittelohr ausgleichen.***

Einige Kinder, die wegen Zungenbändchen zur Untersuchung kommen, hatten bis zu 40 Ohrinfektionen und 3 Operationen für Paukenröhrchen! Nicht alle Kinder mit Zungenbändchen haben wiederkehrende Ohrenentzündungen, vergrößerte Mandeln und Polypen, aber sie treten sehr häufig auf. Tonsillektomien, Adenoidektomien und Myringotomien (Einsetzen von Paukenröhrchen) sind für die Familien eine physische, emotionale und finanzielle Belastung. Die Erholungsphase nach einer Tonsillektomie kann für Patienten jeden Alters sehr unangenehm sein. All diese Probleme müssen im Zusammenhang mit den unbekannten Risiken einer Vollnarkose für das sich entwickelnde Gehirn betrachtet werden. Daher erscheint es ratsam, Säuglinge bei der Geburt auf Zungenbändchen zu untersuchen. Es ist möglich, dass viele Entwicklungs- und Funktionsstörungen, die zu hohen Kosten im Gesundheitswesen führen, durch eine frühzeitige, korrekte Zungenbändchenlösung verhindert werden könnten.

KAPITEL 20

Schlafstörungen und Atemwegsprobleme

Nach Angaben der Zentren für Krankheitskontrolle und -prävention (Centers for Disease Control and Prevention) stehen die Amerikaner vor einer Epidemie von Schlafproblemen. Fünfunddreißig Prozent der Erwachsenen geben an, dass sie 7 Stunden oder weniger pro Nacht schlafen.[87] Viele Menschen leiden unter Schlafapnoe, Hypopnoe oder dem Syndrom des oberen Atemwegswiderstands und noch mehr Menschen schnarchen. Diese unterschiedlichen Störungen haben viel mit der Anatomie und Funktion der oberen Atemwege zu tun. Schnarchen, das früher bei Erwachsenen und Kindern lediglich als lästig und bei jüngeren Kindern sogar als niedlich galt, ist heute ein deutliches Zeichen dafür, dass mit dem Schlaf der betreffenden Person etwas nicht stimmt. Bruxismus oder nächtliches Zähneknirschen kann auch mit schlafbezogener Atmungsstörung und Schlafapnoe zusammenhängen. Früher dachte man, dass Zähneknirschen mit Stress zusammenhängt (und das kann auch der Fall sein), aber ein wahrscheinlicher Grund für nächtliches Zähneknirschen bei Kindern und Erwachsenen ist die Obstruktion der Atemwege. Wenn eine Person schläft und sich entspannt und die Atemwege aus irgendeinem Grund zu eng sind, lassen die Rachen- und Mundmuskeln zu, dass die Zunge die Atemwege blockiert. Häufige Gründe für einen

Platzmangel im hinteren Rachenraum sind Fettleibigkeit und enge Atemwege (z. B. aufgrund von Zungenbändern oder einer weichen, modernen Ernährung). Wenn die Atmung behindert wird, versucht der Körper, die Atemwege zu öffnen, indem er den Unterkiefer vorschiebt und mit den Zähnen knirscht oder sie zusammenpresst.[88,89] Diese Aktionen werden durch eine niedrige Sauerstoffsättigung ausgelöst.

Wissenschaftler wissen heute, dass das Gehirn während des Schlafs hart daran arbeitet, Erinnerungen zu konsolidieren und sich zu regenerieren. Wenn eine Person während der Nacht häufig aufwacht, weil der Körper sie durch einen Abwehrmechanismus weckt, um sie zum Atmen zu zwingen, dann leidet sie unter schlechter Schlafqualität. Bei der Entscheidung, ob man schlafen oder überleben soll, weiß der Hirnstamm, was zu tun ist und weckt die Person auf. Das Problem ist, dass eine Person, die nur teilweise aufgewacht ist, nicht merkt, dass sie geweckt wurde. Manchmal treten diese Episoden, die als "Mikro-Aufwachphasen" bezeichnet werden, mehrmals pro Stunde auf und verhindern, dass die Person jemals die tiefen Schlafphasen erreicht. Ohne eine Schlafuntersuchung bemerken sie möglicherweise nicht einmal, dass dieses Muster auftritt.

Wenn die Zunge durch ein zu kurzes Zungenbändchen nach unten gehalten wird, fällt die Zunge im Schlaf oft nach hinten und blockiert die Atemwege.

Bei Kindern kann schlafbezogene Atmungsstörung zu übermäßiger Tagesmüdigkeit und zu Symptomen führen, die ein Aufmerksamkeitsdefizitsyndrom (ADS) und eine Aufmerksamkeitsdefizit-Hyperaktivitätsstörung (ADHS) nachahmen. Einem Artikel zufolge könnten bei 81 % der Kinder, die schnarchen und an ADS leiden, die Symptome beseitigt werden, wenn ihre Schlafprobleme behandelt würden.[90] In einer neueren Studie wurde festgestellt, dass Kinder im Alter von 4 bis 5 Jahren mit ADHS häufiger als Kinder ohne ADHS aufgrund vergrößerter Polypen unter Schlafproblemen leiden. Bei älteren Kindern im Alter von 6 bis 11 Jahren war die Wahrscheinlichkeit höher, dass sie aufgrund vergrößerter Mandeln an ADHS und Schlafstörungen litten, da die Polypen in diesem Alter eher schrumpfen.[91] Die Forscher stellten außerdem fest, dass die Schlafstörungen und die ADHS-Symptome umso ausgeprägter waren, je schwerer die Hypertrophie war.[91] Die wiederholte Hypoxie und der niedrige Sauerstoffgehalt des Blutes aufgrund der Schlafapnoe beeinträchtigen die Gehirnfunktion und die wiederholten Mikro-Aufwachphasen verhindern einen erholsamen und entspannenden Schlaf. Die Forscher stellten fest, dass die Kinder mit ADHS später zu Bett gingen, schwerer einschlafen und durch den Mangel an qualitativem Schlaf mehr emotionale und kognitive Störungen aufwiesen.[91] Außerdem haben neuere Studien gezeigt, dass Kinder mit Schlafapnoe aufgrund einer verzögerten neuronalen Entwicklung oder beschädigter Neuronen weniger graue Substanz im Gehirn haben.[92,93] Kinder sollten zumindest auf Schlafstörungen untersucht werden (es gibt mehrere einfache Fragebögen, die validiert wurden) und idealerweise Schlafstudien unterzogen werden, bevor sie mit Medikamenten gegen ADS behandelt werden. Qualitativ hochwertiger Schlaf ist viel wichtiger, als wir bisher angenommen haben. .

Was hat ein Zungenbändchen mit Schlaf zu tun? Wie wir bereits gesehen haben, können ein zu kurzes Zungenbändchen und die niedrige Ruheposition der Zunge zu Mundatmung führen. Die Mundatmung verhindert, dass das Gehirn in die Tiefschlafphase gelangt; daher wachen Menschen mit Mundatmung nicht erholt auf. Kinder und Erwachsene bekommen zwar die richtige Menge an Schlaf, aber viele nicht die richtige Schlafqualität, die sie brauchen. Schnarchen aufgrund eines Widerstands der oberen Atemwege kann ein Warnzeichen für eine obstruktive Schlafapnoe oder eine schlafbezogene Atmungsstörung sein. Das Trennen des Zungenbands im Säuglingsalter in Verbindung mit dem Stillen kann dieses Phänomen verhindern, indem es dem Säugling hilft, einen

> ***Wenn die Atmung behindert ist, versucht der Körper, die Atemwege zu öffnen, indem er den Unterkiefer vorschiebt und mit den Zähnen knirscht oder sie zusammenpresst.***

breiten, flachen Gaumen und gut ausgeformte Nasengänge und Nebenhöhlen zu entwickeln. Die Mundhöhle eines Babys mit Zungenbändchen entwickelt sich in der Regel nicht optimal.[3] Die Kiefer sind klein und die Zunge wird nach hinten in den Rachen geschoben. Die Zunge sollte oben am Gaumen liegen und dazu beitragen, den Gaumen zu dehnen. Ist der Gaumen schmal und der Unterkiefer eingeengt oder zurückgedrückt, nimmt der Unterkiefer ebenfalls Platz in den Atemwegen ein. Wird er zurückgehalten, kann die Zunge nur noch nach hinten wandern, wodurch ein Teil der Atemwege verschlossen wird. In einer kürzlich durchgeführten Studie wurden ein schmaler Gaumen und ein verlängerter weicher Gaumen mit Zungenbändern in Verbindung gebracht.[64] Nach der vollständigen Trennung des Zungenbands schlafen die Kinder durchweg tiefer, schnarchen weniger, zeigen weniger Bewegungen und fühlen sich am Morgen erholter. Oft können sie sich auch besser konzentrieren und sind weniger hyperaktiv. Es ist faszinierend, dass ein winziger Strang Gewebe einen so dramatischen Einfluss auf die menschliche Physiologie und Lebensqualität haben kann.

Ein schmaler Gaumen führt zu einer Verringerung des Atemwegsvolumens in der Nasenhöhle. Mit einer Verringerung des Atemwegsvolumens erhöht sich der Luftstromwiderstand um die vierte Potenz. Mit anderen Worten: Durch einen halb so kleinen Atemweg kann die Luft beim Atmen 16-mal schlechter fließen. Die gute Nachricht ist, dass ein so einfaches Verfahren wie ein kieferorthopädischer Gaumenexpander das Volumen der Nasenhöhle vergrößern kann und es scheint, dass diese Veränderung dauerhaft ist. Dadurch verringert sich der Atemwegswiderstand und das Kind kann leichter durch die Nase atmen.[94] Die Tonsillektomie und die Adenoidektomie in Kombination mit der Oberkiefererweiterung scheinen bei der Verringerung der obstruktiven Schlafapnoe und der schlafbezogenen Atmungsstörung zu helfen. Die Vorteile der

> ***Kinder und Erwachsene bekommen zwar nachts die richtige Menge an Schlaf, aber viele nicht die richtige Schlafqualität.***

drei Verfahren sind additiv. Die Reihenfolge, in der die Verfahren durchgeführt werden, scheint nicht so wichtig zu sein wie die Tatsache, dass sowohl eine Erweiterung als auch eine Reduzierung des Lymphgewebes vorgenommen wird.[95]

Manchmal kann auch eine Kombination aus Zungenbanddurchtrennung und Oberkiefererweiterung (Gaumenexpander) oder einer Wachstumsapparatur für das Kind von Vorteil sein, obwohl die Forschung zu dieser Methode zur Verringerung der obstruktiven Schlafapnoe oder der schlafbezogenen Atmungsstörung fehlt. Anekdotische Hinweise und Erfahrungsberichte legen jedoch nahe, dass auch diese Methode funktioniert. Durch das Befreien der Zunge und die Erweiterung des Gaumens kann sich die Zunge aus den Atemwegen herausbewegen und im Gaumen ruhen. Außerdem wird das Nasenvolumen vergrößert (und damit der Widerstand des Luftstroms verringert), so dass das Kind durch die Nase atmen kann. Die Nasenatmung kann das durch die Mundatmung verursachte Mikrotrauma der Mandeln und Polypen verringern, wodurch die Mandeln und Polypen schrumpfen und in einigen Fällen eine Operation überflüssig werden kann.

Bettnässen ist eine häufige Erscheinung bei Kindern und schwierig zu handhaben. Häufig ist das Bettnässen auf einen Mangel an Tiefschlaf zurückzuführen. Kinder (und Erwachsene) mit schlafbezogener Atmungsstörung haben häufige Aufwachphasen oder Mikro-Aufwachphasen, die bei dem Kind Harndrang auslösen können. Schlafatmungsstörungen werden mit nächtlichem Bettnässen in Verbindung gebracht. Eine kürzlich durchgeführte systematische Überprüfung der Entfernung von Mandeln und Polypen ergab, dass sich das Bettnässen bei mehr als 60 % der Patienten verbesserte und bei 50 % die Symptome vollständig verschwanden.[96] Bei vielen Patienten, die unter Bettnässen leiden, kann eine einfache Durchtrennung des Zungenbands (die mit weniger Morbidität verbunden ist als eine Tonsillektomie) dazu führen, dass das Kind einen tieferen Schlaf erreicht und das Bettnässen aufhört - manchmal sogar noch in derselben Nacht. Die Entfernung von Tonsillen und Adenoiden, der Einsatz eines Oberkiefer-Expanders und die Trennung des Zungenbands können zusammenwirken, um die Schlafqualität und -quantität zu verbessern.

KAPITEL 21

Zahnmedizinische Fragestellungen

Zungen- und Lippenbändchen können bei Kindern jeden Alters und sogar bei Erwachsenen Zahnprobleme verursachen. Zu den Problemen können Zahnfleischrückgang, schwer zu reinigende Stellen, schiefe Zähne oder Zahnfehlstellungen gehören. Wie bereits erwähnt, können manchmal scheinbar unbedeutende Probleme wie Zähneknirschen oder Bruxismus ein Anzeichen für tiefergehende Probleme sein, z. B. Schlafstörungen und Beeinträchtigung der Atemwege. Der U.S. Surgeon General (vergleichbar mit dem Vorsitzenden einer behördlichen chirurgischen Arbeitsgruppe bzw. Gesundheitsausschusses eines Landes) hat die Öffentlichkeit bekanntlich darauf aufmerksam gemacht, dass der Mund ein "Spiegel der allgemeinen Gesundheit und des Wohlbefindens" ist und die wichtige Rolle hervorgehoben, die die Zahngesundheit für die Gesundheit des übrigen Körpers spielen kann.[97] Mit der Zunahme von Forschung und klinischem Wissen wird diese Aussage mehr denn je bestätigt. In diesem Buch wird ein Beispiel für diesen Grundsatz erörtert, da viele scheinbar nicht miteinander zusammenhängende Probleme von diesem "kleinen Strang unter der Zunge" beeinflusst werden.

Lippenbändchen und Diastemata (Lücken zwischen den Zähnen)

Das erste und offensichtlichste zahnmedizinische Problem im Zusammenhang mit restriktivem oralem Gewebe, in diesem Fall einem Lippenband, ist ein Diastema, d. h. eine Lücke zwischen den Vorderzähnen. Ein Lippenband kann eine Lücke zwischen den oberen Frontzähnen verursachen, ein Zungenband kann eine Lücke zwischen den unteren Frontzähnen verursachen. Die Tendenz, eine Lücke zwischen den Vorderzähnen entstehen zu lassen, ist häufig erblich bedingt und wird als dominantes Gen von Generation zu Generation weitergegeben, da der gleiche Prozess, der zu einem Lippenbändchen führt, häufig auch ein Diastema verursacht.

Ein dickes, restriktives Lippenband kann auch dazu führen, dass Nahrung oder Milch in der Tasche zwischen der Lippe und den Zähnen stecken bleibt, was bei Säuglingen und Jugendlichen zu Karies führt.[53] Die Karies beginnt zunächst als weißer Strich auf dem Zahn in der Nähe des Zahnfleischsaums und verwandelt sich dann in einen weißen Fleck, bis schließlich der Zahnschmelz durch den Kalziumverlust so weich ist, dass die Oberfläche bricht und ein Loch oder eine Kavität hinterlässt. Diese Erscheinung tritt sehr häufig bei Patienten auf, deren Eltern nicht wissen, dass ihr Kind ein zu kurzes Lippenbändchen hat. Ein Lippenbändchen kann Schmerzen verursachen, wenn die oberen Vorderzähne geputzt werden (am häufigsten bei Kleinkindern) und die Zahnbürste auf das Lippenbändchen trifft. Wenn ein Elternteil die Lippe anhebt, um beim Zähneputzen zu helfen, kann der Zug an dem Band das Kind ebenfalls schmerzen. In jedem Fall ist es für die Eltern schwieriger, die Zähne des Kindes zu putzen, was zusammen mit der Tatsache, dass sich Nahrung neben den Vorderzähnen festsetzt, das Kind einem erhöhten Kariesrisiko aussetzt.

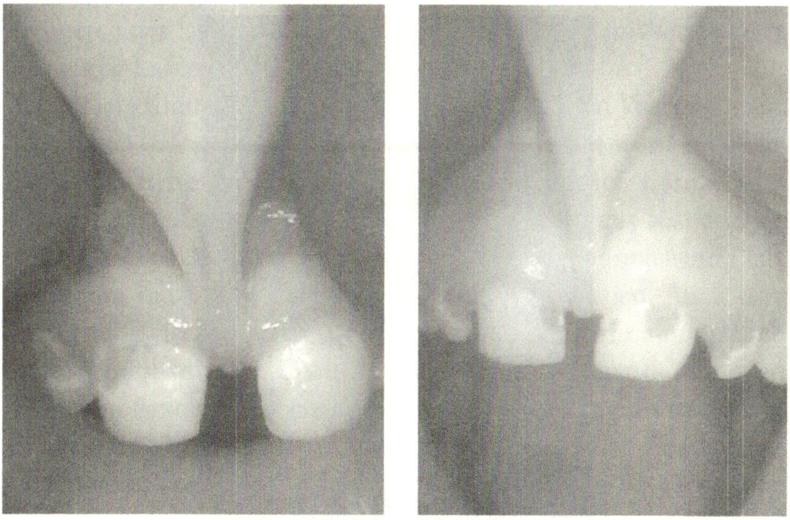

Ein Lippenbändchen erschwert das Zähneputzen und hält Nahrung und Flüssigkeiten an den Zähnen fest, wodurch das Kind einem erhöhten Kariesrisiko ausgesetzt ist.

In manchen Fällen rät der Arzt den Eltern, sich keine Sorgen um ein Lippenbändchen zu machen, weil Kinder oft hinfallen und das Bändchen einreißen, so dass sie sich selbst eine Frenektomie zuziehen. Dieser Rat hört sich zwar zunächst hilfreich an, aber wenn dies tatsächlich passiert, blutet es stark, was Eltern und Kind erschreckt. Zudem wird das Gewebe zwischen den Zähnen nicht entfernt, was zu einer unvollständigen Trennung führt. Leider gilt dieser Ratschlag auch für Zungenbändchen, denn es wird behauptet, dass das Kind hinfallen und das Zungenbändchen zerreißen kann (oder dass es sich dehnen wird). Es ist praktisch unmöglich, ein Zungenbändchen bei einem Sturz zu zerreißen, da es hinter den Zähnen verborgen ist und den Eltern zu raten, beide Erkrankungen durch ein künftiges Trauma zu behandeln, ist bestenfalls wenig hilfreich.

Notwendigkeit einer Zahnspange (zumindest bei einem Diastema) einschränken, ist aber keine Garantie. Bei älteren Kindern ist das Trennen des Lippenbands mit einem Laser ein einfaches Verfahren, das nur minimale Beschwerden verursacht, die leicht mit Ibuprofen oder Paracetamol kontrolliert werden können.

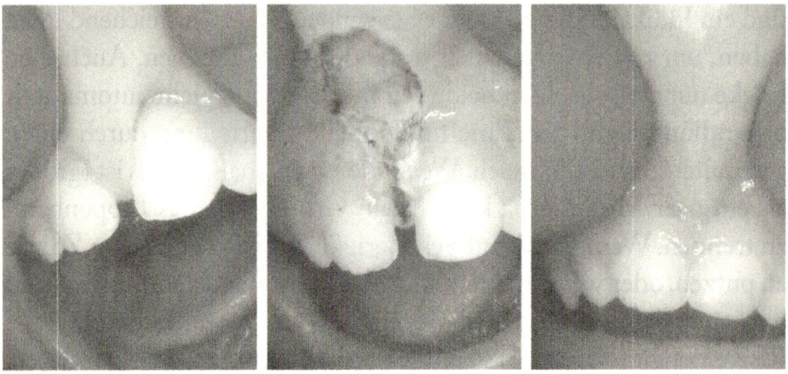

Signifikanter Lückenschluss, wenn er vor dem Durchbruch der primären Eckzähne durchgeführt wird.

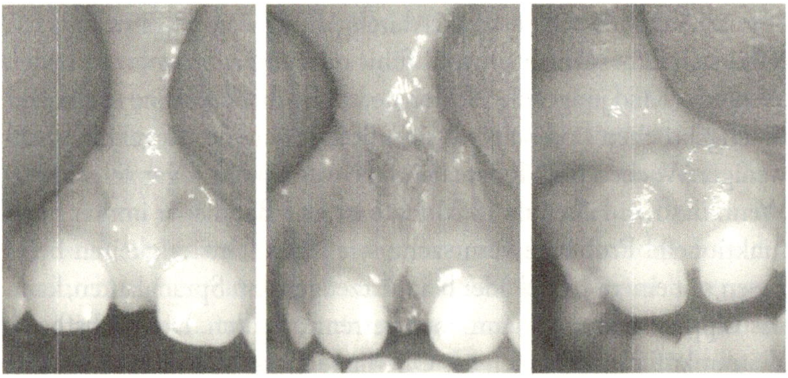

Deutlich erleichterte Mundhygiene und signifikanter Lückenschluss nach der Laserentfernung des Lippenbands.

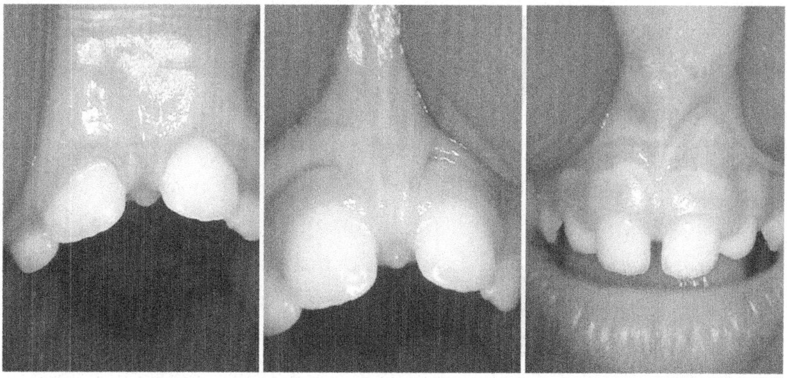

Dickes Bändchen, das Schwierigkeiten beim Zähneputzen verursacht (links), Weißwerden des Bändchens auf Zug (Mitte) und sechs Monate nach der Behandlung (rechts). Die Patientin hatte eine verbesserte Lippenbeweglichkeit, leichteres Zähneputzen, einen deutlichen Lückenschluss und keine Narbenbildung. Der Rest der Lücke sollte sich schließen, wenn die bleibenden Zähne durchbrechen.

Manche Zahnärzte ziehen es vor, dass die Eltern warten, bis die Zahnspange des Kindes entfernt ist, bevor sie das Bändchen trennen lassen. Dies ist eine überholte Empfehlung, die auf einem Vorschlag eines Kieferorthopäden vom Anfang des 20. Jahrhunderts basiert. Der am häufigsten genannte Grund, mit der Entfernung des Bändchens so lange zu warten, findet sich bei Bishara (1972). Er vertritt die Meinung, dass "es besser scheint, die Lücken so früh wie möglich kieferorthopädisch zu schließen und dann den chirurgischen Eingriff vorzunehmen."[98] Bei dieser Empfehlung handelt es sich jedoch ausschließlich um die Meinung dieses Arztes, die sich nicht auf Belege stützt. Die Befürchtung war, dass sich durch die Freilegung des Bändchens Narbengewebe bilden und das Zusammenschieben der Zähne behindern könnte. Seither hat sich gezeigt, dass sich die Zähne nach einer Frenektomie innerhalb weniger Wochen bis Monate von selbst zusammenschieben, ohne dass ein kieferorthopädischer Eingriff erforderlich ist. Kürzlich konnte Dr. Kotlow erreichen, dass diese wenig hilfreiche Empfehlung, mit dem Trennen des Lippenbändchens bis zum Durchbruch der bleibenden Zähne zu warten, aus den evidenzbasierten Behandlungsrichtlinien der

American Academy of Pediatric Dentistry gestrichen wurde. Obwohl manchmal befürchtet, gibt es keinen Grund zu der Annahme, dass das Lösen des Lippenbands zu einem "gummy smile"[11] bei einem Patienten führt, der sonst keines hätte. Durch das Trennen des Lippenbands wird die normale Lippenruheposition des Kindes oder die Position der lächelnden Lippe meist nicht verändert. Stattdessen erhalten sie eine größere Chance auf normale Beweglichkeit und Funktion und oft kann die Lücke geschlossen werden, ohne dass eine Zahnspange erforderlich ist.

Die Lücke zwischen den oberen Zähnen schließt sich oft von selbst, wenn sie 2 mm breit oder kleiner ist. In diesen Fällen können die Eltern mit dem Trennen der Bänder warten, wenn es keine anderen funktionellen Probleme oder Schwierigkeiten bei der Mundhygiene gibt. Wenn die Kinder älter sind und die bleibenden Schneidezähne durchbrechen, d. h. im Alter zwischen 7 und 9 Jahren, können solche Bänder erneut überprüft und getrennt werden, falls der Eingriff erforderlich ist. Häufig ist der Eingriff bei dieser Patientengruppe nicht erforderlich und den Eltern wird geraten, die Entwicklung der Kinder abzuwarten. Jeder Fall sollte individuell behandelt werden und es sollte nach den besten zu diesem Zeitpunkt verfügbaren Forschungsergebnissen und klinischen Erkenntnissen entschieden werden, was für das jeweilige Kind am besten ist.

Der beste Zeitpunkt für den Eingriff, um einen Lückenschluss zu erreichen, ist vor dem 18. Lebensmonat oder wenn die bleibenden Zähne durchbrechen. - Larry Kotlow, DDS[17]

Zähneknirschen (Bruxismus)

Früher ging man davon aus, dass Zähneknirschen mit dem Stress im Leben eines Kindes oder seiner Eltern zusammenhängt. Je mehr Stress, desto mehr Knirschen. Sicherlich kann dies zutreffen und

11 Erscheinungsform eines Lächelns, das sehr viel Zahnfleisch im Oberkiefer zeigt und gemeinhin als wenig ästhetisch empfunden wird

Knirschen kann manchmal eine Folge von erhöhtem Stress sein. Nächtliches Zähneknirschen, auch Bruxismus genannt, kann jedoch auch ein Warnzeichen für andere Ursachen sein. Nach neueren Erkenntnissen kann nächtliches Zähneknirschen tatsächlich ein Anzeichen für eine schlafbezogene Atmungsstörung sein, die im vorigen Kapitel behandelt wurde. Dies könnte mit einem Zungenbändchen zusammenhängen, da das Zungenbändchen den Zungengrund nach unten drückt, anstatt der Zunge zu erlauben, ihre normale Ruheposition am Gaumen einzunehmen. Wenn sich die Muskeln des Körpers im Schlaf entspannen, kann die Zunge nach hinten fallen und die Atemwege blockieren, was zu Atembeschwerden führt. Es wird angenommen, dass das Gehirn dann das Zähneknirschen auslöst, um das Kind (oder den Erwachsenen) in einen leichteren Schlafzustand zu versetzen und dass es auch den Unterkiefer vorschiebt, um die Atemwege zu öffnen und die Atmung zu erleichtern.

Bruxismus ist oft ein Warnzeichen.

Zahnfleischrückgang

Zahnfleischrückgang (Rezession) ist ein häufiger Befund bei Patienten mit einem Zungenband, kann aber auch bei Lippen- und Wangenbändern auftreten. Die starken Muskeln der Zunge, der Lippen oder der Wangen ziehen im Laufe der Zeit am Zahnfleisch und üben eine traumatische Kraft aus, die dazu führt, dass sich das Zahnfleischgewebe langsam von den Zähnen zurückzieht und die Zahnhälse frei liegen lässt. Rezessionen finden sich häufig an den Innenseiten der unteren Schneidezähne bei Zungenbändern, an den Außenseiten der unteren Schneidezähne oder an den Außenseiten der oberen Schneidezähne bei Lippenbändern oder an den Eckzähnen oder Prämolaren bei bukkalen Bändern. Sobald die Frena entfernt und die traumatischen Kräfte gemildert sind, erholt sich das Gewebe und die Rezession wird geringer, aber oft bleiben die Defekte

verstärkt, wenn sie mit einer myofunktionellen Therapie kombiniert wird, die dazu beiträgt, das Gleichgewicht zwischen der orofazialen Muskulatur und der Ruheposition der Zunge wiederherzustellen. Eine Zungenbändchendurchtrennung in Kombination mit einer myofunktionellen Therapie kann dazu beitragen, einen Rückfall in kieferorthopädischen Fällen zu verhindern (d. h. eine erneute Zahnspange zu benötigen), und kann auch in chirurgischen kieferorthopädischen Fällen von Nutzen sein.

Bei der kieferorthopädischen Behandlung handelt es sich um ein System aus Zahnspangen und Brackets, mit denen in bestimmten Bereichen der Zähne und des Kiefers anhaltende Kräfte ausgeübt werden, um die Zähne im Laufe der Zeit zu bewegen. Sie werden benötigt, wenn ein Ungleichgewicht zwischen den Kräften der Zunge, der Lippen und der Wangen sowie Wachstumsdiskrepanzen bei den Kieferknochen bestehen, die zu wenig Platz für die Zähne bedeuten oder einen Engstand der Zähne fördern. Die meisten Kinder mit Zungenbändchen kommen mit einem hohen Gaumen zur Welt. Dies ist weder für die Zähne noch für die Atemwege gut. Da der Gaumen den Boden der Nasenhöhle bildet, ist bei diesen Kindern die Wahrscheinlichkeit größer, dass die Nasenscheidewand abweicht, die Atemwege verengt sind, die Nasennebenhöhlen beeinträchtigt sind und der Widerstand der Nasenluftwege zunimmt, was zu einer verstärkten Mundatmung führt, was die Probleme noch verschlimmert.

Ein hochgewölbter Gaumen eines Babys flacht sich oft von einer V-Form zu einer normalen U-Form ab, wenn das Zungenbändchen getrennt und richtig gestillt wird. Flaschennahrung bietet nicht dieselben Vorteile, wie die Arbeit von Dr. Brian Palmer zeigt.[76] Ein V-förmiger Gaumen bietet nicht genug Platz für den Zahnbogen, um alle Zähne aufzunehmen. Deshalb brechen sie schief oder übereinander durch oder es gibt nicht genug Platz, um überhaupt durchzubrechen (impaktierte Zähne wie Eckzähne oder Weisheitszähne). Bei Kindern mit sehr wenig Platz und starkem Engstand müssen oft die Prämolaren (kleine Backenzähne) gezogen werden. Diese Extraktionen können das Atemwegsproblem verschlimmern und zu weiteren Atemproblemen in der Zukunft führen. Es ist besser, das Ziehen von bleibenden Zähnen zu vermeiden, denn ein kleinerer Zahnbogen führt zu Atemproblemen, die wiederum zu weniger Sauerstoff im Körper führen. Dies hat weitreichende Auswirkungen, die weit über gerade Zähne hinausgehen. Expansions- und Wachstumsapparaturen sind in den meisten Fällen eine bessere Lösung als das Ziehen von Zähnen. Die meisten Menschen, die Gaumenexpander benötigen, habenein zu kurzes Zungenbändchen. Viele Patienten, die eine Kieferchirurgie benötigen, weisen ein zu kurzes Zungenbändchen auf. Kieferorthopädische Eingriffe gehören zu den höchsten Kosten, die bei der Erziehung eines Kindes anfallen. Viele Familien können sich eine Zahnspange nicht leisten, die im Vergleich zu Nahrung, Kleidung und Unterkunft als Luxus angesehen wird.[12] Aus der Perspektive der Vermeidung künftiger Morbidität und teurer Korrektureingriffe wie Kieferorthopädie und Kieferchirurgie kann die Zungenbändchendurchtrennung als das gesehen werden, was sie ist: ein enorm kosteneffektives, lebensverbesserndes Geschenk.

12 In den USA ist ein Großteil der medizinischen Eingriffe privat zu zahlen, eine eventuell vorhandene Krankenversicherung deckt diese Kosten nicht. In Deutschland werden die Kosten für medizinisch notwendige Intervention im Bereich Kieferorthopädie von den Krankenkassen meist zumindest teilweise getragen.

Räumen, Chemikalien wie Glyphosat (Unkrautvernichtungsmittel), Toxine, Flammschutzmittel und verarbeitete oder genetisch veränderte Lebensmittel, die in unseren Körper gelangen, was zu einer Zunahme von Autismus, Diabetes, Krebs, Autoimmunproblemen und auch Zungenbändchen führt. Aber auch hier gilt, dass die Wissenschaftler gerade erst lernen, welche Auswirkungen unsere moderne Umwelt auf unseren Körper hat und dass weitere Forschungen erforderlich sind.

Die sozialen und psychologischen Auswirkungen von restriktivem Gewebe

Die scheinbar unbedeutenden Symptome, die sich bei einem Zungenbändchen ergeben, können erstaunlich weitreichende Probleme verursachen, einschließlich psychischer und zwischenmenschlicher Probleme.

Ein Kind, das wir in unserer Praxis behandelten, hatte das dickste Zungenbändchen, das ich je gesehen hatte. Das Kind hatte Karies an vielen Zähnen, sprach nur wenig und gedämpft und war sehr schüchtern. Ich stelle mir vor, dass ihn jedes Mal, wenn er sprach, jemand fragen musste: "Was hast Du gesagt?" oder dass er offensichtlich nicht verstanden wurde, so dass er sehr introvertiert wurde und nichts sagte. Nachdem wir sein Zungenbändchen getrennt hatten, sahen wir seinen Bruder ein paar Monate später zur Routineuntersuchung. Sein Bruder berichtete, dass er seit dem Eingriff wie ausgewechselt war! Er ist jetzt gesprächiger, insgesamt aufgeschlossener und spricht deutlicher.

Die Diagnose von Zungenbändchen gestaltet sich ähnlich [der des Autismus], und dies ist wahrscheinlich auf eine Kombination aus erhöhtem Bewusstsein und erhöhter Prävalenz zurückzuführen.

Ein Mädchen, das sein ganzes Leben lang einen Sprachfehler hatte, kämpfte darum, von seinen Freunden in der Softballmannschaft verstanden zu werden. Die sozialen Interaktionen eines Mädchens in den Teenagerjahren können die Art und Weise, wie es über sich selbst denkt, für ein ganzes Leben verändern. Ihr Vater bemerkte einen Monat nach ihrer Zungenbanddurchtrennung, dass ihre Softballtrainer über seine Tochter sagten, dass sie glücklicher wirkte und mehr mit den anderen Kindern interagierte. Er bemerkte auch, dass andere Kinder die Erwachsenen um sie herum nicht mehr ständig fragten: "Was hat sie gesagt?" Er sagte: "Es ist keine Übertreibung zu sagen, dass die Behandlung ihrer Zunge ihr Leben verändert hat."

Kürzlich erzählte eine Großmutter von einem Jungen in ihrer Klasse, der vor über 60 Jahren wohl an einem zu kurzen Zungenbändchen litt. Sie sagte, dass die Lehrer ihn vor der Klasse sprechen ließen, damit er mehr redete und um seine Schüchternheit zu überwinden; leider waren sowohl die Lehrer als auch die anderen Schüler gemein zu ihm. Obwohl er intelligent war, wurde er verspottet und ausgegrenzt, weil die Kinder wussten, dass er nicht gut sprechen konnte. Als er ein Teenager war, beging er Selbstmord, so die Großmutter, weil er wegen der Sprachschwierigkeiten aufgrund des Zungenbands so schlecht behandelt und abgelehnt worden war. Die psychischen Auswirkungen auf Kinder und Erwachsene mit Zungenbändchen wurden stark verharmlost und die oft gesehenen sozialen Vorteile der Behandlung (und die möglichen schädlichen Auswirkungen der Nicht-Behandlung) sollten mit den Patienten und ihren Eltern besprochen werden.

Kinder werden für alle Arten von Ernährungsproblemen (wählerisches Essen, langsames Essen, Schmatzen oder Essen mit offenem Mund), Sprachprobleme (Nuscheln und so genannte Babysprache) und Schüchternheit verantwortlich gemacht, um ihre Ess- und Sprachprobleme zu verbergen. Sogar psychische Probleme wie Depressionen, ADS, ADHS und Bettnässen können mit Zungenbändchen zusammenhängen, wie wir gesehen haben. Diese Probleme umfassen noch nicht einmal die psychischen Probleme, die Mütter im Zusammenhang mit dem Stillen haben, wie z. B. das Gefühl, bei etwas versagt zu haben, das ihrer Meinung nach ganz natürlich sein sollte, oder postpartale Depressionen oder posttraumatische Belastungsstörungen (PTBS), weil man durch das eigene Baby beim Stillen wiederholt verletzt wurde (und man sich schuldig fühlt, weil man sich so fühlt). Oft bricht die Mutter

KAPITEL 23

Myofunktionelle Therapie

Paula Fabbie, RDH, BS, COM und
Lorraine Frey RDH, LDH, BAS, COM, FAADH

Das folgende Kapitel ist ein Auszug aus der in Kürze erscheinenden Publikation der Autoren, The Miracle of Orofacial Myofunctional Therapy: Ein unverzichtbarer Leitfaden für Eltern mit Informationen, Quellen und leicht umsetzbaren Strategien.

Sie fragen sich vielleicht, warum Sie noch nie von der orofazialen myofunktionellen Therapie gehört haben. Das liegt vor allem daran, dass die Öffentlichkeit immer noch weitgehend uninformiert ist, dass es diese Therapie gibt. Derzeit gibt es einen Mangel an gut ausgebildeten medizinischen Fachkräften, die sich mit orofazialen myofunktionellen Dysfunktionen (OMD) auskennen und wissen, wie sich diese Störungen auf Schlaf, Atmung, Kauen, Schlucken, Wachstum und Entwicklung, Verhalten, Schulleistungen und einige Sprachprobleme auswirken können. Darüber hinaus gibt es einen Mangel an qualifizierten und erfahrenen Therapeuten, und wir ermutigen diejenigen, die qualifiziert sind, die notwendigen Aus- und Weiterbildungsmöglichkeiten zu nutzen, um diesen wachsenden Bedarf zu decken.

Fachleute aus dem Gesundheitswesen und Eltern interessieren sich immer mehr für ganzheitliche Lösungen dieser Probleme. Derzeit gibt es jedoch nur sehr wenige Fachschulen, die die Grundlagen zur Erkennung und Behandlung dieser Störungen anbieten, obwohl die Nachfrage nach dieser Therapie immer größer wird.

Experten sind sich einig, dass eine frühzeitige Behandlung bessere Ergebnisse bei weniger Kosten produziert. Eltern sind sehr an diesen Informationen interessiert und äußern mitunter Frustration und Enttäuschung darüber, dass die OMD ihres Kindes nicht früh genug behandelt wurde. Unser Ziel ist es, Eltern dabei zu helfen, OMDs zu erkennen, zu erfahren, wann sie Hilfe suchen sollten, Ressourcen zur Verfügung zu stellen und die Eltern in die Lage zu versetzen, gut informierte Entscheidungen über die Gesundheit ihres Kindes zu treffen.

Die Geschichte der myofunktionellen Therapie: Wie hat sich die myofunktionelle Therapie entwickelt?

Die orofaziale myofunktionelle Therapie, oder OMT, wie sie allgemein genannt wird, geht auf die frühen 1900er Jahre zurück. Ein bedeutender Artikel mit dem Titel "Übungen zur Entwicklung der Gesichtsmuskulatur im Hinblick auf die Steigerung ihrer funktionellen Aktivität" wurde 1918 veröffentlicht.[106] Der Autor, Alfred Paul Rodgers, ein Oralchirurg, beschrieb die myofunktionelle Therapie und die richtige Positionierung der Zunge in der Mundhöhle, um das Kieferwachstum, die Nasenatmung und das Aussehen des Gesichts zu verbessern.

In den 1960er Jahren leistete der Kieferorthopäde Walter Straub mit OMT-Übungen Pionierarbeit, um die Umschulung eines atypischen Schluckmusters zu unterstützen. Seit den 1960er Jahren bis heute hat das Interesse an der orofazialen myofunktionellen Therapie erheblich zugenommen. Evidenzbasierte Forschungsarbeiten von pädiatrischen Schlafexperten kommen zu dem Schluss, dass die OMT eine praktikable Behandlungsoption ist und sie befürworten und fördern dieses Wiederaufleben.

In einer großen mehrjährigen Studie, die 2012 abgeschlossen wurde, kam die Epidemiologin Karen Bonuck zu dem Schluss, dass

Schnarchen, obstruktive Schlafapnoe und Mundatmung bei Kindern im Alter von 6 Monaten bis 7 Jahren zur Morbidität neurologischer Verhaltensstörungen beitragen, einschließlich eines stark erhöhten Risikos für ADHS, Verhaltensprobleme mit Gleichaltrigen und erhöhter Aggression und Angststörungen.[107]

In der Zeitschrift *Sleep* kommen die Stanford-Forscher Camacho et al. im Jahr 2015 nach einer systematischen Überprüfung zu dem Schluss, dass die OMT die Schlafapnoe bei Erwachsenen um etwa 50 % und bei Kindern um 62 % verbessert. Die Forscher stellten außerdem fest, dass die myofunktionelle Therapie auch bei anderen OSA-Behandlungen (Behandlungen der Obstruktiven Schlafapnoe) hilfreich sein könnte.[108]

Zahnärzte und Kieferorthopäden sind sich der Schäden bewusst, die durch orofaziale myofunktionelle Störungen verursacht werden. Zu diesen Störungen gehören Daumen-, Finger- und Objektlutschen, Nägelkauen, Lippenlecken und -beißen, Zungenstoßen, Kieferstoßen, übermäßiges Sabbern, schlampiges Essen und Kauen mit offenem Mund, falsches Schlucken, Abneigung gegen Nahrungsmittel und Texturen, Zähnepressen, Zähneknirschen und Mundatmung.

Neue Erkenntnisse deuten darauf hin, dass hinter Zungenstoßen, nicht-nutritivem Saugen und schlechter Ruhehaltung viel mehr steckt. Pädiatrische Schlafexperten befassen sich mit dem ungünstigen Wachstum von Gesicht und Kiefer, das sich auf die oberen Atemwege auswirkt. Diese falschen Ruhelagen und schädlichen Gewohnheiten können bei der Entwicklung von schlafbezogenen Atemstörungen und obstruktiver Schlafapnoe eine Rolle spielen. Laut den pädiatrischen klinischen Leitlinien sollte das Schnarchen eines Kindes immer untersucht werden. Eine Familienanamnese von obstruktiver Schlafapnoe (OSA) und störendem Schnarchen findet sich häufig bei Kindern, die diese Symptome aufweisen."[109]

Die Autoren des Buches *Contemporary Orthodontics* schreiben: "Aufgrund des raschen Wachstums von Kindern in den Jahren des Milchgebisses scheint es, dass die Behandlung von Kieferdiskrepanzen durch Wachstumsmodifikation bereits in einem sehr frühen Alter erfolgen sollte. Bei einer Behandlung im Alter von 4 bis 6 Jahren, wenn

Mandibula (Unterkiefer)

- Tendenz des Kiefers, sich nach links, rechts oder vorne zu bewegen
- Kiefer, die nicht zusammenpassen
- Kopfschmerzen/Gesichtsschmerzen
- Kiefer, die scheinbar nicht zusammenpassen
- Klicken, Knacken oder Geräusche
- Klingeln im Ohr
- Mund kann nicht weit geöffnet werden
- Plötzliche Veränderung des Bisses
- Übermäßiges Kaugummikauen
- Übermäßiges Aufstützen auf die Hände zur Unterstützung der Körperhaltung

Atmung tagsüber

- Hörbare Atmung
- Mundatmung vorherrschend beim Sprechen, Essen und bei täglichen Aktivitäten oder beim Konzentrieren
- Große Mandeln und Rachenmandeln, die die Atemwege blockieren

Schlaf

- Schnarchen
- Geräuschvolles Atmen
- Knirschen oder Zusammenpressen der Zähne
- Beobachtete Apnoe (wenn das Kind aufhört zu atmen)
- Schwitzen
- Wiederkehrende Albträume
- Bettnässen
- Unruhiger Schlaf oder übermäßige Bewegung
- Offene Mundhaltung
- Überstreckte Nackenhaltung
- Schwierigkeiten beim Aufwachen am Morgen
- Tagesschläfrigkeit oder Reizbarkeit
- Stimmungsschwankungen und Verhaltensprobleme
- Hyperaktivität und kognitive Probleme

Angewohnheiten

- Daumenlutschen/Ziffernlutschen/Objektlutschen
- Nägelkauen/Nagelhäutchenbeißen
- Hände oder Gegenstände im Mund
- Lippen lecken, an den Lippen saugen, auf die Lippen beißen
- Neigung, auf allem herum zu kauen
- Mundatmung
- Nasenpopeln
- Popeln an der Haut, Ziehen an den Haaren
- Augenbrauen/Wimpern zupfen
- Beißen der Haut
- Häufiges Räuspern
- Husten ohne weitere Krankheitsanzeichen
- Kieferknacken
- Nackenrollen
- Knöchelknacken
- Deckensaugen
- Übermäßiges Kaugummikauen

Mit diesem Wissen empfehlen wir Eltern, die oben genannten Symptome frühzeitig und angemessen unter Anleitung erfahrener und entsprechend geschulter Kliniker anzugehen.

Was ist orofaziale myofunktionelle Therapie?

Die orofaziale myofunktionelle Therapie umfasst die richtige Positionierung der Zunge, um die Funktion und den Tonus der Mund- und Gesichtsmuskeln zu verbessern, die Nasenatmung zu fördern und die kraniofaziale und orale Ruhestellung zu verbessern. Aufgrund aktueller Forschungsergebnisse und zahlreicher Studien, die von Stanford-Forschern und anderen durchgeführt wurden, wird die myofunktionelle Therapie immer mehr zu einem integralen Bestandteil eines multidisziplinären Ansatzes bei der Behandlung von Atemproblemen während des Schlafs sowie zu einem Bestandteil der kieferorthopädischen Behandlung, um eine optimale kraniofaziale

Entwicklung zu fördern und kieferorthopädische Rückfälle zu verhindern.

Ich glaube, mein Kind hat eine OMD... was kann ich tun?

Am besten wenden Sie sich an Ihren Kinderzahnarzt, Kinderarzt, HNO-Arzt, Schlafmediziner oder Lungenfacharzt. Viele medizinische und zahnmedizinische Studiengänge beginnen damit, ein Screening auf diese Probleme in ihr Curriculum zu integrieren.

Welcher Zusammenhang besteht zwischen OMD und oralen Angewohnheiten?

Die American Academy of Pediatric Dentistry hat 2013 Leitlinien entwickelt, die Zahnärzten helfen sollen, bei zahnärztlichen Untersuchungen Entscheidungen über praktische und rechtzeitige Informationen über die oralen Gewohnheiten eines Kindes zu treffen. Dazu gehören das Lutschen an Fingern und Gegenständen, Bruxismus (Zähneknirschen), Zungenstoßen und Nägelkauen, die behandelt werden sollten, bevor eng stehende oder schiefe Zähne und/oder ein schlechter Biss sowie ein unerwünschtes Gesichtswachstum korrigiert werden. Wir raten dazu, Patienten mit diesen Angewohnheiten zu behandeln oder für eine entsprechende Behandlung zu überweisen, unabhängig davon, ob der Patient 2 oder 14 Jahre alt ist. Die Verbesserung der Zahnstruktur trägt zu einem besseren Biss, einer korrekten Mundfunktion und einem schönen Gesicht und Lächeln bei. Das Ergebnis ist, dass ein Kind mit harmonischen Gesichtszügen und einem gut funktionierenden Gebiss aufwächst. Ihr Zahnarzt oder Facharzt für Kinderzahnheilkunde sollte gemäß diesen Leitlinien auf diese oralen Angewohnheiten hin untersuchen.

Nasenatmung versus Mundatmung... gibt es da einen Unterschied?

Ja, und der Unterschied ist erheblich. Um mit dem Mund zu atmen, muss der Mund offen sein und die Zunge tief liegen. Diese dysfunktionale Mundhaltung der Lippen und der Zunge fördert eine Vielzahl von Wachstums- und Entwicklungsproblemen bei Kindern sowie allgemeine Gesundheitsprobleme. Einfach ausgedrückt: Wenn die Zunge nicht wie gewohnt am Gaumen ruht und ein Kind durch den Mund atmet, wird die kraniofaziale Entwicklung negativ beeinflusst. Bei Kindern mit gestörter Zungenruhelage und Mundatmung ist die Wahrscheinlichkeit größer, dass ihre Zähne eng stehen, ihre Kiefer zu klein sind, ihre Zunge nicht genügend Platz hat, ihre Mandeln und Polypen zu groß sind, sie Zahnfleischentzündungen und Karies bekommen und sie ein langes Gesicht haben. Außerdem haben sie ein höheres Risiko für eine Vielzahl von Gesundheitsproblemen wie Allergien, Asthma und Atembeschwerden im Schlaf, einschließlich obstruktiver Schlafapnoe. Außerdem bietet die Nasenatmung zahlreiche gesundheitliche Vorteile, die die Mundatmung nicht bietet.

Beim Atmen durch die Nase wird die Luft gefiltert, um Partikel und Allergene zu entfernen, und die Luft wird erwärmt und befeuchtet. Die Nasennebenhöhlen produzieren ein Gas namens Stickstoffmonoxid, einen starken Vasodilatator, der sowohl für Bakterien als auch für Viren tödlich ist, wenn die Luft durch die Nase eingeatmet wird. Stickstoffmonoxid erleichtert auch die Sauerstoffaufnahme aus dem Blut, so dass Mundatmer ihrem eigenen Blut weniger Sauerstoff zuführen als Nasenatmer.

Welche Anzeichen können darauf hindeuten, dass mein Kind im Schlaf Probleme mit der Atmung hat?

Schnarchen, lange Atempausen, hörbares Atmen durch den Mund, Zähneknirschen und/oder Zähnepressen, Schwitzen im Schlaf, Bettnässen, nächtliche Angstzustände, ein durchgehend unruhiger

Warum ist Kauen so wichtig?

Wir haben Kiefer, die zum Kauen vorgesehen sind. Leider hat sich unser moderner Lebensstil auf eine Ernährung verlagert, die hauptsächlich aus stark verarbeiteten und raffinierten Lebensmitteln besteht, was unser Bedürfnis zu kauen verringert hat. Denken Sie nur an das Kauen eines ganzen, rohen Apfels, verglichen mit dem Kauen einer Schüssel Apfelmus. Vollwertige Lebensmittel in ihrem natürlichen, unraffinierten Zustand erfordern mehr Muskelaktivität, um sie angemessen zu kauen und zu schlucken. Mehr Muskeltätigkeit bedeutet mehr optimales Wachstum und Entwicklung für ein Kind. Anthropologen, die Schädel untersuchen, stellen fest, dass wir kleinere Kiefer und folglich auch kleinere Atemwege haben als unsere Vorfahren vor nur wenigen hundert Jahren, was die epigenetischen Auswirkungen unserer modernen, weichen Ernährung und Lebensweise belegt.

Was bedeutet es, ein Zungenbändchen oder eine bewegungseingeschränkte Zunge zu haben?

An der Unterseite der Zunge befindet sich eine Weichteilstruktur, das so genannte Zungenbändchen, das die Zunge mit dem Mundboden verbindet. Dies ist eine normale, physiologische Struktur, aber wenn das Zungenbändchen zu straff oder in einer Weise befestigt ist, die die Bewegung und/oder Beweglichkeit der Zunge einschränkt, kann die Zunge typischerweise nicht am Gaumen anliegen. Eine bewegungseingeschränkte Zunge, die oft als "Zungenband" bezeichnet wird, befindet sich in der Regel in einer niedrigen Ruheposition am Mundboden und kann zu vielen orofazialen myofunktionellen Dysfunktionen (OMD) beitragen. Eine erfolgreiche myofunktionelle Therapie setzt voraus, dass die Zunge zum Gaumen gelangen und auf ihm ruhen kann. Wenn die Zunge bewegungseingeschränkt ist, kann ein chirurgischer Eingriff, die so genannte Frenektomie, durchgeführt werden, um ein restriktives Zungenbändchen zu lösen und eine größere Mobilität und Zungenfunktion zu ermöglichen. Eine myofunktionelle Therapie ist ebenfalls von wesentlicher Bedeutung für den Erfolg einer Frenektomie und sollte in den postoperativen Nachsorgeplan aufgenommen werden, da sie dazu beiträgt, die vollständige Beweglichkeit während des Heilungsprozesses aufrechtzuerhalten und die Zunge wieder auf funktionell korrekte Ruhestellungen und Muskelmuster zu trainieren. Das Fehlen einer angemessenen Wundbehandlung und einer myofunktionellen Therapie unmittelbar nach dem Eingriff führt häufig zu einer fibrotischen Wiederanheftung des getrennten Gewebes.

Kann die orofaziale myofunktionelle Therapie Erwachsenen helfen?

Unbedingt. Die Forschung bestätigt weiterhin die Vorteile der myofunktionellen Therapie für Erwachsene. Im Jahr 2015 veröffentlichten der Stanford-Forscher Macario Camacho, MD, und sein Team in der Fachzeitschrift *Sleep* der Sleep Research Society einen Überblick über die aktuelle Forschung mit dem Titel "Myofunctional Therapy to Treat OSA."[108] Die Forscher kamen zu dem Schluss, dass die myofunktionelle Therapie den AHI (Apnoe-Hypopnoe-Index, ein Maß für den Schweregrad der Schlafapnoe) bei Erwachsenen um etwa 50 % und bei Kindern um 62 % senkt und dass sich die Schnarch- und Schlafergebnisse bei Erwachsenen nach einer myofunktionellen Therapie verbessern. Camacho kommt in seinem Forschungsbericht zu dem Schluss, dass die myofunktionelle Therapie eine empfehlenswerte Zusatztherapie für die Behandlung der obstruktiven Schlafapnoe sein kann.

Wie erhält man glaubwürdige Informationen und Ratschläge zu OMD und OMT-Therapieprogrammen?

Der Fall jeder Person ist anders und einzigartig und kann nur von einer qualifizierten Fachkraft bei einer persönlichen Beurteilung richtig behandelt werden. Soziale Medien und andere Internetquellen liefern möglicherweise keine genauen oder zuverlässigen Informationen.

Weitere Informationen über myofunktionelle Organisationen finden Sie im Abschnitt Quellen.

KAPITEL 24

Chiropraktische Behandlung

Marty C. Lovvorn, DC

Warum sollte jemand mit seinem Baby zu einem Chiropraktiker gehen? Diese Frage wird den Behandelnden oft in irgendeiner Form gestellt. Dieses Kapitel befasst sich mit diesen und anderen Fragen im Zusammenhang mit der chiropraktischen Behandlung. Es werden Behandlungen für Babys, Kinder und Erwachsene besprochen und es wird erläutert, wie scheinbar nicht zusammenhängende Probleme wie Nackenschmerzen, Nackenverspannungen, Schulterschmerzen und Kopfschmerzen mit einem Zungenbändchen assoziiert sein können. Die Zahl der Menschen, die für ihre Kinder und sich selbst chiropraktische Hilfe in Anspruch nehmen, hat in den letzten Jahren zugenommen. Es ist wahrscheinlich, dass Familien den Rat ihres Kinderarztes oder Hausarztes in Bezug auf den Umfang und den Nutzen der chiropraktischen Behandlung einholen. Für Eltern und andere Leistungserbringer ist es wichtig, einige hilfreiche Informationen über die Vorteile der chiropraktischen Behandlung für ihre Patienten zu haben. Chiropraktiker sind in den Vereinigten Staaten die drittgrößte Gruppe von Fachleuten des Gesundheitswesens (nach Ärzten und Zahnärzten), die den ersten Kontakt mit Patienten haben. [111] Laut einer Umfrage aus dem Jahr 1994 waren Chiropraktiker die alternativen Behandler, die am häufigsten von pädiatrischen

Patienten konsultiert wurden.[112] Obwohl die meisten Erwachsenen (85 %) Chiropraktiker wegen Erkrankungen des Bewegungsapparats aufsuchen, suchen Kinder Chiropraktiker vorrangig wegen Problemen auf, die von Atemwegsbeschwerden über Hals-/Nasen-/ Ohrenbeschwerden bis hin zu Verhaltensproblemen reichen. Noch wichtiger ist, dass eine wachsende Zahl von Kindern und Eltern chiropraktische Dienste zur Vorbeugung in Anspruch nimmt. Im Jahr 1993 waren nach Angaben der American Chiropractic Association 8 % der Chiropraktik-Patienten jünger als 16 Jahre, nach Angaben des National Board of Chiropractic Examiners 10 % jünger als 17 Jahre. Dies entspricht etwa 20 Millionen chiropraktischen Besuchen von Kindern pro Jahr.[112] Die Zahl der Kinder, die chiropraktische Praxen aufsuchen, ist beträchtlich und hat seit der Veröffentlichung dieser Zahlen weiter zugenommen.

Wenn manche Menschen von chiropraktischer Behandlung für Babys hören, stellen sie sich zuerst einen Chiropraktiker vor, der ihr zerbrechliches Neugeborenes nimmt und den Nacken in unnatürliche Positionen knackt oder manipuliert. Dieses Bild könnte nicht weiter von der Wahrheit entfernt sein! Die chiropraktische Behandlung von Babys ist sanft und schmerzlos und die Babys wirken nach den Behandlungen oft entspannter und ruhiger. Der Chiropraktiker beginnt in der Regel mit einer Anamnese der aktuellen Symptome, des Fütterungsverhaltens und des allgemeinen Verhaltens des Babys und erkundigt sich nach der Geburt. Anschließend wird das Baby auf subtile Anomalien der Schädelform, des Muskeltonus und/oder der Gelenkbewegungen untersucht. Wird festgestellt, dass ein Wirbel nicht richtig ausgerichtet ist, wird ein sanfter Druck ausgeübt, um die optimale Bewegung der Wirbelsäule zu fördern. Die Einstellung ist nicht wie bei einem Erwachsenen, bei dem man oft ein Knacken hört. Bei Babys ist ein gleichmäßiger, sanfter Druck erforderlich, der nur mit den Fingerspitzen ausgeübt wird. Er ist vergleichbar mit der Überprüfung des Reifegrads einer Avocado oder Tomate im Supermarkt. Nach ihrer Behandlung können die Babys ihren Hals in der Regel freier nach beiden Seiten drehen, wodurch sich die Stillprobleme verbessern. Außerdem werden die Babys oft entspannter, die Koliksymptome lassen nach oder sie haben Stuhlgang. Wie kommt es zu diesen Erscheinungen? Die Wirbel umschließen und schützen das Rückenmark, das aus Milliarden von Nervenfasern besteht, die durch den ganzen Körper verlaufen. Diese Nerven dienen als Verbindungswege zwischen dem Gehirn und dem Körper. Obwohl die meisten Menschen nur im Zusammenhang mit Schmerzen an Nerven denken, ist das nur ein kleiner Teil der Nervenfunktion. Die Nerven sind auch für die wichtigen Dinge des Lebens wie Atmung und Stuhlgang zuständig. Wenn ein Wirbel nicht richtig ausgerichtet ist, kann er Druck auf den Nerv ausüben und eine Funktionsstörung verursachen. Wenn dies geschieht, befindet sich das Baby in einem Zustand von Stress und nicht von Entspannung. Die häufigsten Fehlstellungen bei Säuglingen und Kleinkindern treten im oberen Teil des Halses oder der Halswirbelsäule auf, was den Körper in eine "Kampf-oder-Flucht"-Sympathikusreaktion versetzen kann. Durch die Entspannung des Nervensystems ermöglichen chiropraktische Anwendungen dem Körper des Babys, wie vorgesehen zu funktionieren und verhindern unerwünschte Probleme wie schlechte Verdauung und Verstopfung, schlechte Kopfkontrolle, Schwierigkeiten beim Stillen (besonders wenn eine Seite schwieriger ist als die andere) und allgemeine Unruhe.

Wie kann der Nacken eines Babys aus dem Lot geraten?

Wie bei Erwachsenen werden Fehlstellungen selten durch große Ereignisse verursacht, sondern sind das Ergebnis wiederholter kleinerer Traumata, die durch tägliche Aktivitäten verursacht werden. Alltägliche Dinge wie das Schlafen im Autositz oder in der Babytrage oder auch die Art und Weise, wie Mütter ihre Babys halten, können zu einer Fehlstellung der Wirbel führen. Viele Meilensteine der Entwicklung in den ersten zwei Jahren können dazu führen, dass Babys regelmäßig untersucht werden müssen. Dazu gehören das Erlernen des Sitzens, der Beginn des Krabbelns und das Hochziehen zum Stehen sowie häufige Stürze beim frühen Laufen. Bei Neugeborenen können die Lage im Mutterleib, schwierige oder langwierige Wehen, Eingriffe wie Vakuumextraktionen, Zangengeburten oder sogar Kaiserschnitte Kräfte auf Hals und Kopf ausüben, die für empfindliche Babys traumatisch sind.

Mit dem Aufkommen von Forschungsergebnissen über die Sicherheit und Wirksamkeit der chiropraktischen Behandlung bei häufigen pädiatrischen Symptomen wie Stillproblemen, Koliken, Reflux und Ohrinfektionen suchen viele Menschen jetzt zuerst eine chiropraktische Behandlung für diese Symptome. Es gibt zwar immer mehr veröffentlichte Forschungsarbeiten, die sich mit der Lösung von Stillproblemen durch chiropraktische Behandlung befassen, aber es gibt nur sehr wenige, die sich mit den Ursachen dieser Symptome befassen.[113] Einer der Punkte, die vom Chiropraktiker angesprochen werden müssen, ist ein potentielles Zungenbändchen.

Wie findet man einen Chiropraktiker für Kleinkinder?

Nicht alle Chiropraktiker behandeln Säuglinge oder Kinder, daher ist es wichtig zu prüfen, ob der Chiropraktiker, den Sie aufsuchen, auch Babys behandeln kann. Einige sind auf Sportler spezialisiert, während andere sich mehr auf die Behandlung von Familien konzentrieren. In der Regel wird ein Chiropraktiker, der viele schwangere Frauen behandelt, auch Säuglinge untersuchen und einrenken. Es kann hilfreich sein, die Praxis vorher anzurufen und zu fragen, ob sie routinemäßig Säuglinge behandeln. Wenn die Sprechstundenhilfe sagt: "Oh ja, wir behandeln gerne Babys", ist das wahrscheinlich ein gutes Zeichen. Wenn Sie in der Warteschleife bleiben müssen, weil erst beim Arzt nachgefragt werden muss, ist es wahrscheinlich nicht die beste Idee, Ihr Kind in diese Praxis zu bringen, weil sie nicht oft mit Säuglingen zu tun haben. Eine Empfehlung von einer Stillberaterin kann hilfreich sein, wenn Sie sich nicht sicher sind, welche Chiropraktiker es in Ihrer Gegend gibt. Eine weitere Quelle für Empfehlungen können Müttergruppen sein, entweder persönlich oder auf Social-Media-Websites wie Facebook. Viele der Mütter in den Gruppen, die sich mit Zungenbändchen befassen, haben bereits einen Körpertherapeuten wie einen Chiropraktiker oder einen

Craniosacral-Therapeuten aufgesucht und können Ihnen jemanden empfehlen, der nicht nur mit der Behandlung von Säuglingen, sondern auch mit Zungenbändchen vertraut ist.

Wie verursacht ein Zungenbändchen Probleme beim Stillen, einen Schiefhals, eine ungewöhnliche Kopfform oder Kopfschmerzen?

Es mag seltsam erscheinen, dass es einen Zusammenhang zwischen einem winzigen Strang Gewebe unter der Zunge und sekundären Problemen in Kopf, Nacken und Schultern geben könnte. Die Muskeln und das Bindegewebe oder die Faszien sind jedoch vom Mund und Kiefer bis hinunter zum Schlüsselbein und Brustbein eng miteinander verbunden. Obwohl es mehrere Schichten der Halsfaszie gibt, die alle betroffen sein können, ist die Schicht der Halsfaszie mit ihren Verbindungen vom Unterkiefer zum Zungenbein, zu den Sternocleidomastoideus-Muskeln und zu den Trapez-Muskeln am ehesten von Zungenbändchen beeinträchtigt. Abnormale Belastungen dieser Gewebe führen zu einer Asymmetrie, die bei Säuglingen, Kindern und sogar Erwachsenen zu vielen typischen Symptomen führt.

Torticollis, auch "Schiefhals" oder zervikale Dystonie genannt, ist eine Muskel-Skelett-Erkrankung, die dadurch gekennzeichnet ist, dass der Kopf aufgrund von Verspannungen der Muskeln oder Faszien auf einer Seite nicht gleichmäßig von rechts nach links gedreht werden kann. Diese Erkrankung kann bei Säuglingen und Kindern zu einer Reihe von Symptomen führen, darunter Schwierigkeiten beim Stillen, eine einseitige Neigung des Kinns und die Tendenz, dass eine Schulter höher liegt als die andere. Bei Erwachsenen mit Schiefhals sind Nackenschmerzen, Kopfschmerzen, eine nach vorne gerichtete Kopfhaltung und Verspannungen der Nacken- und oberen Schultermuskulatur am häufigsten. Daher stellen sich die Patienten häufig mit Beschwerden im Nacken oder in den Schultern vor, die auf Probleme im Mund zurückzuführen sind. Leider sind nicht alle Chiropraktiker darin geschult, nach Zungenbändern als mögliche Ursache zu suchen.

Ein kurzes Wort zur Plagiozephalie. Dieser Zustand beschreibt einen flachen oder missgebildeten Kopf. Sie betrifft viele Säuglinge und bezieht sich auf eine asymmetrische Form des Schädels (Schädelknochen). Es handelt sich um einen Zustand, bei dem eine oder mehrere der Nähte im Schädel eines Säuglings vorzeitig verschmelzen und verknöchern. Auch wenn es viele Ursachen haben kann, ist es oft eine Kombination aus der Lage des Babys im Mutterleib, einer Frühgeburt, einer Mehrlingsgeburt (Zwillinge, Drillinge usw.), Schiefhals, Liegen in Autositzen und sogar Schlafen auf dem Rücken. Die American Academy of Pediatrics empfiehlt nach wie vor das Schlafen auf dem Rücken, um SIDS vorzubeugen; Bauchlage und Drehen des Kopfes sind jedoch wichtige Maßnahmen, um zu verhindern, dass Babys flache Stellen am Hinterkopf entwickeln. Chiropraktische und kraniosakrale Therapien können bei der Behandlung von Kindern mit Plagiozephalie hilfreich sein. Einige Kinder mit mittelschweren oder schweren Verformungen benötigen möglicherweise Schädelbänder oder Helme, um den Kopf neu zu formen.

Probleme mit dem muskulären Gleichgewicht können Menschen in verschiedenen Altersgruppen betreffen. Kopfschmerzen, die vom Nacken ausgehen, werden durch eine Funktionsstörung des Nackens, typischerweise der oberen Halswirbelsäule, verursacht. Auch wenn die genaue Ursache von Kopfschmerzen unklar ist und mehrere Faktoren eine Rolle spielen können, wird dieses Symptom häufig mit einem muskulären Ungleichgewicht in Verbindung gebracht.[114] Diese muskulären Ungleichgewichte sind wahrscheinlich das Ergebnis gespannter und empfindlicher Fasern in der Halswirbelsäule, an denen viele der gleichen Muskeln beteiligt sind, die von langjährigen Problemen mit der Zunge betroffen sind. Dieses muskuläre Ungleichgewicht führt häufig zu einer Dysfunktion der Gelenke an der Schädelbasis und am ersten Wirbel (Atlas). Ein Zungenbändchen könnte ein mitwirkender Faktor sein. Eine Trennung des Zungenbands kann dazu beitragen, die Häufigkeit oder Schwere von Kopfschmerzen und Migräne zu verringern.

Erwachsene sind die häufigsten Patienten, die in einer traditionellen chiropraktischen Praxis behandelt werden. Erwachsene mit Schmerzen oder Verspannungen im Nacken und/oder in den Schultern, die immer wieder zum Chiropraktiker gehen müssen, sollten eine Untersuchung auf ein mögliches Zungenbändchen in Betracht ziehen. Wenn der Erwachsene als Kind auch Sprach- oder Fütterungsprobleme hatte oder gegenwärtig Schwierigkeiten beim Sprechen, Schlucken von Fleisch oder der Einnahme von Tabletten hat, ist ein Verdacht auf ein mögliches Zungenbändchen gerechtfertigt. Auch Kopfschmerzen und Schlafstörungen wie Schlafapnoe, viel Bewegung im Schlaf, leichtes Aufwachen oder Einschlafprobleme können auf ein Zungenbändchen hinweisen.

Sowohl bei jüngeren als auch bei älteren Patienten führt die Erkennung und Behandlung eines Zungenbands fast sofort zu einer funktionellen Verbesserung. Sobald das Zungenband getrennt ist, sollte der Chiropraktiker den Patienten erneut untersuchen und bei Bedarf behandeln, um eine korrekte Ausrichtung der Wirbelsäule zu gewährleisten. In Verbindung damit sollte auch eine craniosacrale Therapie in Betracht gezogen werden, um Faszienverklebungen zu lösen. Aus der Sicht des Chiropraktikers sind eine spürbare Vergrößerung des Bewegungsumfangs und eine Verringerung der Nackenverspannungen zu erwarten, da sich durch die Lösung der Zunge auch die Faszienverklebungen lösen und die Muskeln entspannen.

Wenn Sie bemerken, dass Sie oder Ihr Kind Ihre chiropraktischen Einstellungen nicht einhalten können (Sie müssen häufig hingehen und scheinen immer an der gleichen Stelle aus dem Lot zu sein), oder wenn Sie häufig an Nackenschmerzen, Verspannungen im Nacken oder schlechtem Schlaf leiden, dann sollten Sie einen hohen Verdacht haben, dass einer von Ihnen ein zu kurzes Zungenbändchen hat. Wenn diese Probleme mit Sprachschwierigkeiten, Fütterungsschwierigkeiten oder einer Vorgeschichte von Still- oder Flaschenfütterungsproblemen im Säuglingsalter einhergehen, sollte eine Untersuchung durch einen geschulten Behandler stattfinden..

ab. Einige Beispiele für Körpertherapie sind Craniosacral-Therapie (CST), Myofascial Release (MFR), Akupressur, Akupunktur, Massage, Therapeutische Hautbewegung in der Pädiatrie (TSMP), Sakrale Okzipitaltechnik (SOT), Craniosacrale Faszientherapie (CFT) und viele andere. Es gibt viele Gemeinsamkeiten zwischen diesen Modalitäten und es ist besser, herauszufinden, welche Ressourcen und Fachleute es in Ihrer Region gibt, als sich auf eine bestimmte Art von Behandlungsmethode festzulegen. Eine der wichtigsten Gemeinsamkeiten besteht darin, dass der Grad und die Intensität der Berührung und des Abtastens immer sanft sind und sich das Tempo immer nach den individuellen Fähigkeiten des Babys richtet. Bestimmte Techniken, Handgriffe und Positionen werden bei allen Babys gleich angewandt, aber die Reaktion und die daraus resultierende Reaktion des Gewebes und des Babys sind oft sehr unterschiedlich. Die wichtigste Frage, die Sie einem Körpertherapeuten stellen können, lautet: "Sind Sie mit der Arbeit mit Babys vertraut und dafür ausgebildet?" Generell ist jede manuelle Therapieform in den Händen einer Person mit Erfahrung in der Arbeit mit Babys hilfreich, da sie alle wirksam und wichtig sind. Außerdem haben sie alle eine Wirkung auf das Nervensystem des Babys, und das ist für den ganzen Körper hilfreich.

Zu den weiteren Gemeinsamkeiten der Weichteiltechniken gehören die Arbeit mit den Faszien und dem Hautorgan an sich sowie die Einbindung des Gehirns und des Nervensystems. Faszien oder Bindegewebe sind im Körper allgegenwärtig, verbinden Muskeln mit Knochen und Knochen mit Knochen, umhüllen Muskelbündel und sogar einzelne Zellen. Faszien sind durchgängig im Körper vorhanden. Sie bestehen aus Kollagen, Elastin und Grundsubstanz (eine Art wässrige Flüssigkeit). Ein Zungenband besteht aus Faszien und diese Faszien sind mit allen anderen Teilen des Körpers verbunden. Dies ist einer der Gründe, warum die Zunge einen so starken Einfluss auf die Haltung und Bewegung des Körpers eines Babys hat. Wenn ein Zungenbändchen getrennt wird, trennt der Arzt die Faszien, nicht die Muskeln. Die Muskeln bewegen den Körper und die Faszien verbinden den Körper; es ist die Balance zwischen ihnen, die bestimmt, wie die Knochen wachsen, die Bewegung stattfindet und das Füttern und Stillen gelingt. Bei der Durchtrennung des Zungenbands wird das Faszien- und Bindegewebe gelöst, wodurch das Nervensystem die Muskeln anweisen kann, die Zunge in einem größeren Bewegungsbereich und mit einem optimalen und reifen Saugmuster zu bewegen.

Warum brauchen Babys Körpertherapie?

Sind Babys nicht perfekt? Diese beiden Fragen werden mir in meiner Privatpraxis und in der von mir geleiteten Facebook-Selbsthilfegruppe für Eltern häufig gestellt. Babys mit oralen Dysfunktionen und restriktivem Mundgewebe haben eine veränderte Zungenfunktion. Für ein Baby ist der Mund das primäre Sinnes- und Wahrnehmungsorgan und seine Funktion, oder deren Fehlen, spiegelt sich in anderen Körperteilen wider. Die "besten" Bewegungs- und Funktionsfähigkeiten eines sich normal entwickelnden Babys kommen aus dem Mund, insbesondere von der Zunge. Daher verlässt sich das Baby eher auf Kompensations- und Anpassungsbewegungen als auf optimale Bewegungen, um die Still- und Mundfunktion aufrechtzuerhalten. Ein Beispiel für die strukturellen Folgen einer eingeschränkten Zunge ist ein hochgewölbter Gaumen.[64] Ein hochgewölbter Gaumen ist eine suboptimale Konfiguration/Form für die Nasenatmung und die Entwicklung der Nasennebenhöhlen; er fördert Überempfindlichkeit in der Mundhöhle und trägt zu schlechten Stillfähigkeiten bei, typischerweise durch den Verlust von Saugkraft oder die Erzeugung von Unterdruck. Körpertherapietechniken helfen den Weichteilen des Körpers, an verspannten, eingeschränkten oder verklebten Stellen zu gleiten. Diese Stellen behindern die Bewegung und die sensomotorische Verarbeitung und profitieren von den Verschiebungen und Veränderungen, die durch sanfte manuelle Therapie und Körpertherapietechniken bewirkt werden.

Körpertherapeuten helfen bei der Identifizierung von restriktiven oralen Geweben durch den Einsatz von validierten Instrumenten wie dem Martinelli Protokoll[36] und des HATLFF[34] (beide bereits erwähnt), gepaart mit klinischer Beurteilung, Symptomen und individuellen Umständen. Darüber hinaus fällt die Wundnachsorge in den Tätigkeitsbereich vieler Fachleute. Dies kann für diejenigen hilfreich sein, die nach dem Durchtrennen des Zungenbands eine aktive Wundnachsorge benötigen. Unabhängig davon, welches Werkzeug zur Frenektomie verwendet wird (CO_2 Laser, Diodenlaser, Schere, Skalpell usw.), muss die Wunde durch sekundäre Intention heilen. Das bedeutet, dass die Wunde sich nicht so verschließt wie sie vor der Behandlung war, sondern dass sie sich mit neuem Gewebe füllt und eine diamantartige Form behält, damit das neu gebildete Bändchen flexibler ist. Körpertherapetechniken, die ein Gleiten im Gewebe bewirken, aktive Bewegungen der Zunge und die therapeutische Bauchlage unterstützen einen optimalen Heilungsprozess.

Eine weitere Möglichkeit, wie Körpertherapie und manuelle Weichteiltherapie hilfreich sein können, ist das Komfortmanagement vor und nach der Behandlung restriktiver Bänder. Neben dem Haut-zu-Haut-Kontakt und der Minimierung von Stress zu Hause gibt es mehrere Möglichkeiten, Beschwerden zu lindern. Dazu gehören regulierende Aktivitäten für das Nervensystem des Babys, Berührungen, sanfte Streicheleinheiten, Entspannungsbewegungen, Rhythmus und Bewegung. Diese und weitere Maßnahmen helfen bei der natürlichen Schmerzlinderung durch Wohlfühlhormone.

An die Eltern von Babys und Kindern, die sich einer Zungenbandbehandlung unterziehen: Es ist hilfreich für Sie, Körpertherapie zu erhalten. Auch wenn es viel einfacher und weniger stressig ist, diesen Prozess mit der Unterstützung eines professionellen Teams zu durchlaufen, ist es immer noch stressig. Es ist nicht leicht für Sie, all diese neuen Begriffe zu lernen, Entscheidungen auf der Grundlage neuer Informationen zu treffen, die Wundübungen durchzuführen, zu lernen, wie man die Wunde pflegt und zu erkennen, dass Sie den Prozess nicht für Ihr Baby durchstehen können. Aber Sie können dennoch stark, ruhig und zuversichtlich bleiben. Erkundigen Sie sich, wer in Ihrer Gegend auf die Behandlung von Erwachsenen spezialisiert ist und probieren Sie selbst eine Behandlung aus. Einige

Körpertherapeuten haben sich auf Babys, Kinder und Erwachsene spezialisiert, Sie müssen also nicht lange suchen.

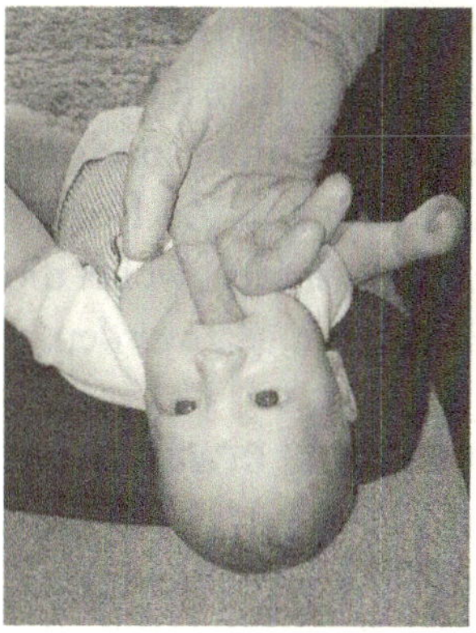

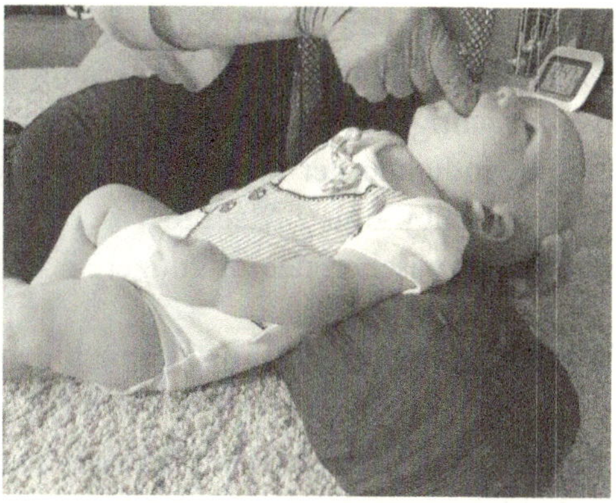

Wenn Sie Ihr Baby zu einem Körpertherapeuten bringen, können Sie eine warme, einladende Umgebung und eine kompetente und einfühlsame Fachkraft erwarten. Die meisten Fachkräfte arbeiten mit Massagetischen, Bällen, geneigten Flächen und dem Boden. Im Einklang mit dem natürlichen Rhythmus Ihres Babys wird eine Untersuchung von Kopf bis Fuß durchgeführt. Dabei werden nicht nur körperliche Aspekte wie verspannte Bereiche, Bereiche Abwehrspannung sowie verminderte Gewebebewegungen festgestellt, sondern auch Dysregulationen des Nervensystems bewertet und behandelt, um die Reaktionen des Babys auf die Behandlung zu maximieren. Dies kann die Entspannung des Nervensystems und des Gewebes des Babys oder die Förderung von mehr Energie und Vitalität beinhalten, je nach den individuellen Bedürfnissen Ihres Babys. Sanfte passive Bewegungen und oft auch orale, primitive und posturale Reflexe sowie andere Bewegungen werden eingesetzt, um die natürliche Ausrichtung und das Gleichgewicht im Körper des Babys zu fördern. Körpertherapeuten verwenden normalerweise langsame, sanfte Bewegungen, um das Gewebe in eine natürliche Ausrichtung und Weichteilintegrität zu bringen. Dies wirkt sich auch positiv auf den gesamten Körper aus. Manchmal fühlen sich Körperbereiche ähnlich wie ein geknickter Gartenschlauch an und

Eine wichtige Entwicklungskomponente, die für alle Babys notwendig ist, ist die Kontrolle und Entwicklung der Körperhaltung. Ein Baby muss den Umgang mit der Schwerkraft, mit aktiven und passiven Bewegungen sowie mit reflexiven und spontanen Bewegungen üben, während es gleichzeitig effektiv genug Stillen muss, um Gewicht zuzunehmen, zu wachsen und sich geborgen und sicher zu fühlen. Eine der wichtigsten Positionen für die Haltungs- und Neuroentwicklung von Babys ist das Spielen in therapeutischer Bauchlage ("Tummy time"). Die therapeutische Bauchlage ist die Zeit, die ein Baby auf dem Bauch auf einer festen, flachen Unterlage, meist dem Boden, verbringt. Alle Kinderärzte erkennen und schätzen die Bauchlage als wesentlichen Bestandteil der Entwicklung eines Babys.

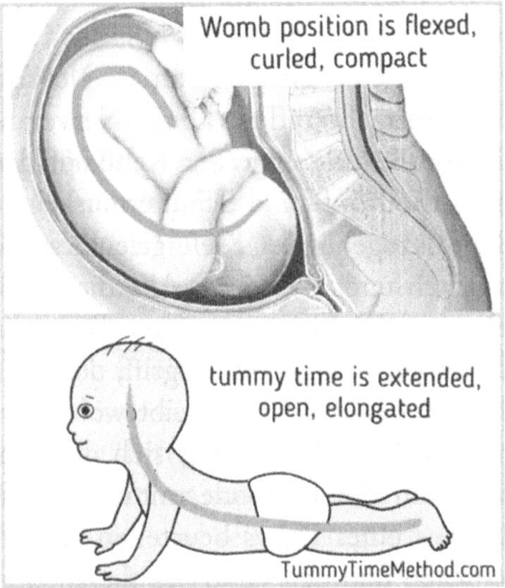

Babys entwickeln sich vom hilflosen Neugeborenen über das Krabbeln und Hochziehen bis hin zum Stehen und beginnen in der Regel innerhalb eines Jahres nach der Geburt zu laufen. Der "Breast crawl", die angeborene Fähigkeit des Babys, innerhalb von 1 bis 3 Stunden nach der Geburt am Körper der Mutter hochzukrabbeln und selbständig an der Brust anzudocken, ist ein Beweis dafür, wie das Spiel in der Bauchlage Babys für das Überleben und Gedeihen rüstet. Das Krabbeln zur Brust ist nicht möglich, wenn Babys auf dem Rücken liegen, und Babys werden in dieser Position nach der Geburt weder überleben noch gedeihen. Babys, vor allem in der Zeit vor dem Krabbeln bis zum Alter von 3 Jahren, haben ein sich schnell entwickelndes Nervensystem. Ein älteres Kind oder ein Erwachsener hingegen hat sich auf eine relativ stabile Phase eingependelt, obwohl Neuroplastizität und Veränderungen während der gesamten Lebensspanne möglich sind. Bei der Geburt benötigen menschliche Säuglinge im Vergleich zu allen anderen Säugetieren am meisten Unterstützung und Hilfe bei der Positionierung und Bewegung. Babys sind darauf angewiesen, dass Eltern und Pflegepersonen sie in jede Position bringen, in der sie sich befinden. Wenn ein Baby zum Beispiel zum Schlafen in eine Schaukel gelegt wird, bei der der Kopf auf die bevorzugte Seite zeigt und mehr Druck auf eine flache Stelle ausgeübt wird, kann es nicht selbst etwas verändern, um weitere Schäden abzuwenden. Der Begriff "viertes Trimester" wurde für die ersten 12 Wochen des extrauterinen Lebens verwendet, um die fortgesetzte neurologische Reifung und die Prozesse hervorzuheben, die bei menschlichen Säuglingen über eine typische 40-wöchige Schwangerschaft hinaus erforderlich sind.

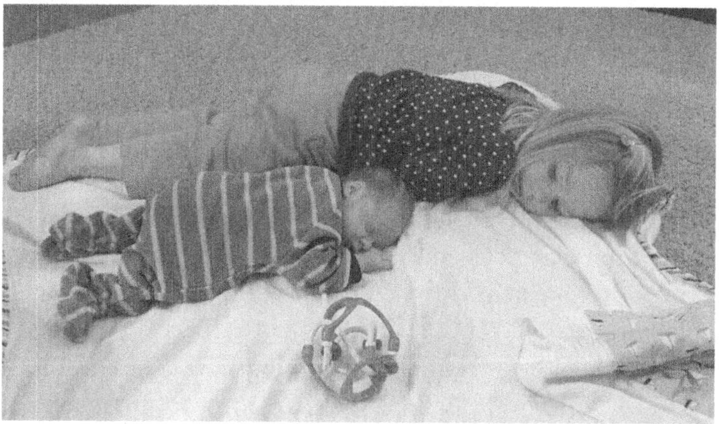

Babys sind darauf angewiesen, dass ihre Eltern und Bezugspersonen sie in verschiedene Positionen bringen und sie an unterschiedliche Bewegungen heranführen, um das Nervensystem zu fordern und zu stimulieren und so eine optimale neurologische Entwicklung zu gewährleisten. Babys entwickeln sich cephalocaudal, das heißt, sie entwickeln sich in der Reihenfolge von oben (cephalo) nach unten (caudal). Säuglinge ohne beeinträchtigte Mundfunktion und Restriktionen, die viel auf dem Arm sind und in einer Trage getragen werden (beides sind Formen der Bauchlage) werden durch diese Aktivitäten ausreichend stimuliert. Säuglinge mit oralen Restriktionen benötigen dagegen spezifische therapeutische Bauchlage-Erfahrungen, um orale Funktionsdefizite richtig anzugehen und zu beheben.

Im Jahr 1992 gab die American Academy of Pediatrics (AAP) zwei wichtige Empfehlungen für Säuglinge heraus. Unter den Bezeichnungen "Back to Sleep" ("Auf den Rücken zum Schlafen") und "Tummy to Play" ("Auf den Bauch zum Spielen") betonten diese Initiativen die Notwendigkeit einer absichtlichen Bauchlage in einer Kultur, in der praktisch nur Rückenschlaf praktiziert wird. Im Jahr 2011 bekräftigte die AAP die Notwendigkeit der Bauchlage und wies insbesondere darauf hin, dass sie notwendig ist, um Plagiozephalie, d. h. eine Abflachung des Kopfes des Babys, zu verhindern. Die aktuelle Inzidenz von Plagiozephalie liegt bei 46,6 %, d. h. etwa die *Hälfte* aller Babys ist davon betroffen.[115] Ein weiterer klinischer Befund, der sich in meiner Praxis in den letzten 10 Jahren nicht verändert hat, ist der Zusammenhang zwischen TOTs und Kopfabflachung (d. h. Plagiozephalie, Brachyzephalie, Skaphozephalie und andere abnorme Kopfformen). Auch dies ist nicht formell untersucht oder veröffentlicht worden. Es ist das Ergebnis meiner jahrelangen Erfahrung mit den gleichen Restriktionen, Problemen und Mustern, kombiniert mit meinem Wissen über die optimale orale Entwicklung von Säuglingen.

Die Bauchlage ist für die neurologische Entwicklung des Babys und seine orale Nahrungsaufnahme von entscheidender Bedeutung, denn in dieser Position ist der gesamte Körper mit Gewichtsverlagerungen und Bewegungen beschäftigt, die die Zungen- und Mundfunktion unterstützen. Im Bauch verbringen Babys ihre

Zeit zusammengerollt oder nach vorne gebeugt, mit begrenzten Bewegungen zur Aufrichtung des Körpers (Extension). Von der Geburt bis zum Alter von etwa 9 Monaten verbringen Babys ihre Zeit damit, ihren Körper aufzurichten oder zu strecken, und dies geschieht am besten in der Bauchlage. In der Bauchlage lernt das Baby, sich im Schwerkraftfeld zu bewegen und seine Bewegungen zu kontrollieren. Das erste große Entwicklungsziel und die erste Errungenschaft des Babys, abgesehen von Bindung und Stillen, ist die Kopfkontrolle. Eine Studie über die Bauchlage ergab signifikante Unterschiede in der Kopfkontrolle zwischen Babys, die regelmäßig auf den Bauch gelegt wurden und Babys, bei denen dies nicht praktiziert wurde. [116] Damit ein Baby seine Kopfkontrolle entwickeln kann, muss die Zunge optimal funktionieren; dazu gehören Bewegungsumfang, Kraft und Ausdauer. Zungenbändchen schränken alle drei Parameter ein und behindern die Mundfunktion und oft auch das Stillen, obwohl manche Babys mit Zungenbändchen ohne Schmerzen oder Beschwerden ausreichend stillen.

Dies alles sind Argumente, Babys so oft wie möglich in die Bauchlage zu bringen. Allerdings gibt es bei Babys mit oralen Restriktionen ein paar Tücken und Schwierigkeiten. Ihr eigenes Baby hat vielleicht eine Abneigung gegen die Bauchlage oder Sie haben gehört, dass andere Babys die Bauchlage "hassen". Ich kann Ihnen versichern, dass Babys nichts hassen, aber sie signalisieren Not oder Unbehagen, wenn dies der Fall ist. Interessant ist, dass Babys mit TOTs besondere Schwierigkeiten mit der Bauchlage haben, von körperlichen bis hin zu funktionellen Einschränkungen.

Hier ist eine Übung, die helfen kann, diesen Punkt zu verdeutlichen: Ziehen Sie Ihre Zunge nach unten in den Mund, als ob Sie ein Zungenbändchen hätten. Legen Sie sich dann auf den Bauch und versuchen Sie, Ihren Kopf zu heben und zu drehen; versuchen Sie, Ihre Arme nach oben zu drücken und die Vorderseite Ihres Halses und Ihrer Schultern zu verlängern. Dies ist nur ein kleiner Teil der Herausforderungen, denen TOTs-Babys in der Bauchlage ausgesetzt sind. Und ich habe noch nicht einmal die Dysregulation des Nervensystems, die Vorliebe für das Drehen des Kopfes, den

Unterstützung während der Therapiesitzungen. Ihr Baby ist 7 Tage in der Woche, 24 Stunden am Tag, bei Ihnen zu Hause, während Ihr Baby ein paar Mal in der Woche für 1 bis 2 Stunden bei einer Stillberaterin oder Körpertherapeutin ist. Es lohnt sich, TTM in Ihrem Repertoire zu haben; suchen Sie sich eine Fachkraft vor Ort, die Ihnen hilft oder schauen Sie sich meinen YouTube-Kanal an (suchen Sie nach Michelle Emanuel).

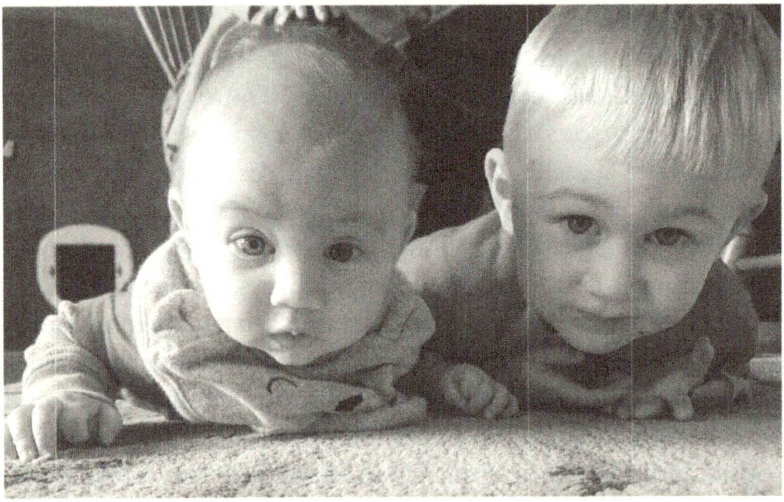

Im Jahr 2015 führte ich in meiner Praxis eine informelle Studie durch, bei der ich 20 Säuglinge mit Hilfe eines validierten OT/PT-Verfahrens zur Beurteilung der posturalen Reaktionen auf die Schwerkraft beurteilte. Ein erfahrener und qualifizierter Zahnarzt diagnostizierte bei allen 20 Säuglingen ein posteriores Zungenbändchen und bei allen wurde dieses vor meiner Untersuchung getrennt. Aufgrund meiner Erfahrungen hatte ich erwartet, dass ich einige Haltungsschäden finden würde; ich war jedoch überrascht, dass 17 von 20 Babys 2 Standardabweichungen unter der Norm lagen. Das bedeutet, dass die überwältigende Mehrheit der Babys mit einem posterioren Zungenband verzögerte Haltungsreaktionen auf normale Aktivitäten zeigte. Dies war für mich als Expertin für neurologische Entwicklung besorgniserregend, da ich die Herausforderungen, denen

Babys mit oralen Restriktionen gegenüberstehen, besser verstehen konnte. Ich war auch deshalb besorgt, weil kein einziges der Babys von seinem Kinderarzt an mich überwiesen worden war. Da diese Studie nicht unter den strengen Bedingungen einer wissenschaftlichen oder medizinischen Einrichtung durchgeführt wurde, kann ich dazu keine allgemeinen Aussagen machen, aber ich kann sagen, dass wir uns einen möglichen Zusammenhang zwischen Zungenbändchen, Körperhaltung und Entwicklungsfähigkeiten genauer ansehen müssen. Es besteht ein enger Entwicklungszusammenhang zwischen der Zungenfunktion und der Entwicklung und Integrität der Körperhaltung. Doch hier ist die gute Nachricht: 15 von 17 Kindern erreichten innerhalb von 6 Wochen bei Anwendung des **4-teiligen Functional Movement Protocol** (FMP), das Folgendes umfasst, einen normalen Bereich:

1. Verringerung oder Vermeidung der Verwendung von Behältnissen (Kindersitze, Schaukeln und andere Babyausstattungen) und Einschlüssen (Einwickeln "Swaddling" und anderes)
2. Implementierung der TummyTime!™ Methode und Förderung optimaler Bewegungen durch verschiedene Entwicklungsaktivitäten
3. Förderung von Veränderungen in den Aktivitäten des täglichen Lebens, die zur Normalisierung der Mundfunktion beitragen
4. Gewährleistung einer optimalen Position während des nächtlichen Schlafs und des Nickerchens am Tag, was zu einer optimalen Mundfunktion beiträgt

Wie viel therapeutische Bauchlage brauchen Babys mit TOTs?

Konzentrieren Sie sich nicht auf die Quantität der Bauchlagezeit, sondern auf die *Qualität* der Bauch- und Bodenzeit-Erfahrungen. Wenn Babys wiederholt angenehme Erfahrungen machen, trägt der dabei erlebte Komfort und Leichtigkeit dazu bei, dass das Baby die Bauchzeit genießt und sie sogar sucht. Die Bauchlage muss nicht lange dauern - 5 Minuten ein paar Mal am Tag sind für den Anfang ausreichend. Meiner Erfahrung nach sind Babys erfolgreicher und engagierter in der Bauchlage, wenn sie häufig und für kurze Zeit eingeführt wird. Legen Sie sich mit Ihrem Baby auf den Boden, singen Sie vertraute Lieder, sprechen Sie mit ihm und stellen Sie eine Verbindung zu ihm her. Diese wiederholten Erfahrungen mit Ihnen helfen Ihrem Baby, sich anzupassen und in seiner Entwicklung zu reifen.

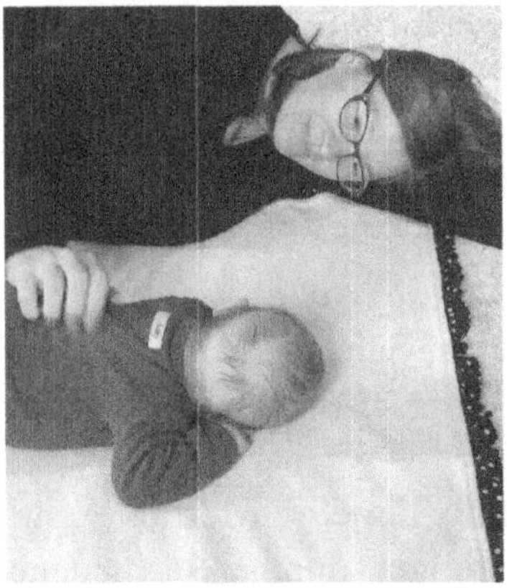

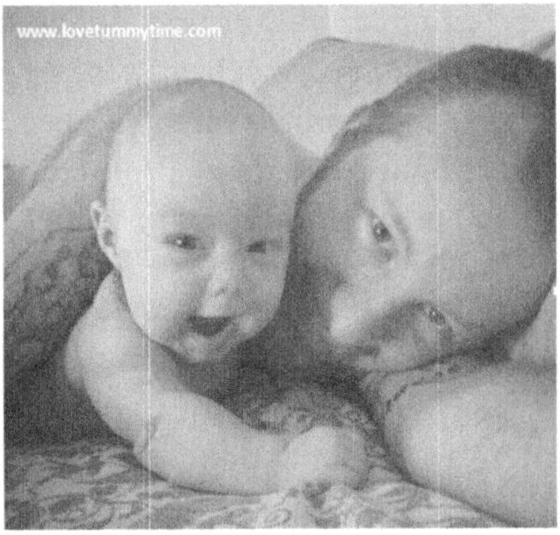

TTM-TIPP: Wenn Sie Schwierigkeiten haben, häufige, kurze Bauchlagen durchzuführen, rollen Sie Ihr Baby einfach nach jedem Windelwechsel für eine Minute in die Bauchlage.

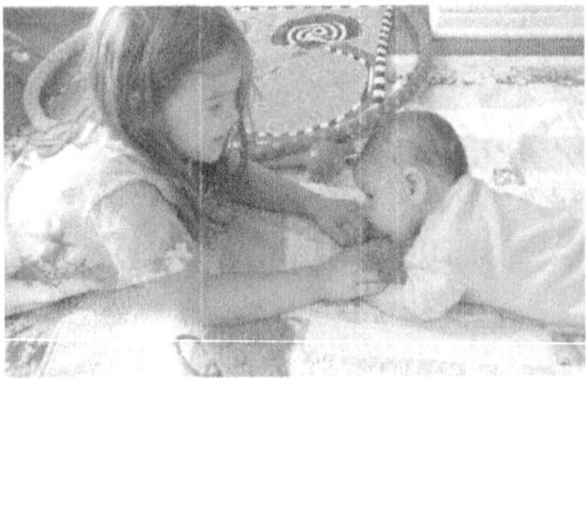

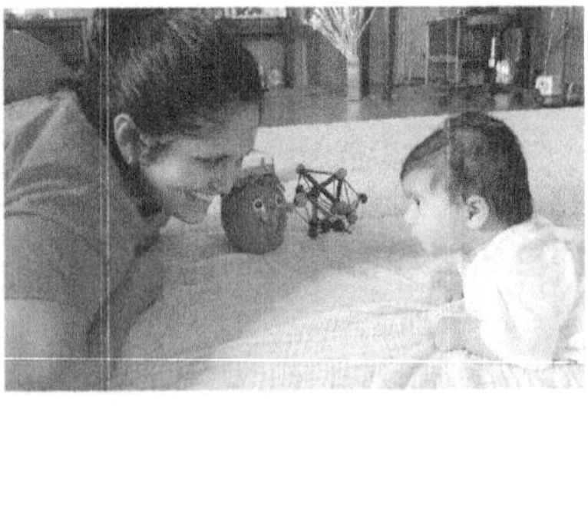

Wann beginnt die Bauchlagezeit?

Für Babys ist es von Vorteil, wenn sie von Geburt an mit der Bauchlage beginnen. Die ersten zwei Lebenswochen verbringt das Baby hauptsächlich auf der Brust der Eltern oder der Betreuungsperson; danach ist eine Decke auf dem Boden der beste Ort, um mit dem Baby die Bauchzeit zu verbringen. Was tun Sie also, wenn Sie noch nicht mit der Bauchlage begonnen haben und Ihr Baby schon viel älter ist? Fangen Sie einfach dort an, wo Sie heute sind. Machen Sie mehrere kurze Sitzungen mit lustigen Spielen auf dem Bauch.

Es ist wichtig, dass therapeutische Fachkräfte mit Stillberaterinnen und behandelnden Ärzten zusammenarbeiten und kommunizieren. Das bedeutet nicht unbedingt, dass sie für dieselbe Einrichtung arbeiten, aber sie arbeiten im Team, kommunizieren miteinander und stellen geeignete Überweisungen aus, um eine umfassende Betreuung für Ihr Baby und Ihre Familie zu gewährleisten.

Welche alternativen Bauchhaltungen gibt es?

- Über einem Kissen
- Über Ihrem Schoß
- Über Ihren Arm
- Auf einem Physioball oder Strandball
- Babytragen (Vorder- und Rückentragen)

Ist die Bauchlage sicher?

Seien Sie immer bei Ihrem Baby, wenn es auf dem Bauch liegt. Die Bauchlage ist der Anfang des gemeinsamen Spiels von Ihnen und Ihrem Baby. Das gemeinsame Spielen auf dem Boden macht Spaß, ist sicher und ist eine tolle Möglichkeit, Zeit miteinander zu verbringen.

aufwiesen.[118] Sie berichteten auch über subjektive Symptome wie "Steifheit in den Schultern, ein Kältegefühl in den Extremitäten, ein verstopftes Gefühl im Hals, Schlaflosigkeit, Müdigkeit, trockene Haut, Reizbarkeit und/oder Angst und Nervosität."[118] Die fehlerhafte Artikulation verbesserte sich postoperativ nicht, wahrscheinlich weil eine Sprachtherapie erforderlich ist, um die Muskeln und Kompensationen nach Jahrzehnten fehlerhafter und eingeschränkter Muskeltätigkeit und Gewohnheiten neu zu trainieren. Während Zungenbändchen bei Säuglingen gründlich untersucht wurden, ist zur Studienlage bei Erwachsenen noch nicht viel bekannt.

Gesundheitsdienstleister sind nur selten über die Probleme aufgeklärt, die mit Zungenbändern bei Erwachsenen einhergehen können, wie Nackenverspannungen oder -schmerzen, Schulterverspannungen oder -schmerzen, Kiefergelenkschmerzen, Migräne und andere Kopfschmerzen sowie Schlafstörungen. Reflux- und Verdauungsprobleme können sich bis ins Erwachsenenalter fortsetzen, wenn die Nahrung aufgrund von ineffektivem Kauen nicht richtig verarbeitet wird. Manchmal entsteht Reflux durch Aerophagie (Schlucken von Luft mit der Nahrung oder Flüssigkeit). Luft, die in den Magen-Darm-Trakt gelangt, muss schließlich wieder hinaus, entweder durch den Mund oder durch den Enddarm. Viele Menschen können ihre Refluxmedikamente absetzen, kurz nachdem ihre Zungenbändchen getrennt wurden. Auch das nächtliche Zähneknirschen und -pressen (Bruxismus) wird nach einer Zungenbändchendurchtrennung und anschließender myofunktioneller Therapie oft gelindert. Die Körperhaltung des Patienten kann sich verbessern. Vor dem Eingriff hält der Patient seinen Kopf in einer nach vorne gerichteten Position, während er danach in der Lage sein kann, seinen Kopf in einer neutralen Position zu halten.

Vor kurzem stellte sich eine 37-jährige Frau vor, die seit ihrem vierten Lebensjahr unter schwerem Stottern litt. Sie hatte einen Therapeuten nach dem anderen aufgesucht, um jemanden zu finden, der ihr bei ihrer lähmenden Sprachbehinderung helfen konnte. Zusätzlich zu ihren Sprachproblemen hatte sie auch noch Nacken- und Schulterschmerzen. Sie hatte nie darüber nachgedacht, ob sie ein zu kurzes Zungenbändchen haben könnte, aber nachdem das Zungenbändchens ihres Babys behandelt worden war, wurde sie nochmals unter diesem Gesichtspunkt untersucht. Ihre Zunge hob sich etwa zur Hälfte, als sie ihren Mund so weit wie möglich öffnete. Sie hatte ein posteriores Zungenbändchen, das nicht leicht zu erkennen war, so dass es nie diagnostiziert worden war. Nachdem ihre Zungenfunktion und ihr Sprachvermögen beurteilt worden waren, wurde der Patientin die Trennung des Zungenbands angeboten. Der Eingriff dauerte etwa 1 Minute, ohne Nähte, Blutungen oder Sedierung. Nach dem Eingriff war sie in der Lage, den "Fahneneid" mit minimaler Anstrengung und deutlich weniger Stottern zu sprechen. Eine Woche später kam sie zu einer Nachuntersuchung und berichtete, dass sie immer noch Probleme mit dem Sprechen habe, dass sie aber mehr gute als schlechte Tage habe, dass ihre Nackenschmerzen viel besser seien und dass sie nun die Hoffnung habe, irgendwann normal zu sprechen. Ihr Ehemann und ihre Mutter bemerkten sofort einen Unterschied in ihrer Sprache.

Diese Geschichte ist kein Einzelfall. Es ist die Geschichte von vielen Patienten in vielen verschiedenen Praxen im ganzen Land. Jeder Patient hat eine einzigartige Geschichte. Eine Mutter (eines Babys, das eine orale Restriktion aufwies), die zur Behandlung kam, war mit 5 Jahren die jüngste Patientin, die jemals in einer Migräneklinik einer großen Forschungsuniversität behandelt wurde. Sie hatte ihr ganzes Leben lang unter Migräne und Nackenschmerzen gelitten. Ihr Zungenbändchen war leicht zu erkennen und reichte fast bis zur Zungenspitze. Nach der Durchtrennung spürte sie sofort, wie die Verspannungen im Nacken und in den Schultern nachließen. Endlich konnte sie ihren Kopf beim Autofahren ohne Schmerzen drehen. Ihre Migräneanfälle nahmen an Schwere und Häufigkeit ab. Dramatische Verbesserungen bei grundlegenden Aktivitäten des täglichen Lebens sind keine Seltenheit. Wenn die richtigen Fragen gestellt werden, kann ein Arzt die damit zusammenhängenden Symptome entdecken und das Puzzle zusammenfügen. Doch oft befassen sich die Ärzte mit anderen Problemen und bemerken ein zu kurzes Zungenbändchen gar nicht. Wenn eine Person beispielsweise Probleme mit den

Kiefergelenken (CMD) hat, spricht sie vielleicht mit ihrem Zahnarzt und bekommt eine Zahnschiene, weil sie vermutet, dass sie nachts mit den Zähnen knirscht. Die Kiefergelenksprobleme können jedoch auch auf ein kurzes Zungenbändchen (oder einen anderen Faktor) zurückzuführen sein, der Schlafprobleme verursacht und die Person knirscht, weil sie schlecht schläft und ihr Gehirn nicht genügend Sauerstoff erhält. Das Gehirn wiederum versucht, den Menschen aufzuwecken, indem es ihn veranlasst, mit den Zähnen zu knirschen und die Atemwege zu öffnen. Dies ist nicht die Ursache für alle Arten von Zähneknirschen oder Bruxismus, aber bei Kindern und Erwachsenen, die nachts mit den Zähnen knirschen, sollte der Schlaf untersucht werden. Der Patient kann eine Knirscherschiene verwenden oder er kann ein Muskelrelaxans verschrieben bekommen, um die Muskeln zu beruhigen und das Knirschen einzuschränken, aber die Ursache bleibt unbehandelt. Bleiben diese Maßnahmen erfolglos, können alle möglichen Behandlungen gegen Kiefergelenksprobleme eingeleitet werden und der Patient kann immer noch Probleme haben. In der Regel wurde trotz all dieser Behandlungen bei verschiedenen Ärzten die Zunge nicht vollständig als auslösende Ursache untersucht. Bei Menschen, die unter Kiefergelenkschmerzen leiden, können sich die Symptome bessern, wenn ein zu kurzes Zungenbändchen behandelt wird.

Ich selbst habe mein Zungenband im Erwachsenenalter behandeln lassen. Ich hatte als Baby Stillschwierigkeiten und als Kind Sprachprobleme. Diese setzten sich in der Pubertät und im Erwachsenenalter fort. Ich brauchte einen Gaumenexpander und hatte dreimal eine Zahnspange. Ich hatte eine Kieferoperation, um meinen Fehlbiss aufgrund eines unterentwickelten Oberkiefers zu korrigieren, und eine Gelenkoperation an meinen Kiefergelenken, um Gelenkprobleme in der Zukunft zu vermeiden, die, wie man mir sagte, nach einer Kieferoperation auftreten können. Ich bekam eine Knirscherschiene, um zu verhindern, dass ich meine Zähne zerstöre, wenn ich jede Nacht mit ihnen knirsche und sie zusammenpresse. Dann wurde mir ein Muskelrelaxans verschrieben, um das Knirschen zu stoppen. Nach der Kieferoperation hatte ich ständige Nasennebenhöhlenentzündungen, die unzählige Antibiotikagaben und zwei Nasennebenhöhlenoperationen erforderten. Missgebildete Nasennebenhöhlen durch einen nicht erweiterten Nasengang (der Gaumen ist der Boden der Nasenhöhle) können die Folge einer niedrigen Zungenhaltung sein. Erst während meines Zahnmedizinstudiums wurde mein Zungenband von einem Parodontologen entdeckt, weil es Zahnfleischrückgang verursachte, was bei Zungenbändern häufig vorkommt. Er setzte einen Laser ein, löste aber nur einen winzigen Teil davon, der sich direkt neben dem Zahn befand, anstatt den großen Strang zu lösen, der nach all den Jahren immer noch da war und den niemand gesehen hatte (oder für dessen Erkennung und Behandlung geschult war).

Jahre später machte mich eine Stillberaterin auf Zungenbändchen aufmerksam, nachdem unsere Töchter geboren waren und Schwierigkeiten beim Stillen hatten. Nachdem ich alles über Zungenbändchen gelernt hatte, was ich konnte, einschließlich Kursen und Behandlungen, ließ ich meine Kollegin meine Zunge mit unserem CO_2 Laser lösen. Meine Zunge fühlte sich sofort beweglicher an, so dass ich leichter sprechen und schlucken konnte. Ich konnte schneller und deutlicher sprechen und ermüdete nicht mehr beim Sprechen oder lauten Lesen. Meine Kiefergelenkschmerzen, Blockierungen und Knackgeräusche, die vor der Behandlung täglich auftraten, verschwanden. Auch Nackenverspannungen, die ich gar nicht kannte, verschwanden. Ich wünschte, man hätte das entdeckt und korrigiert, als ich noch ein Baby oder sogar ein kleines Kind war. Ich war bei mindestens vier verschiedenen Zahnärzten, zwei Logopäden, drei verschiedenen Kieferorthopäden, zwei Kieferchirurgen und zwei Kinderärzten, von denen keiner mein Problem erkannte.

Es gibt viele Menschen, die ähnliche Geschichten erzählen. Wenn dies Ihre Geschichte ist, schauen Sie nicht zurück, sondern gehen Sie vorwärts. Ich gebe keineswegs denjenigen die Schuld, die mein Zungenbändchen damals nicht erkannt haben. Das Problem ist ein systematischer Mangel an Aufklärung über die potenziell ernsten Auswirkungen von Zungenbändern in allen medizinischen und zahnmedizinischen Fachbereichen. Dieses Buch ist ein Versuch,

KAPITEL 27

Auswahl eines Behandlers

Es gibt viele verschiedene Möglichkeiten, einen Anbieter zu finden, der sich mit oralen Rsetriktionen auskennt. Wenn Sie ein Baby mit einem Zungenbändchen haben, besprechen Sie dies am besten mit Ihrer Stillberaterin, die Ihnen den richtigen Weg weisen kann. Aber selbst unter Stillberaterinnen ist das Wissen über und die Erfahrung mit Zungenbändern uneinheitlich. Wenn Sie ein Zungenbändchen vermuten, teilen Sie dies Ihrer Stillberaterin mit. Wenn sie meint, es sei zwar vorhanden, aber keine große Sache (und Sie glauben, dass es vielleicht doch so ist), wenden Sie sich an Freunde oder Stillgruppen. Mit dem Aufkommen sozialer Medien wie Facebook sind mehr Informationen als je zuvor online verfügbar. Es gibt Gruppen für Babys mit Zungenbändchen, Kinder mit Zungenbändchen und sogar Erwachsene mit Zungenbändchen. Diese Gruppen können eine große Hilfe sein, aber sie können auch dazu führen, dass Eltern sich unnötig Sorgen machen. Nehmen Sie diese Websites mit Vorsicht zur Kenntnis. Achten Sie auf allgemeine Trends und Bewertungen der verschiedenen Behandler. Die bundeslandspezifischen Gruppen für Zungenbändchen (wie unsere "Alabama Tongue and Lip Tie Support Group", die zum Zeitpunkt der Erstellung dieses Artikels etwa 1.100 Mitglieder hat) sind eine großartige Quelle für Mütter mit Fragen zu Behandlern (Ärzten, Stillberatern, Körpertherapeuten usw.). In den meisten Bundesländern gibt es landesspezifische Gruppen für Zungenbändchen, die für

Eltern wahrscheinlich die hilfreichste Quelle für landesspezifische Informationen sind, z. B. darüber, welche Ärzte in ihrem Gebiet empfohlen werden und verfügbar sind. Die größte Gruppe (derzeit ca. 65.000 Mitglieder, Tendenz steigend), die Tongue-Tied Babies Support Group (Unterstützungsgruppe für Babys mit oralen Restriktionen), ist hilfreich, aber bedenken Sie, dass diese Unterstützungsgruppen von Eltern und Freiwilligen geleitet werden und keine medizinische Beratung darstellen. Wenn jemand eine schlechte Erfahrung mit einer Behandlung gemacht hat (was selten ist, aber vorkommt), könnten andere Mütter verängstigt sein und keine Behandlung für ihre eigenen Kinder versuchen. Es ist wichtig, so früh wie möglich eine persönliche Beratung durch eine mit TOTs vertraute Fachkraft in Anspruch zu nehmen, auch wenn dafür eine Reise in eine andere Region erforderlich ist. Denken Sie daran, dass Sie ein Lippen- oder Zungenbändchen nicht allein anhand eines Fotos diagnostizieren können.

Lesern, die nicht in den Vereinigten Staaten leben, steht ebenfalls eine breite Palette an Ressourcen zur Verfügung, je nachdem, wo Sie sich befinden, wie z. B. die Facebook-Gruppe Infant Tongue-Tie, UK, Ireland and Europe, die 4.000 Mitglieder hat. Offensichtlich sind Zungenbändchen nicht auf ein bestimmtes Land oder eine bestimmte geografische Region beschränkt und das Bewusstsein für diese Problematik wächst in vielen Teilen der Welt. Das Internet hat uns zusammengebracht wie nie zuvor und ist in den meisten Fällen eine hilfreiche Gemeinschaft, in der sich Mütter zusammenschließen und sich gegenseitig unterstützen und hilfreiche Ratschläge geben können. Eines der Ziele dieses Buches ist es, Gesundheitsdienstleister zu motivieren, aktuelle Informationen zu verbreiten und Untersuchungen auf Zungenbändchen in ihr Repertoire der Neugeborenen- und Säuglingsuntersuchungen aufzunehmen.

Im Internetzeitalter wird vor dem Kauf von Produkten nach Bewertungen gesucht. Egal, ob es um den Kauf von Fernsehern, um Autos oder sogar Restaurantbesuche geht, wollen die Leute auf Amazon, Facebook, Google oder Yelp nachlesen, was andere zu sagen haben. Bei Zungenbändchen ist es keine schlechte Idee, herauszufinden, was andere Leute denken. Achten Sie jedoch auf allgemeine Trends und konzentrieren Sie sich nicht nur auf eine oder zwei Bewertungen. Wenn ein Behandler viele Durchtrennungen vornimmt, hat er in der Regel auch viele Google-Bewertungen, Facebook-Bewertungen oder Menschen in den sozialen Medien, die Erfahrungen mit Zungenbändern gemacht haben.

Ein Krankenhaus oder einen Kinderarzt um eine Empfehlung zu bitten, kann ein Glücksspiel sein. Kinderärzte überweisen Kinder möglicherweise an HNO-Ärzte, weil sie es gewohnt sind, ihre Patienten wegen Mandeln, Polypen und Ohrproblemen dorthin zu schicken. Es kommt ihnen vielleicht gar nicht in den Sinn, dass ein Zahnarzt oder Kinderzahnarzt dieses Verfahren durchführen kann. Bitten Sie Ihren Kinderarzt auf jeden Fall um eine Überweisung, aber stellen Sie Fragen dazu, wohin man Sie schickt, suchen Sie im Internet nach Bewertungen und fragen Sie Stillberaterinnen und andere stillende Mütter in Ihrer Umgebung. Die verschiedenen Behandler haben ein unterschiedliches Interesse an diesem Verfahren und können es unterschiedlich gut durchführen. Bei Erwachsenen informieren Sie sich am besten in den Facebook-Gruppen oder auf der sogenannten Liste der bevorzugten Behandler für Erwachsene.

Die Liste der bevorzugten Behandler

Ich wollte diese Liste zuerst erwähnen, aber ich denke, sie ist unvollständig und lässt qualifizierte Personen, die das Verfahren durchführen können, außen vor. Insgesamt ist sie hilfreich und ein Schritt in die richtige Richtung und ich bin froh, dass sich jemand die Zeit genommen hat, alle Informationen zusammenzutragen und Eltern zu helfen, einen Ausgangspunkt für die Hilfe für ihr Baby oder älteres Kind zu finden. Diese Liste wird in Facebook-Gruppen oft als “Liste der bevorzugten Behandler” bezeichnet, ist aber nicht zu verwechseln mit einer Organisation bevorzugter Behandler (preferred provider organization, PPO), wie etwa einer Liste von Versicherungsgesellschaften. Diese Liste wird zusammengestellt,

Einschreibungszeitraum warten, um das Baby versichern zu lassen. Je jünger das Baby zum Zeitpunkt der Behandlung ist, desto besser erholt es sich in der Regel. Manchmal übernimmt die Krankenkasse nur jeweils eine Frenektomie (entweder am Ober- oder Unterkiefer) und oft wird der Eingriff überhaupt nicht übernommen, weil er als medizinisch nicht notwendig eingestuft wird.[14] Wenn Ihr Kind unter Symptomen und funktionellen Problemen aufgrund eines Zungenbands leidet, lassen Sie sich nicht davon abhalten, Ihrem Kind die erforderliche Behandlung zukommen zu lassen, wenn der Versicherungsschutz nicht gegeben ist. Oft werden nützliche Eingriffe von Kranken- oder Zahnversicherungen aus verschiedenen Gründen abgelehnt. Manchmal kann eine Ablehnung durch die Versicherung mit einer guten Dokumentation der medizinischen Notwendigkeit überwunden werden. Gelegentlich sind Eltern gezwungen, sich für nur einen Eingriff zu entscheiden, wenn ihr Kind zwei braucht, oder sie machen beide und zahlen einen zusätzlichen Betrag aus eigener Tasche. In der Regel ist es am besten, alles Notwendige bei einem Besuch zu erledigen, damit das Baby oder Kind nicht mehrere chirurgische Eingriffe über sich ergehen lassen muss. Wenn jedoch die Finanzen oder die Kostenübernahme Probleme bereiten, sollte in der Regel zuerst die Zunge behandelt werden und bei der Nachuntersuchung nach einer Woche kann dann die Zunge überprüft und gegebenenfalls die Lippe behandelt werden. Diese Reihenfolge wird empfohlen, weil in der Regel die Zunge am stärksten betroffen ist und weil die Zunge etwa eine Woche länger braucht, um zu heilen als die Lippe. Auf diese Weise wird verhindert, dass das Baby mehr Wochen der Nachbehandlung unterzogen werden muss, als es sonst notwendig wäre.

In den USA kann je nach Bundesland und Versicherungsgesellschaft der Zahnarzt den Antrag an die Krankenkasse schicken oder den Eltern ein Schreiben aushändigen, damit sie den Antrag bei

14 In Deutschland zahlt die Krankenkasse in der Regel die (Scheren-) Frenektomie bei medizinischer Notwendigkeit, allerdings ist die Behandlung mit Laser darin nicht inbegriffen und muss privat bezahlt werden.

der Krankenkasse einreichen können. Die meisten Zahnärzte sind in der Lage, Ihnen zahnärztliche und medizinische Codes zu nennen, die Sie verwenden können, wenn Sie die Forderung selbst bei Ihrer Zahn- oder Krankenversicherung einreichen. Wenn Sie Fragen zur Versicherung oder zu finanziellen Aspekten haben, rufen Sie am besten in der Praxis Ihres Arztes an, um im Voraus zu klären, was abgedeckt ist, wie viel das Verfahren ungefähr kosten wird und was zum Zeitpunkt der Konsultation zu zahlen ist. Wenn Sie sich Sorgen wegen eines Zungenbändchens machen, bedeutet die Konsultation nicht, dass Sie den Eingriff noch am selben Tag durchführen lassen müssen und es ist am besten, sich zumindest anzuhören, was der Arzt zu sagen hat, nachdem das Baby untersucht wurde. Die meisten Behandler in den USA führen den Eingriff am selben Tag wie die Konsultation durch, aber das ist natürlich nicht erforderlich.

Behandler für Kinder oder Erwachsene mit Zungenbändchen

Die meisten dieser Empfehlungen für Ärzte und Fragen an Behandler beziehen sich auf Säuglinge und Mütter mit Stillproblemen. Es kann schwieriger sein, Zahnärzte zu finden, die orale Restriktionen von Kleinkindern lösen, da diese im Allgemeinen im Zahnarztstuhl nicht kooperativ sind. Es ist ein schneller Eingriff, etwa 20 Sekunden, aber in diesen 20 Sekunden müssen sie stillhalten. Wenn es möglich ist zu warten, ist es manchmal besser, den Eingriff zu verschieben, bis das Kind kooperativer ist, was in der Regel im Alter von vier Jahren der Fall ist, als das Kind einer Sedierung oder Vollnarkose und den Dehnungsübungen auszusetzen. Dem Kind fällt es vielleicht schwer, den Grund für die Dehnungsübungen oder den Eingriff zu verstehen, aber wenn der Eingriff durchgeführt werden kann, wenn das Kind etwas älter ist, ist es für die ganze Familie einfacher. Wenn ein Kind beim Essen würgt, sprachverzögert ist, schlecht schläft oder andere Probleme im Kleinkindalter hat und ein Zungenbändchen vorhanden ist, können die Vorteile die Risiken überwiegen. Ob das Kind in jedem Alter einen solchen Eingriff benötigt, muss von Fall zu Fall entschieden werden. Bei Kleinkindern sollte die Durchtrennung entweder ohne Sedierung oder mit einer minimalen oralen Sedierung wie Midazolam durchgeführt werden. Sie sollte nur von einem Arzt durchgeführt werden, der in sicherer pädiatrischer Sedierung geschult ist und Erfahrung mit dem Trennen von Zungenbändern in dieser Altersgruppe hat. Die meisten Kleinkinder und Kinder im Vorschulalter, die wir behandeln, werden wegen erheblicher Sprach- und Fütterungsprobleme behandelt und sind selten sediert. Sie werden mit einem starken Betäubungsgel betäubt und weinen normalerweise für die Dauer des Eingriffs (etwa 10 Sekunden), setzen sich dann aber auf und beruhigen sich schnell, nachdem sie einen Luftballon und eine Belohnung bekommen haben. Der Stress für das Kind ist vergleichbar mit dem einer Routineimpfung. Oft berichten die Eltern, dass sich das Kind später am Tag so verhält, als sei nichts geschehen. Das Kind wird sich nach dem Eingriff einige Tage lang leicht bis mittelschwer unwohl fühlen, aber die Schmerzen lassen sich in der Regel mit Ibuprofen oder Paracetamol und ein paar Kugeln Eis in den Griff bekommen.

Viele Allgemeinzahnärzte, Kieferchirurgen, Kinderzahnärzte und HNO-Ärzte behandeln Kinder im Schul- und Oberstufenalter. Für junge und ältere Erwachsene kann es schwierig sein, einen Anbieter zu finden, da die meisten Kinderärzte oder Kinderzahnärzte nur Kinder behandeln. Oft ist ein Kieferchirurg, ein Allgemeinzahnarzt oder ein HNO-Arzt eine gute Wahl für die Behandlung Erwachsener, aber achten Sie darauf, dass Sie die oben genannten Ressourcen wie die Liste der bevorzugten Behandler und die Fragen, die Sie stellen sollten, konsultieren, um jemanden zu finden, der auf dem neuesten Stand der Technik und Forschung ist. Auch bei älteren Kindern und Erwachsenen ist der Laser die bevorzugte Methode. Er bietet eine hervorragende Sicht während des Eingriffs, um eine vollständige Durchtrennung zu gewährleisten, ist in der Regel weniger schmerzhaft und heilt schnell.

Bei älteren Kindern setze ich manchmal Nähte, je nachdem, ob der Patient die postoperativen Übungen und das Dehnen der Wunde durchhalten kann. Wenn Sie nicht glauben, dass Sie die Wunde selbst dehnen können, um zu verhindern, dass sie wieder zusammenwächst, kann Nahtmaterial eine gute Option sein. Denken Sie daran, dass Nähte die Beweglichkeit und Funktion stärker einschränken als eine Wunde, die offen bleibt und mit postoperativen Übungen und myofunktioneller Therapie unterstützt wird. Und nur weil ein Zahnarzt oder ein anderer Fachmann einen Laser besitzt, heißt das nicht, dass er weiß, wie man ein Zungenband richtig durchtrennt. Stellen Sie ähnliche Fragen wie bei den Kleinkindern, z. B. "Wie oft führen Sie Zungenbanddurchtrennungen durch?" und "Wie sieht Ihr Nachsorge-Dehnungsprotokoll aus?" Finden Sie heraus, welche Übungen oder myofunktionelle Therapie empfohlen wird und wer zum Team gehört. Wie bei Säuglingen gibt es auch hier einige Facebook-Seiten, die sich an Kinder und Erwachsene mit Zungenbändchen richten, mit den treffenden Namen Tongue-Tied Kids und Tongue-Tied Adults Support Group, die Listen von Behandlern für Erwachsene und Kinder enthalten.

KAPITEL 28

Schlussfolgerungen und bewährte Praktiken

Es ist eine kühne Behauptung, zu sagen: "Nur so sollte es gemacht werden" und jede andere Methode als falsch darzustellen. Darum geht es in diesem Abschnitt nicht. In diesem Abschnitt werden unsere Vorstellungen von den besten Methoden und unsere Meinung darüber dargelegt, was für Babys, Erwachsene und alle dazwischen am besten zu funktionieren scheint. Auch andere Methoden können wirksam sein und von denjenigen bevorzugt werden, die sich an sie gewöhnt haben. Man kann diesen Abschnitt auch so betrachten, dass wir ein paar wichtige Erkenntnisse für unsere Leser zusammenfassen möchten.

Babys sind eine verletzliche Gruppe kleiner Menschen, die unsere Hilfe brauchen. Glücklicherweise gibt es Literatur, die die Hilfe für diese Babys unterstützt, auch wenn mehr Forschung und eine bessere Kenntnis der aktuellen Forschungsergebnisse erforderlich sind. Babys brauchen einen Teamansatz bei der Behandlung. Ab dem ersten Lebenstag sollten Gynäkologin/Gynäkologe, Kinderärztin/Kinderarzt, das Pflegepersonal und die Stillberaterin zusammenarbeiten, um eine erste Einschätzung des Zungenbändchen-Status des Babys vorzunehmen. In Brasilien gibt es ein Gesetz zur obligatorischen Inspektion des Zungenbändchens, ähnlich den Gesetzen zum Neugeborenenscreening bei genetischen Krankheiten.

Vielleicht braucht unser Land eine ähnliche Gesetzgebung. Einige Krankenhäuser (und Kliniken) in den Vereinigten Staaten haben eine Auskunftssperre verhängt, die es verbietet, den Eltern gegenüber Zungenbändchen zu erwähnen (unter Androhung einer Kündigung). Diese Vorschriften sind wissenschaftlich und ethisch inakzeptabel und sollten abgeschafft werden. Zungenbändchen gibt es wirklich und sie können Säuglingen, Kindern und Erwachsenen ernsthaften Schaden zufügen.

Wenn ein Baby im Krankenhaus untersucht wird und ein offensichtliches Zungenband bis zur Spitze hat, ist es wichtig, die Eltern über das Vorhandensein des Bandes zu informieren. Es sollte nicht geschnitten werden, bevor die Eltern informiert sind (das kommt vor!) und die Eltern sollten über die Probleme aufgeklärt werden, die in der Zukunft auftreten können. Idealerweise sollte die Frenotomie oder Frenektomie von jemandem durchgeführt werden, der in der Trennung von Zungenbändern geschult ist. Der Eingriff ist zwar nicht kompliziert, aber wenn der Arzt, der ihn durchführt, nicht entsprechend geschult ist, kann er mehr Schaden als Nutzen anrichten - nicht in physischer Hinsicht (obwohl das durchaus passieren kann), sondern eher in psychologischer Hinsicht. Wenn die Eltern denken, dass das Baby behandelt wurde, die Durchtrennung aber unvollständig war, suchen sie möglicherweise keine Hilfe für später auftretende Stillprobleme. Diese Verzögerung der Behandlung kann für die Gesundheit des Babys und der Mutter genauso schädlich sein, wie wenn das Zungenbändchen nie diagnostiziert wurde. Wie sollten das Verfahren und die Untersuchung durchgeführt werden?

Die erste Person, die erkennt, dass ein Kind Probleme hat, sollte die Eltern an einen Therapeuten verweisen, um zunächst nicht-chirurgische Maßnahmen zu ergreifen. Bei Säuglingen ist diese Person die Stillberaterin, die als "Quarterback" des Teams fungiert und für die Betreuung verantwortlich ist. Diese Stillberaterin sollte über aktuelles Wissen über Zungenbändchen, Lippenbändchen und deren Auswirkungen auf die Funktion verfügen. Bei Verdacht auf ein Zungenbändchen sollte die Stillberaterin an einen Spezialisten überweisen. Das Trennen von Zungenbändern sollte von einem sachkundigen und erfahrenen Behandler von Zungenbändern durchgeführt werden, entweder im Krankenhaus oder in der Praxis.

Es sollte selbstverständlich sein, dass ordnungsgemäße Hygiene, wie das Tragen von Handschuhen, einer Maske und das Waschen der Hände von entscheidender Bedeutung sind, aber wie einige beliebte Videos auf YouTube zur Durchtrennung von Zungenbändchen zeigen, denken viele Kliniker, dass es so einfach ist, dass es ohne Handschuhe, ohne Lichtquelle und ohne richtige Lagerung oder Wickeln, um die Bewegung des Babys zu reduzieren, durchgeführt werden kann. Einfach rein, raus, und weiter zum nächsten Patienten. Wenn dies also nicht die richtige Vorgehensweise ist, wie soll man dann am besten vorgehen? Erfassen Sie zunächst eine vollständige Anamnese der Geburt, aller damit verbundenen Komplikationen, des Vitamin-K-Status und aller bereits durchgeführten Krankenhausinterventionen oder Verfahren. Sprechen Sie über die Symptome des Kindes, wie z. B. schlechtes Andocken, Blähungen, Spucken, Frustration an der Brust oder mit dem Fläschchen, klickende oder schmatzende Geräusche und andere Probleme, die Sie anhand des Aufnahmefragebogens (im Anhang) feststellen können. Besprechen Sie die Symptome der Mutter, wie z. B. blutige, blasige oder rissige Brustwarzen, Schmerzen, schlechter Abfluss aus der Brust, Mastitis, verstopfte Milchgänge, Schwellungen und ob eine Brust mehr schmerzt als die andere. Kombinieren Sie all diese Faktoren, um ein klinisches Bild der funktionellen Probleme zu erhalten, die ein Zungenbändchen verursachen kann. Wenn ein Baby keine Symptome aufweist und die Mutter keine Symptome hat, liegt aus funktioneller Sicht kein Zungenbändchen vor, und es ist keine Behandlung erforderlich. Welche Anzahl von Häkchen auf dem Formular zeigt an, dass ein Zungenbändchen vorhanden ist? Wenn die Zahl höher ist als die Quadratwurzel aus 42 multipliziert mit dem Faktor 8 und wenn sich der Mond auf seiner weitesten Umlaufbahn von der Erde befindet, dann handelt es sich um ein Zungenbändchen...nur ein Scherz. Es gibt keine "magische Zahl" oder Formel, die man befolgen kann, denn es handelt sich um echte Menschen mit echten Problemen und es ist ein klinisches Bild, das mit den anatomischen Befunden bei der klinischen Untersuchung in Einklang gebracht werden muss - mit anderen Worten, es erfordert eine Kombination aus Kunst und Wissenschaft. Im wirklichen Leben ist es schwierig, Nummerierungssysteme zu verwenden. Was ist, wenn die Schmerzen der Mutter 10/10 betragen, der Entscheidungsbaum aber aufgrund des Aussehens oder der Funktion "nein" oder "vielleicht" zu einem fraglichen Zungenbändchen sagt? Wenn in einer solchen Situation das Trennen des posterioren Zungenbands dazu führt, dass die Schmerzen sofort verschwinden, ist die Mutter für immer dankbar, dass sie nicht weggeschickt wurde, weil ihr Baby nur eine 12 statt einer 15 bekommen hat (nur hypothetisch, keine bestimmte Bewertung im Sinn).

Untersuchung von Säuglingen

Für die klinische Untersuchung sollte das Baby auf einem Untersuchungstisch, einem Schoßbrett in Knie-zu-Knie-Position oder einem Zahnarztstuhl liegen. Prüfen Sie zunächst, ob die Lippen straff oder beweglich sind und tasten Sie vor allem an den oberen Wangentaschen nach einem Wangenbändchen. Heben Sie dann die Lippe an. Wenn sich die Papille weiß verfärbt, wenn das Kind beim Anheben Schwierigkeiten hat oder wenn sich an der Außenseite der Oberlippe eine Falte bildet oder sie sich nicht normal umstülpt, handelt es sich wahrscheinlich um ein Lippenband. Wenn bei der Untersuchung unter der Zunge eine Membran zu sehen ist, die straff, dick oder zu kurz ist, liegt ein Bändchen vor, wenn die definierenden Symptome vorhanden sind. Fahren Sie mit einem Finger unter der Zunge hin und her, um zu prüfen, ob die Zunge submukös gespannt ist - ein posteriores Zungenbändchen. Heben Sie die Zunge mit zwei Zeigefingern von hinten kommend an und das Band kommt zum Vorschein, wenn es vorhanden ist.

Behandlung von Säuglingen

Die Behandlung sollte in der Praxis oder im Krankenhaus durchgeführt werden, ohne Sedierung und ohne Vollnarkose. Es gibt fast keine Umstände, die eine Sedierung oder Vollnarkose bei einem Baby unter 12 Monaten für dieses Verfahren rechtfertigen, da es fähige Behandler gibt, die bereit und in der Lage sind, es sicher und effektiv in der Praxis ohne Sedierung durchzuführen. Wenn eine Schere verwendet wird, müssen mehrere Schnitte gemacht werden, um die gesamte Restriktion zu lösen und nicht nur das Segel des Frenums. Die Schnitte müssen unter Sicht und bei guter Beleuchtung durchgeführt werden. Darüber hinaus ist auf einen angemessenen Infektionsschutz (Handschuhe) und die richtige Fixierung des Babys zu achten (entweder in einem Tuch, einer Decke oder mit Assistenten, die Kopf und Körper halten). Wenn ein Laser verwendet wird, müssen alle Laser-Sicherheitsprotokolle strikt eingehalten werden, einschließlich einer Schutzbrille für das Baby. Das Baby sollte so bald wie möglich nach dem Eingriff in einem privaten Stillbereich gestillt werden. Der Arzt sollte adäquate postoperative Anweisungen für die Zeit nach dem Eingriff geben, einschließlich geeigneter Dehnübungen für die Wundpflege und aktiv durchzuführenden Übungen. Diese Übungen sollten über einen Zeitraum von mindestens 2 Wochen und mindestens 3 oder 4 Mal täglich durchgeführt werden. Das größte Risiko des Eingriffs besteht darin, dass die Wunde wieder zusammenheilt und erneut behandelt werden muss. Dehnungsübungen und das Anziehen von Handschuhen durch die Eltern sowie die Anleitung der Eltern bei den Bewegungen können dazu beitragen, diese Komplikation zu verringern. Eine 1-wöchige Nachuntersuchung mit dem Behandler sollte anberaumt werden, um sicherzustellen, dass die Heilung gut voranschreitet und keine Wiederanheftung auftritt. Die Eltern sollten dazu angehalten werden, bei erneuten Symptomen zu weiteren Nachuntersuchungen in die Praxis des Anbieters zu kommen. Die Stillberaterin sollte idealerweise innerhalb von 24 Stunden aufgesucht werden, wobei je nach Bedarf Folgetermine vereinbart

werden häufiger bei der Geburt oder in der frühen Kindheit festgestellt; diese Zungenbändchen können jedoch auch noch bei Jugendlichen gefunden werden. In dieser Altersgruppe wird der Eingriff in der Praxis durchgeführt, und oft ist nur eine örtliche Betäubung (oberflächlich und durch Injektion) erforderlich. Einige sehr ängstliche ältere Kinder oder Teenager benötigen möglicherweise ein orales Anxiolytikum. Normalerweise funktioniert Distickstoffoxid oder Lachgas gut bei leichten bis mittelschweren Ängsten, aber manche brauchen etwas Stärkeres. Eine vollständige Durchtrennung ist essenziell und eine myofunktionelle Therapie vor und nach der Behandlung ist der beste Weg, um eine erfolgreiche Umschulung der Zunge zu gewährleisten. Normalerweise wird die Wunde offen gelassen, damit sie durch sekundäre Intention heilen kann, aber wenn das Kind die Übungen oder das Wunddehnungsprotokoll nicht befolgt, sollte man in Erwägung ziehen, die Wunde mit resorbierbaren Nähten zu schließen. Wenn keine Übungen durchgeführt werden, heilt eine mit Nähten verschlossene Wunde besser als eine offen gelassene Wunde, aber wenn Übungen durchgeführt werden können, ist das Offenlassen der Wunde die beste Option.

Behandlung von Erwachsenen

Erwachsene haben oft ihr ganzes Leben lang Probleme mit der Nahrungsaufnahme, dem Schlucken, dem Sprechen, Nackenverspannungen, Schulterschmerzen, einer nach vorne gebeugten Kopfhaltung, einem hohen Gaumen und Kopfschmerzen. Die meisten wissen nicht, dass sie ein zu kurzes Zungenbändchen haben, bis bei ihrem Kind ein solches diagnostiziert wird und der Arzt darauf hinweist, dass es genetisch bedingt sein kann. Oft stellen ein oder beide Elternteile fest, dass auch sie ein zu kurzes Zungenbändchen haben und die Symptome auf sie zutreffen, so dass sie eine Behandlung anstreben. Erwachsene sind viel komplizierter als Kinder erfolgreich zu behandeln, denn sie tragen medizinische Folgeerscheinungen von jahrzehntelanger abnormaler Funktion mit sich. Erwachsene werden am besten von einem Allgemeinzahnarzt, einem Kieferchirurgen oder einem HNO-Arzt behandelt, der die Strukturen des Mundes genau kennt und komplexe medizinische Probleme bei Erwachsenen besser behandeln kann als ein Kinderzahnarzt oder Kinderarzt.

Bei Erwachsenen sollte die myofunktionelle Therapie vor der Behandlung begonnen und danach fortgesetzt werden, wobei ein individueller Plan unter der Aufsicht des Therapeuten erstellt wird. Wenn die rautenförmige Wunde zur Heilung offen gelassen wird, sollte betont werden, dass das Dehnen der Wunde und die Sicherstellung, dass sie offen ist, insbesondere morgens, essenziell zur Verhinderung eines erneuten Zusammenwachsens und der Rückkehr der Symptome ist. Normalerweise sollte die Durchtrennung nur die Schleimhaut und das Bindegewebe (Faszien) betreffen, wie bei Säuglingen und Kindern, um Spannungen zu lösen. Einige Chirurgen plädieren für eine tiefere Trennung und entfernen auch Teile des Genioglossus-Muskels. Immer wenn der Muskel durchtrennt wird, steigen die postoperativen Schmerzen von 3/10 auf 9/10 oder mehr. Es kann zu Schluckbeschwerden und unerträglichen Schmerzen führen, wenn der Muskel getrennt wird. Es kann auch zu Nervenschäden, Neuralgien oder Parästhesien (Taubheit) der Zunge führen und das Risiko chirurgischer Komplikationen steigt stark an. Gehen Sie nicht zu tief, es sei denn, es ist wirklich notwendig und Sie sind in der Lage, eventuelle Komplikationen mit Nerven oder Blutgefäßen zu managen. Bei den meisten Menschen reicht eine oberflächliche Lösung von Schleimhaut und Faszien aus, um die Symptome zu lindern und ein funktionelles Ergebnis zu erzielen.

Diese Behandlungsempfehlungen werden sich zweifellos im Laufe der Zeit ändern, wenn neue Forschungsergebnisse vorliegen, aber sie sind ein Ausgangspunkt, von dem aus man sich auf einen Konsens zubewegen kann, während sich diese relativ neue Disziplin weiterentwickelt. Noch wichtiger ist, dass die Fähigkeit, Einschränkungen, die durch abnormale Kräfte im Mund entstehen, zu verhindern und zu behandeln, eine verbesserte Lebensqualität für eine große Gruppe von Menschen verspricht.

KAPITEL 29

Fallstudien

Die folgenden Fallstudien beschreiben die Geschichten einiger unserer Patienten mit Zungenbändchen.

Fall 1

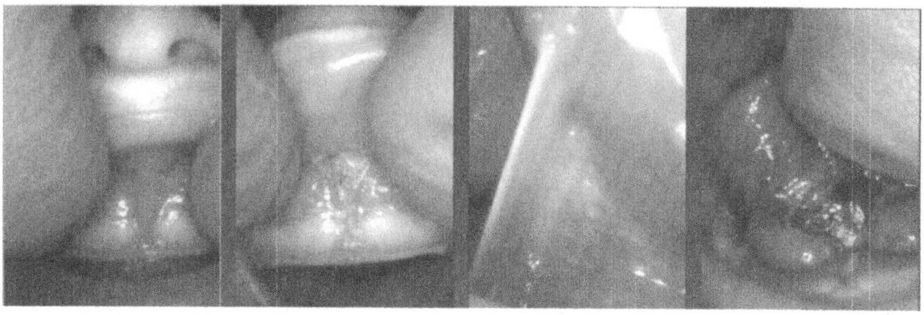

Vor und unmittelbar nach dem Trennen des Lippen- und Zungenbändchens.

Ein Junge, der mit 3396 g geboren wurde, kam im Alter von 3 Wochen mit einem Gewicht von nur 3640 g in unsere Praxis. Die Mutter fragte den Kinderarzt, ob ein Zungenbändchen für die geringe Gewichtszunahme verantwortlich sein könnte, woraufhin der Kinderarzt antwortete, dass kein zu kurzes Zungenbändchen vorläge. Die Mutter kam zu uns, nachdem eine Freundin ihr vorgeschlagen hatte, ihr Baby untersuchen zu lassen. Sie erzählte uns, dass der Schmerz jedes Mal, wenn sie ihr Baby stillte, bei 9 von 10 war. Sie hatte begonnen, ein Silikon-Brusthütchen zu verwenden, was die

Schmerzen etwas verringerte, aber sie fühlte sich immer noch sehr unwohl. Das Baby dockte nicht gut an, schlief ein und rutschte beim Stillen von der Brustwarze und es machte Klickgeräusche, wenn es gestillt wurde oder die Flasche nahm. Die Mutter berichtete, dass das Baby unter Reflux litt und häufig eine große Menge Milch ausspuckte. Es wurde mit einem Ultraschall auf Pylorusstenose untersucht, aber der Test war normal. Das Baby biss auf die Brustwarze, konnte keinen Schnuller im Mund halten und wachte mit verstopfter Nase und schwerer Atmung auf. All diese Faktoren führten dazu, dass die Mutter das Gefühl hatte, es sei eine Vollzeitbeschäftigung, ihr Baby zu füttern. Zudem hatte die Mutter gerissene, abgeflachte und lippenstiftförmige Brustwarzen entwickelt, die beim Stillen ohne Schutzschild starke Schmerzen verursachten. Ihr Arzt sagte der Mutter, dass schmerzhafte Brustwarzen normal seien.

5. Has your infant experienced any of the following?

✓ Poor latch
✓ Falls asleep while attempting to nurse
✓ Slides off the nipple when attempting to latch
___ Colic symptoms
✓ Reflux symptoms
✓ Clicking noises when nursing or taking bottle
✓ Spits up often – throws it all up
___ Gassy / Fussy often
___ Poor weight gain (Good wt. gain)
✓ Gumming or chewing your nipple when nursing
✓ Unable to hold a pacifier in his or her mouth
___ Short sleeping requiring feedings every 1-2hrs
✓ Snoring, heavy breathing or any sleep apnea
✓ Feels like a full time job just to feed baby
✓ Waking up congested

Other: Currently using nipple shield

6. Is your infant taking any medications? ___ Reflux ___ Thrush Name of medication: N/A

7. Has your infant had a prior surgery to correct the tongue or lip tie? If yes, when and where?

No

7. Do you have any of the following signs or symptoms?

✓ Creased, flattened or blanched nipples
___ Blistered or cut nipples
___ Bleeding nipples
___ Severe pain when your infant attempts to latch
✓ Mild pain when your infant latches
all no pain w/ shield
___ Poor or incomplete breast drainage
___ Infected nipples or breasts
___ Plugged ducts or mastitis
___ Nipple thrush
___ None of the above

Leider wiederholt sich diese Geschichte täglich in Praxen im ganzen Land (und weltweit), die sich um Babys und Mütter mit Stillproblemen kümmern. Oft werden die Probleme durch nicht diagnostizierte Zungenbändchen und falsch oder gar nicht informierte Behandler verursacht. Diese Geschichte könnte die gleiche sein wie die vieler Mütter, die dieses Buch lesen und sie ist wahrscheinlich eine, der die meisten der Ärzte, die dieses Buch lesen, schon begegnet sind. Allzu oft werden diesen Babys Refluxmedikamente wie Zantac® verabreicht und weil sie nicht genug zunehmen, werden sie mit künstlicher Säuglingsnahrung zugefüttert oder ganz auf sie umgestellt. Die Mutter aus obigem Beispiel meinte, ihr sei nicht gesagt worden, dass ihr Baby Probleme mit der Gewichtszunahme habe.

Bei dem betroffenen Baby wurden Zungen- und Lippenband getrennt. Unmittelbar nach dem Eingriff wurde es gestillt. Seine Mutter berichtete, dass das Stillen angenehmer war und das Kind besser an der Brust andockte. Die Klickgeräusche waren verschwunden. Die einzige Erklärung für dieses Ergebnis war das Lösen der Zungen- und Lippenbändchen. Das Baby wurde 2 Wochen später zu einer Nachuntersuchung gebracht. Es wog 4640 g und hatte in 2 Wochen über 900 g zugenommen, während es in den ersten drei Wochen nur knapp 200 g zugenommen hatte! Die Mutter erzählte uns, dass sie kein Brusthütchen mehr brauchte und sich ihre Milchmenge verdoppelt hatte! Oft denken Mütter, dass sie "Schuld" sind, wenn sie zu wenig Milch produzieren, in Wirklichkeit liegt es aber an Angebot und Nachfrage. Wenn das Baby die Milch nicht aus der Brust saugt, wird der Körper nicht reagieren und mehr Milch produzieren.

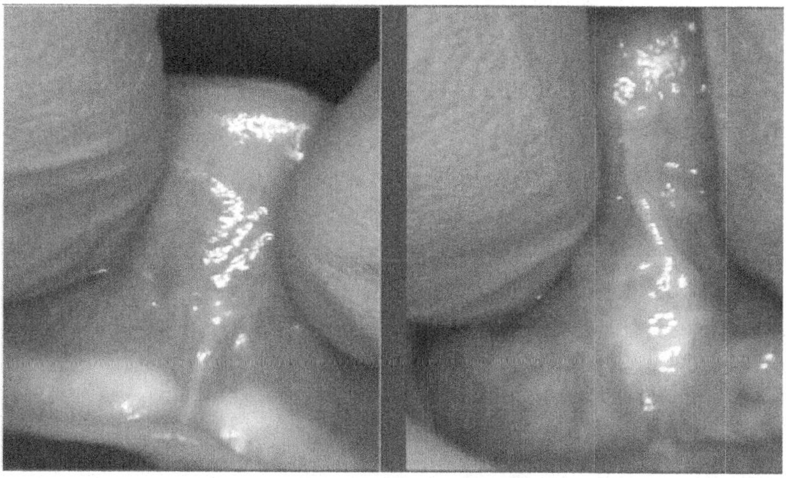

Heilungsverlauf der getrennten Lippen- und Zungenbändchen zwei Wochen postoperativ

Diese Ergebnisse - erhöhte Gewichtszunahme, weniger Schmerzen, erhöhte Milchmenge und weniger Spucken - werden häufig in Praxen beobachtet, in denen orale Restriktionen kompetent behandelt werden. Der Eingriff wird ohne Vollnarkose oder Sedierung durchgeführt, ist risikoarm und bringt große Vorteile für Mütter und ihre Babys mit sich.

Fall 2

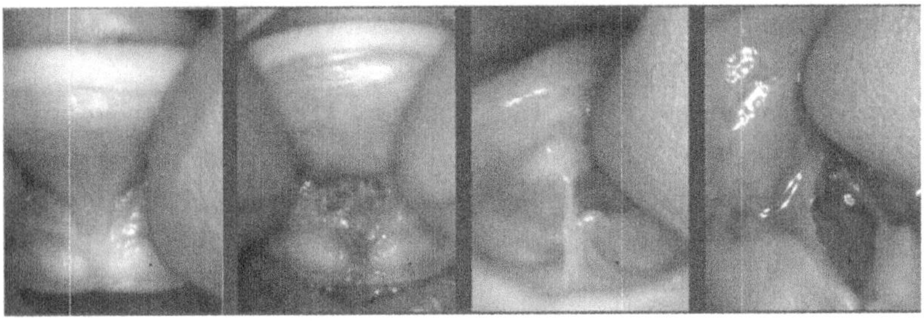

Vor und unmittelbar nach dem Trennen des Lippen- und Zungenbändchens

Diesem männlichen Säugling wurde im Krankenhaus von einem Kinderarzt wegen seines Zungenbändchens vorbehandelt, aber anstatt das Zungenbändchen zu durchtrennen, schnitt der Arzt in den Zungenkörper oberhalb des Zungenbändchens. Es überrascht nicht, dass sich das Stillen nach dieser missglückten Behandlung nicht verbesserte. Er wurde im Alter von 6 Wochen vorgestellt und musste ständig stillen. Er war sehr unruhig, nie zufrieden oder satt, brauchte eine ganze Stunde zum Stillen und verursachte seiner Mutter erhebliche Schmerzen, so dass sie ein Brusthütchen benötigte. Unmittelbar nach der Behandlung verringerten sich die Schmerzen der Mutter erheblich, so dass sie das Schutzschild nicht mehr verwenden musste. Das Baby war ruhiger, hatte weniger Blähungen und aß in einem normalen Rhythmus.

Selbst nach einem kleinen Schnitt durch den vorderen Teil des Bändchens verschwinden die Stillprobleme oft nicht und die Mutter berichtet weiterhin über Schmerzen und Schwierigkeiten beim Stillen. Wie wir bereits erwähnt haben, muss der Schnitt tief genug sein (oft mehrere kleinere Schnitte anstelle eines großen Schnitts) und es müssen Übungen/postoperative Dehnungen durchgeführt werden, um ein erneutes Anwachsen zu verhindern.

Fall 3

Ein knapp drei Wochen alter männlicher Säugling, der mit einem Gewicht von 3170 g geboren wurde und eine Laryngomalazie aufwies, wurde mit einem Gewicht von 3255 g vorgestellt. Er erbrach den größten Teil seiner Milch nach jeder Fütterung und ernährte sich ineffizient, d. h. er verbrannte zu viele Kalorien während der Fütterung und spuckte dann jedes Mal fast die gesamte aufgenommene Milch aus. Er hatte starke Blähungen und schluckte bei jeder Stillmahlzeit Luft. Er war unruhig, weil er ständig Hunger und Blähungen hatte. Er war wegen Laryngomalazie bei einem HNO-Arzt in Behandlung. Der Kinderarzt, der HNO-Arzt und andere Ärzte waren der Meinung, dass er aus diesem Grund nicht zunahm. Die Mutter hatte eingerissene, abgeflachte, blasige und blutende Brustwarzen entwickelt, die eine 6 von 10 auf der Schmerzskala verursachten. Die IBCLC überwies das Baby zur Untersuchung. Es wurde festgestellt, dass es ein posteriores, restriktives Zungenbändchen und ein Kotlow Klasse 3 Lippenbändchen hatte, das bis zum Kamm reichte. Allein diese beiden winzigen Gewebestränge bereiteten dem Baby große Probleme.

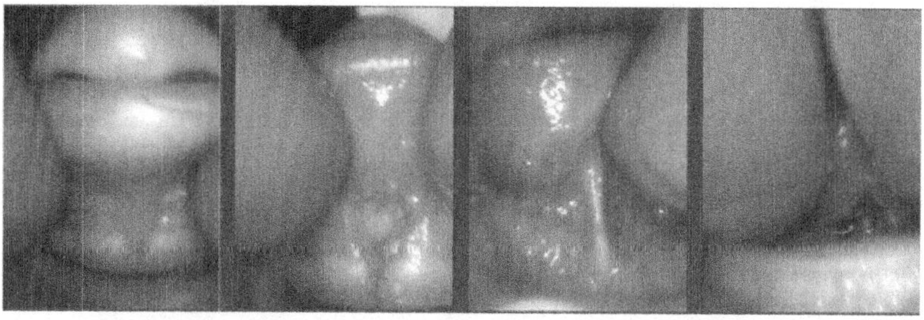

Vor und unmittelbar nach dem Lösen des Lippen- und Zungenbändchens.

Die Oberlippe und das posteriore Zungenbändchen wurden mit dem CO_2 Laser behandelt, es wurde beide Male eine Rautenform der Wunde erreicht und die Mutter bemerkte sofort ein verändertes Andocken, welches tiefer und viel weniger schmerzhaft war. Ihr Baby spuckte keine Milch mehr aus und die Mutter war überglücklich. Eine Woche später ging sie zu ihrem HNO-Arzt, um seine Laryngomalazie zu untersuchen, denn der HNO-Arzt wollte ihn operieren, wenn er nicht an Gewicht zunahm. Bei diesem Besuch, eine Woche nach seiner Bänderdurchtrennung, wog er 3556 g, eine Gewichtszunahme von 255 g in nur einer Woche. Dieses Baby hatte in den ersten drei Wochen seines Lebens kaum zugenommen, aber jetzt nahm es schneller als normal zu - nur weil sein posteriores Zungenbändchen und das Lippenbändchen durchtrennt worden waren. Beides war bei früheren Untersuchungen in anderen Praxen nicht erkannt worden. Eine Woche nach seinem HNO-Besuch und zwei Wochen nach der Behandlung war sein Gewicht auf 3910 g gestiegen - ein Unterschied von 350 g in den letzten 7 Tagen und knapp 600 g in 2 Wochen. Die Mutter berichtete, dass er vor seiner Entlassung nur 60 g zu sich nehmen konnte und das meiste davon wieder erbrach. Zwei Wochen nach der Behandlung konnte er 110 g pro Mahlzeit zu sich nehmen und spuckte überhaupt nichts mehr aus. Ein invasiver chirurgischer Eingriff und eine Vollnarkose konnten vermieden werden, weil es ihm so viel besser ging und er nach einem 15-sekündigen Eingriff in der Praxis an Gewicht zunahm.

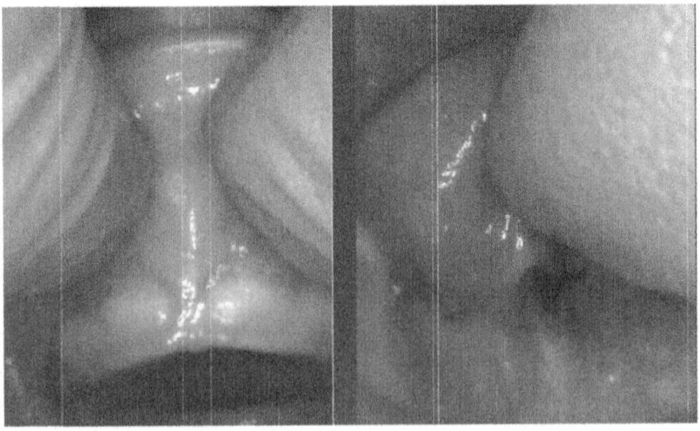

2-wöchige Nachuntersuchung von Lippe und Zunge

Ein Jahr später kam das Kind erneut zur Zahnreinigung in unsere Praxis. Seine Mutter erklärte, dass er eine normale Wachstumskurve erreicht hatte, seine Laryngomalazie sich aufgelöst hatte und er ein Jahr lang gut gestillt worden war. Bei der Untersuchung bei diesem Besuch zeigte sich eine normale Beweglichkeit von Zunge und Lippe und die Mutter zeigte sich sehr dankbar für seine Fortschritte.

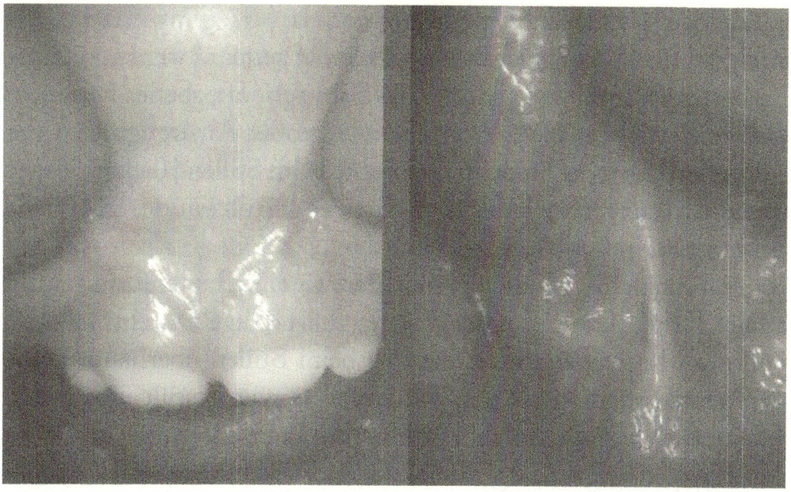

Nachuntersuchung von Lippe und Zunge nach 1 Jahr. Beachten Sie, dass die Frena immer noch vorhanden sind, aber weniger restriktiv und straff.

Fall 4

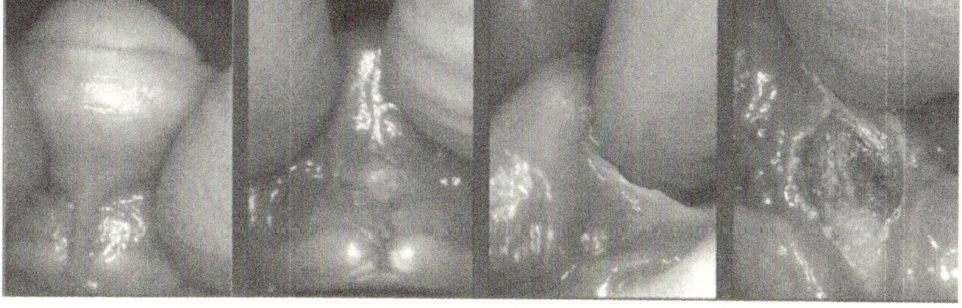

Vor und unmittelbar nach dem Trennen des Lippen- und Zungenbändchens.

und eine kürzlich aufgetretene Mastitis. Der Kinderarzt sagte, es sei "alles in Ordnung" und "kein Zungenbändchen", als sich die Mutter nach einem möglichen Zungenbändchen erkundigte. Die Mutter ist Logopädin und hat sich daher selbst überwiesen. Dieses Baby hatte ein straffes Oberlippenbändchen und ein restriktives posteriores oder submuköses Zungenbändchen.

Unmittelbar nach dem Eingriff, noch in unserer Praxis, stellte die junge Mutter fest, dass die Symptome des Babys verschwunden waren. Sie konnte wegen der starken Schmerzen durch die Mastitis nicht stillen, aber das Baby nahm besser die Flasche, machte keine Klickgeräusche, war während der Nahrungsaufnahme nicht unruhig, spuckte nicht und nahm die ganze 110ml-Flasche in 10 Minuten. Frühere Fütterungen dauerten 60 Minuten.

Fall 7

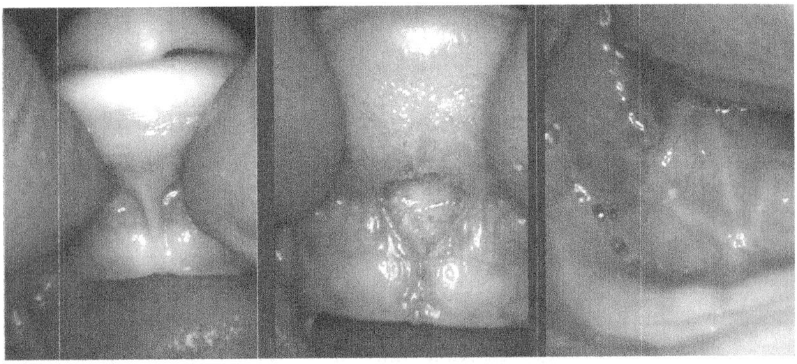

Vor und unmittelbar nach dem Trennen des Lippenbands, normale Zunge.

Dieses Baby hatte nur ein zu kurzes Lippenbändchen. Beim Streichen mit dem Finger unter der Zunge war kein Gefühl einer Erhebung zu spüren; das Baby hatte eine gute Elevation und keine Probleme beim Rollen der Zunge. Ihre Lippe war bewegungseingeschränkt, die Gingiva bleichte beim Anheben durch den Zug des Bändchens und war beim Anheben schmerzhaft. Ihre Lippe rollte sich beim Stillen ein. Ihr Lippenbändchen verursachte bei ihr Erbrechen, Blähungen und Unruhe. Ihre Mutter berichtete von einem schlechten

Anliegen an der Brust, schmerzhaften Stillen, einer veränderten Brustwarzenform und dass sie zum Stillen einen Silikon-Brusthut verwenden musste.

Unmittelbar nach der Behandlung verschwanden ihre Probleme. Das Baby konnte besser andocken und die Mutter konnte schmerzlos stillen, ohne dass ein Brusthütchen benötigt wurde. In den folgenden 7 Tagen nahm der Säugling 480 g zu. Die normale Gewichtszunahme hätte bei etwa 200 g gelegen. Ihr Nachsorgeergebnis eine Woche postoperativ ist mit dem Fragebogen unten abgebildet. Nicht jedes tiefe Lippenbändchen ist ein zu kurzes Lippenbändchen, aber wenn es die Beweglichkeit der Lippe einschränkt und das Baby und die Mutter Symptome haben, sollte es ein erfahrener Arzt untersuchen. Ein einfacher 15-sekündiger Eingriff, der praktisch kein Risiko birgt, rettete diese Stillbeziehung und linderte die Schmerzen der Mutter und des Babys.

Birth weight 6lb 13oz Weight at initial visit 8lb 6oz Weight today 9lb 7oz

Did you continue to stretch the surgical sites well each day? ✓ yes ____ no

Did you have follow up with your lactation consultant? ✓ yes ____ no ____ N/A

1. Have you noticed any difference in your baby's latch? Any improvement in other symptoms like gassiness, fussiness, reflux, choking, milk dribbling out, spitting up, sleeping better, holding a pacifier better, no clicking noise, etc.?
   yes, latching better, gassiness, fussiness, spitting up all improved

2. Have you noticed any differences for you? If baby is not ~~breastfeeding please write N/A.~~ (more comfortable, less pain, increased supply, normal nipple shape, no nipple shield needed etc.)

3. Anything else you have noticed since the surgery?
   no

4. Additional comments concerning your experience at our office or with the surgery?
   great experience, would recommend highly

Dr. Notes: didn't even need tongue — gained one pound since procedure

Thank you, Noticed difference right off bat.

Fall 8

Ein 3 Jahre und 4 Monate altes Mädchen litt unter Sprach-, Fütter- und Schlafproblemen. Als Säugling hatte sie Schwierigkeiten mit dem Stillen und ihre Mutter musste das Stillen aufgeben und auf Milchnahrung umsteigen. Doch selbst die Milchnahrung erwies sich als schwierig und die Mutter musste Verdickungsmittel und einen speziellen Aufsatz verwenden, um sie zu füttern. Im Alter von 6 Monaten wurde ein modifizierter Barium-Schlucktest durchgeführt und in den ersten 2 Jahren ihres Lebens hatte sie Probleme mit dem Schlucken. Zum Zeitpunkt ihres Besuchs, im Alter von 3 Jahren, verschluckte sie sich an Nahrung, hatte Schwierigkeiten, Mahlzeiten zu beenden, suchte den ganzen Tag nach Essen, hatte Schwierigkeiten, sich selbst an Essen zu bedienen, spuckte Nahrung aus, aß langsam und es war ein "täglicher Kampf", sie zu ernähren, so ihre Mutter. Wenn sie sprach, fiel es ihr schwer, schnell zu sprechen und sie stotterte manchmal. Ihr Schlaf war ein weiteres großes Problem. Sie strampelte und bewegte sich nachts viel, wachte müde und unausgeschlafen auf, schlief mit offenem Mund, schnarchte und schnappte sogar im Schlaf nach Luft. Tagsüber atmete sie durch den Mund und litt unter Verstopfung (wahrscheinlich aufgrund schlecht gekauter und daher schlecht verdauter Nahrung).

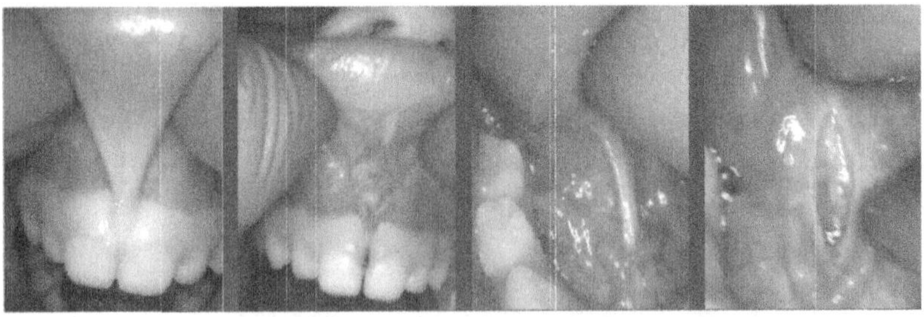

Vor und unmittelbar nach dem Trennen des Lippen- und Zungenbändchens.

Bei der Untersuchung dieses kleinen Mädchens wurde ein Lippenbändchen festgestellt, das die Beweglichkeit der Oberlippe einschränkte und das Gewebe beim Anheben bleichte, obwohl die Zähne ohne große Lücke zusammenstanden. Darüber hinaus hatte sie ein restriktives posteriores Zungenbändchen, das bei der ersten Inspektion nicht offensichtlich war, aber sichtbar wurde, wenn die Zunge mit zwei Fingern angehoben wurde. Dieses war sehr straff und schränkte sowohl die Beweglichkeit als auch die Funktion der Zunge ein. Der Eingriff verlief unspektakulär, ohne dass eine Sedierung, Lachgas oder Vollnarkose erforderlich war und nach etwa 15 Sekunden Laserung des Lippenbands und etwa 10 Sekunden des Zungenbands war er abgeschlossen. Das einzige Anästhetikum, das verwendet wurde, war eine örtliche Mischung aus Lidocain, Prilocain und Tetracain-Gel. Sie weinte etwa eine Minute lang, beruhigte sich dann aber schnell wieder. In dieser Nacht bemerkte die Mutter einen Unterschied beim Sprechen und es fiel der Patientin leichter, zu essen und zu schlucken. Sie schlief auch viel tiefer und ruhiger. Bei der einwöchigen Nachuntersuchung berichtete die Mutter, dass sie immer deutlicher sprach, bei der Nahrungsaufnahme zunehmend selbstsicherer wirkte und sich nicht mehr am Essen verschluckte, was zuvor täglich vorkam. Sie aß Eier und Hamburger, die sie vorher nicht zu sich nehmen konnte. Ihr Schlaf war deutlich besser, sie bewegte sich weniger, schnarchte weniger und atmete weniger durch den Mund. Die Mutter beobachtete, dass sie mehr sabberte als zuvor, was aber in der dritten Woche nachließ. Mutter und Kind führten die Dehnübungen zusätzlich zu den myofunktionellen Übungen 3 Wochen lang fort. Dieser Fall veranschaulicht, dass Säuglinge, die unter Schluckstörungen und Reflux leiden und Andickungsmittel für ihre Flaschennahrung benötigen, auf posteriore Zungenbändchen und Lippenbändchen untersucht werden sollten. Es ist viel einfacher und kostengünstiger, diese Anomalien zu korrigieren, als diese Babys aufwachsen zu lassen, die dann mit Sprach-, Fütterungs- und Schlafstörungen zu kämpfen haben. Eine Zungen- oder Lippenbändchenbehandlung setzt an der Ursache des Problems an, anstatt sich auf die Linderung der Symptome zu konzentrieren. Der beständigste und schnellste Nutzen nach einer Zungenbändchendurchtrennung in dieser Altersgruppe (1 bis 4 Jahre) ist eine bessere Schlafqualität, die zu einer besseren

Stimmung und Energie führt. Die Fütterung verbessert sich oft rasch, doch ist eine Therapie erforderlich, um die Schluckprobleme vollständig zu beheben. Das Sprechen verbessert sich oft schon in der ersten Woche, aber auch hier werden die größten Vorteile erst nach längerer Zeit und Therapie erreicht.

Fall 9

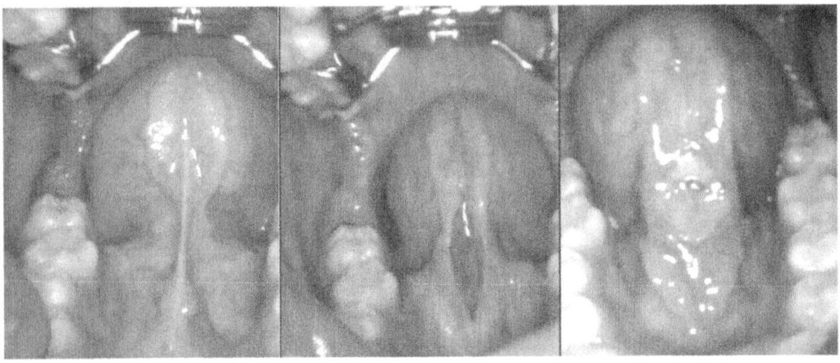

Präoperativer Befund, direkt postoperativ und 1 Woche postoperativ

Dieser 12 Jahre und 7 Monate alte Junge kam ursprünglich zur zahnärztlichen Behandlung. Bei ihm waren ADHS, Angstzustände und einige Entwicklungsverzögerungen diagnostiziert worden, obwohl er sehr intelligent und geistreich war. Mit dem Sprechen hatte er keine großen Probleme, aber er war bereits seit 4 Jahren in Therapie. Er litt bereits seit dem Babyalter unter Reflux. Seine Polypen und Mandeln wurden entfernt, als er noch ein kleines Kind war. Er klagte täglich über Nacken- und Schulterschmerzen, war ein Mundatmer, hatte häufig Verstopfung und knackte ständig mit den Knöcheln und anderen Gelenken. Er war sehr wählerisch, was die Konsistenz von Fleisch, gekochtem Gemüse, Kartoffelpüree und Milch betraf. Er spuckte das Essen aus und erbrach es sofort, wenn es nicht die richtige Konsistenz hatte. Er hatte mehrere Schlafprobleme, unter anderem schlief er in seltsamen Positionen, knirschte nachts mit den Zähnen, atmete mit dem Mund und schnarchte. Er hatte starke Zahnfehlstellungen und bekam einen Gaumenexpander eingesetzt.

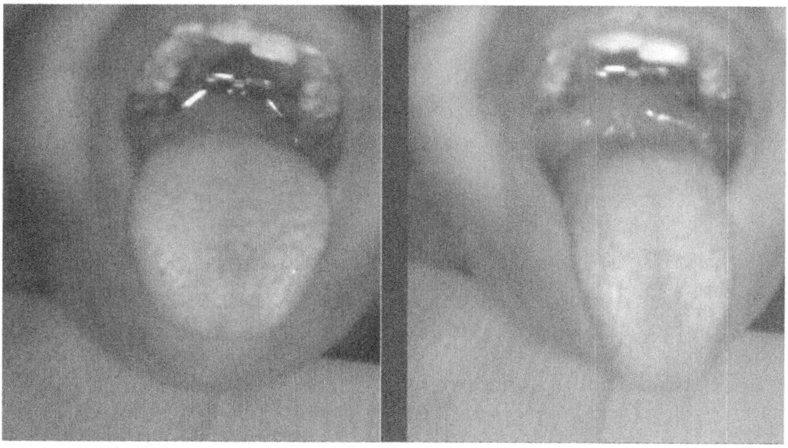

Zungenprotrusion vor und nach der Behandlung. Seine präoperative Protrusion lag im normalen Bereich, aber seine beeinträchtigte Elevation in Verbindung mit seiner symptomatischen Vorgeschichte machte ihn zu einem Kandidaten für eine Durchtrennung.

Bei der Untersuchung schien auf den ersten Blick das Bändchen völlig normal. Angesichts der Symptome, die er hatte, war jedoch eine detaillierte Untersuchung angebracht. Bei der digitalen Untersuchung fühlte sich der submuköse Teil des Zungenbändchens fester und restriktiver als normal an. Er konnte seine Zunge etwa bis zur Hälfte seines Kinns herausstrecken, was im normalen Bereich liegt, aber er hatte viele Symptome, die darauf hindeuteten, dass diese Restriktion ein Problem verursachte. Der Mutter wurde mitgeteilt, dass eine Behandlung wahrscheinlich zumindest bei einigen seiner Textursymptome helfen würde, obwohl dies keine Garantie war. Die Mutter entschied sich für eine Behandlung, die normal verlief und in der Praxis mit dem CO_2 Laser, Lachgas und Lidocain durchgeführt wurde.

Bei der Nachuntersuchung bemerkte die Mutter, dass der Eingriff sehr hilfreich für seine Nahrungsaufnahme und seinen Schlaf war. Nach der Behandlung stellte sie fest, dass er einschlief, durchschlief und erholter aufwachte als zuvor. Vor der Operation wachte er jede Nacht mindestens einmal auf, um sich etwas zu essen zu holen. Seine Ernährungsgewohnheiten verbesserten sich dramatisch und er hatte keine Abneigung mehr gegen Texturen oder Gemüse. Er fragte sogar nach Gemüse auf einem Sandwich, was er vorher nie getan hatte. Er hörte auf, ständig nach Essen zu suchen, beendete seine Mahlzeiten, hamsterte sein Essen nicht mehr in den Backen und war beim Essen entspannter, was darauf hindeutete, dass er leichter schlucken konnte. Außerdem knackte er nicht mehr so häufig mit den Knöcheln, dem Hals und anderen Gelenken und klagte nicht mehr über Schulterschmerzen. Er bemerkte, dass es "einfacher war, [seinen] Hals zu bewegen". Er hatte keine Kopfschmerzen mehr, die normalerweise einige Male pro Woche auftraten; sein verbessertes Kauen (und damit eine vollständigere Verdauung) linderten seine Verstopfung. Die Lebensqualität dieses Jungen wurde durch die Trennung eines scheinbar normalen Bändchens, das in seinem Fall funktionell zu straff war, stark beeinflusst.

Fall 10

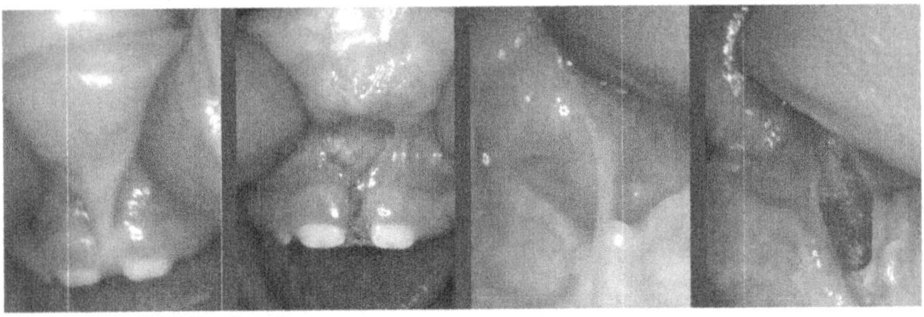

Vor und unmittelbar nach dem Trennen des Lippen- und Zungenbändchens.

Dieser 10 Monate alte Junge wurde von einer Logopädin zur Untersuchung von Zungen- und Lippenbändchen überwiesen. Er und seine Mutter bemühten sich redlich, ihn zu stillen, aber sie mussten das Stillen nach einem Monat wegen seines schlechten Anliegens, Koliken, Reflux und Blähungen aufgeben. Die Mutter fütterte dreifach (Stillen, Abpumpen und Füttern der abgepumpten Muttermilch) und er hatte immer noch Schwierigkeiten, Gewicht zuzulegen. Seine Lippen rollten sich beim Stillen nach unten ein und er brauchte eine Stunde für jede Mahlzeit. Er litt an Reflux und wurde mit Ranitidin (Zantac®) behandelt, was jedoch kaum eine Verbesserung brachte. Er hatte immer wiederkehrende Ohrinfektionen, die Paukenröhrchen erforderlich machten. Diese Probleme besserten sich leider auch nicht, als er auf die Flasche umgestellt wurde und er hatte immer noch Schwierigkeiten, eine Flasche zu trinken. Seine Mutter war die Einzige, die ihn füttern konnte und wenn er in die Kindertagesstätte ging, nahm er den ganzen Tag über nur 30-50ml zu sich, weil er so frustriert war. Er schlief schlecht und wachte 10 Monate lang 3 bis 4 Mal pro Nacht auf, jede Nacht. Seine Eltern waren erschöpft und ausgelaugt, sowohl emotional als auch körperlich. Bei der Untersuchung wurde ein Lippenbändchen der Klasse 4 nach Kotlow und ein submuköses posteriores Zungenbändchen der Klasse 1 nach Kotlow diagnostiziert. Das Bändchen war nicht sehr sichtbar, aber es schränkte das Anheben der Zunge und die normale Beweglichkeit bei diesem Kind ein.

Nach der 15-Sekunden-Prozedur für die Lippe und der 10-Sekunden-Prozedur für die Zunge beruhigte er sich sofort und nahm sein Fläschchen direkt schneller und ohne Unruhe. In dieser ersten Nacht schlief er die ganze Nacht durch, ohne ein einziges Mal aufzuwachen. Er schlief weiterhin jede Nacht durch, was für seine Eltern eine große Veränderung bedeutete. In der Kindertagesstätte begann er, sein Fläschchen ganz auszutrinken, während er zuvor nur ein Viertel der Flasche zu sich nehmen konnte. Er begann, feste Nahrung leichter zu schlucken. Er lallte vermehrt und sagte kurz nach der einwöchigen Nachuntersuchung sogar ein neues Wort: "Dada".

Die Funktion und die Symptome sind wichtiger als das Aussehen.

Dies sind beileibe nicht die "besten" Fälle, aber diese Geschichten wiederholen sich täglich in vielen Praxen auf der ganzen Welt. Jede von ihnen könnte als Fallstudie dienen, die zeigt, welche Auswirkungen das Entfernen eines winzigen Strang Gewebes auf das Leben eines Kindes - oder sogar eines Erwachsenen - haben kann.

KAPITEL 30

Nächste Schritte für Fachleute

Wenn Sie sich über Zungenbändchen fortbilden möchten, stehen Ihnen eine Reihe von Ressourcen zur Verfügung. Websites, Online-Kurse und viele Referenzen, einschließlich wissenschaftlicher Zeitschriftenartikel, sind auf den nächsten Seiten aufgeführt. Es gibt eine ganze Reihe von Forschungspublikationen über das Stillen, weniger über das Sprechen, weniger über das Füttern und fast keine über Erwachsene mit anderen gleichzeitigen Problemen und Zungenbändern. Das Gebiet braucht die Forschung durch jeden, der unser kollektives Wissen in diesem Bereich erweitern möchte.

Dieses Buch ist ein Versuch, die aktuellen und neuesten Überlegungen auf diesem Gebiet darzustellen, aber die meisten der in diesem Buch vorgestellten Ideen könnten sich letztendlich als unvollständig erweisen, da sich die Medizin sehr schnell weiterentwickelt. Das ist jedoch die Art und Weise, wie wir Menschen letztendlich vorwärts kommen. Wie Charles Sidney Burwell, ehemaliger Dekan der Harvard Medical School, bekanntlich sagte: "Die Hälfte von dem, was wir Ihnen beibringen werden, ist falsch, und die Hälfte ist richtig. Unser Problem ist, dass wir nicht wissen, welche Hälfte die richtige ist." Jetzt, da wir die vielen funktionellen Anomalien verstehen, die ein Zungenbändchen verursachen kann, ist es klar, dass Kinder und Erwachsene mit Schwierigkeiten beim

Sprechen, Essen und Schlafen es verdienen, von Menschen untersucht zu werden, die in den hier beschriebenen Disziplinen erfahren sind.

Zungenbändchen haben tiefgreifende Auswirkungen auf die Lebensqualität der betroffenen Familien. Sowohl die Eltern als auch die Kinder sind von den Funktionsstörungen durch Zungen- oder Lippenbändchen betroffen. Das Trennen der Bänder kann viel mehr Stress abbauen, der mit dem Syndrom oraler Restriktionen einhergeht, als den meisten Menschen bewusst ist. Zur weiteren Aufklärung über die Probleme, mit denen diese Eltern und Patienten konfrontiert sind, werden hier einige Kurse und Ressourcen empfohlen. Dies bedeutet nicht, dass ich alles, was auf den Websites steht oder in den Kursen gesagt wird, gutheiße, aber sie sind ein guter Anfang. Vielen Dank, dass Sie uns auf dieser Reise begleiten. Wir sind dankbar für die Möglichkeit, diesen Patienten und Familien eine Stimme zu geben, von denen viele jahrelang darauf gewartet haben, dass ihre Geschichte erzählt wird. Lassen Sie uns gemeinsam mehr Forschung, Bildung und Wissen auf diesem sich entwickelnden Gebiet betreiben und andere Patienten, Eltern und Anbieter ermutigen, mehr darüber zu erfahren, wie man Menschen mit oralen Restriktionen am besten helfen kann.

Quellen

Die Tongue-Tied Academy, Dr. Baxters umfassender Online-Kurs, der Ihnen hilft, Zungen- und Lippenbändchen sicher zu erkennen und zu behandeln, finden Sie unter: www.TongueTiedAcademy.com

Auf der Website des Alabama Tongue-Tie Center können Sie unsere Videothek durchstöbern, alle unsere Patientenformulare herunterladen und eine Liste der Materialien einsehen, die wir in unserer Praxis verwenden. Bitte besuchen Sie: www.TongueTieAL.com/Professionals

Wenn Sie eine Großauflage von *Zungenband* (25+) bestellen möchten, besuchen Sie bitte www.TongueTieAL.com/Book

Zungenband ist auch als Hörbuch bei Audible und Amazon erhältlich.

Weitere ausgewählte Quellen für Fachkräfte

TOTS (Tethered Oral Tissues Specialty) Fortbildungskurs von Autumn R. Henning, MS, CCC-SLP, COM http://www.chrysalisfeeding.com

IBCLC Meisterkurs: Orale Rehabilitation der Stilldyade, Kurs https://iparentllc.wixsite.com/ibclcmasterclass

Hirnnervendysfunktion und orale Restriktionen bei Kleinkindern im Vorschulalter: Ein multidisziplinärer Kurs für TOTs-Fachleute von Michelle Emanuel, OTR/L http://www.TummyTimeMethod.com

Das Breathe Institute bietet mehrere hervorragende, evidenzbasierte Kurse an, darunter der Breathe-Kurs mit Dr. Soroush Zaghi und der Breathe-Baby-Kurs mit Dr. Chelsea Pinto, die sich auf die multidisziplinäre Behandlung von Erwachsenen bzw. Babys konzentrieren. http://www.TheBreatheInstitute.com

GOLD Online Learning bietet fast 30 Kurse über Zungenbändchen von vielen verschiedenen Referenten und aus unterschiedlichen Blickwinkeln. Es gibt Kurse für KinderärztInnen, StillberaterInnen, ZahnärztInnen und mehr zum Thema Zungenbändchen. https://www.goldlearning.com

Dr. Kaplan und Dr. Convissar haben zusammen mit Alison Hazelbaker, PhD, IBCLC und Peter Vitruk, PhD, den *Color Atlas of Infant Tongue-Tie and Lip-Tie Laser Frenectomy (Farbatlas der Zungenbändchen- und Lippenbändchen-Laserektomie bei Säuglingen)* verfasst, der das erste Lehrbuch zum Thema Lasereinsatz bei der Zungenbändchenentfernung ist. https://www.laserfrenectomybook.com

Tongue-Tie Morphogenesis, Impact, Assessment and Treatment von Allison Hazelbaker, PhD, IBCLC, CST, RCST, ist eine hilfreiche Ressource, die die Geschichte des Zungenbändchens und seine Auswirkungen vor allem auf Säuglinge beschreibt. Außerdem wird ihr validiertes Bewertungsprotokoll, das HATLFF, erläutert. http://www.alisonhazelbaker.com/tongue-tie-book/

Tongue-Tie-From Confusion to Clarity von Carmen Fernando, einer Sprachpathologin, ist als eBook und als Taschenbuch erhältlich und behandelt Fütterungs- und Sprachprobleme im Zusammenhang mit Zungenbändchen sowie Anamnese und Bewertung. https://tonguetie.net/the-book/

Dr. Larry Kotlow ist ein Pionier auf dem Gebiet der Zungenbändchen und hat viele hilfreiche Handouts aus Kursen und wissenschaftlichen Artikeln entwickelt. Diese können unter http://www.kiddsteeth.com

gefunden werden. Sein kürzlich erschienenes Buch *SOS 4 TOTS* ist eine hilfreiche Quelle, die sich auf Babys mit oralen Restriktionen und die Schwierigkeiten der Mütter konzentriert, diese zu behandeln.

Suchen Sie das multidisziplinäre TOTs Körpertherapeuten Team www.AnkyloglossiaBodyworkers.com, das verschiedene Informationen über Forschung und manuelle Therapie für Eltern enthält, oder treten Sie ihm bei. Im Verzeichnis der Fachleute auf der Website können Sie jemanden in Ihrer Nähe finden.

Der Blog und die Facebook-Seite von Dr. Bobby Ghaheri werden regelmäßig mit hilfreichen Informationen aktualisiert. http://www.drghaheri.com/blog/

www.Talktools.com bietet Techniken, Schulungen und Hilfsmittel der Oral-Placement-Therapie (OPT) für Klienten, Therapeuten und Eltern an. Ihre Therapietechniken fügen der Fütterungs- und Sprachtherapie eine taktile Komponente hinzu, die es den Klienten ermöglicht, die für die Entwicklung einer klaren Sprache notwendigen Bewegungen zu "fühlen".

Berufsverbände im Zusammenhang mit Zungenbändchen

IATP (International Affiliation of Tongue-Tie Professionals)
https://tonguetieprofessionals.org/

ICAP (International Consortium of Oral Ankylofrenula Professionals)
http://www.icapprofessionals.com/

ALSC (American Laser Study Club)
http://www.americanlaserstudyclub.org

Myofunctional Therapy Quellen

The International Association of Orofacial Myology (IAOM)
http://iaom.com

The Academy of Myofunctional Therapy (AOMT)
https://aomtinfo.org

The Applied Academy of Myofunctional Sciences (AAMS)
https://aamsinfo.org/

The Coulson Institute https://coulsoninstitute.com/

The Graduate School of Behavioral Health Sciences
https://www.bp.edu/

Ressourcen für Eltern

Die Website www.TongueTieAL.com und der Blog von Dr. Baxter sind aktuelle Ressourcen für Eltern und Fachleute, die mehr über Zungenbändchen erfahren möchten.
www.TongueTieAL.com/Blog

Der Blog und die Facebook-Seite von Dr. Bobby Ghaheri sind hervorragende Quellen, um mehr zu erfahren. http://www.drghaheri.com/blog/ https://www.facebook.com/DrGhaheriMD/

Facebook Gruppen:

Tongue Tie Babies Support Group
Tongue Tie Lip Tie Baby Support Group
Tongue Tie Kids
Tongue Tied Adults Support Group

Location specific groups (States, and Regions)

"Liste bevorzugter Behandler"
https://www.tt-lt-support-network.com/

www.AnkyloglossiaBodyworkers.com ist eine Quelle für Informationen, Forschung und ein Anbieterverzeichnis speziell für Körpertherapeuten, die Babys mit TOTs bewerten und behandeln.

www.TummyTimeMethod.com ist eine Quelle für Aufklärung und Unterstützung rund um das Thema Bauchlage und enthält ein Anbieterverzeichnis.

www.Pathways.org ist eine Quelle für kostenlose Informationen zur Entwicklung von Kindern für Eltern und Fachleute.

Referenzen

1. Marasco L. Letter to the editor regarding N. Sethi, et al., benefits of frenulotomy in infants with ankyloglossia, IJPO (2013), http://dx.doi.org/10.1016/j.ijporl.2013.02.005. Int J Pediatr Otorhinolaryngol 2014;78(3):572.

2. Hong SJ, Cha BG, Kim YS, Lee SK, Chi JG. Tongue Growth during Prenatal Development in Korean Fetuses and Embryos. J Pathol Transl Med 2015;49(6):497–510.

3. Pompéia LE, Ilinsky RS, Ortolani CLF, Faltin K Júnior. ANKYLOGLOSSIA AND ITS INFLUENCE ON GROWTH AND DEVELOPMENT OF THE STOMATOGNATHIC SYSTEM. Rev Paul Pediatr 2017;35(2):216–21.

4. Obladen M. Much ado about nothing: two millennia of controversy on tongue-tie. Neonatology 2010;97(2):83–9.

5. Fernando C. Tongue Tie--from Confusion to Clarity: A Guide to the Diagnosis and Treatment of Ankyloglossia. Tandem Publications; 1998.

6. Ip S, Chung M, Raman G, Chew P, Magula N, DeVine D, et al. Breastfeeding and maternal and infant health outcomes in developed countries. Evid Rep Technol Assess 2007;(153):1–186.

7. Stuebe A. The risks of not breastfeeding for mothers and infants. Rev Obstet Gynecol 2009;2(4):222–31.

8. Kramer MS, Kakuma R. Optimal duration of exclusive breastfeeding. Cochrane Database Syst Rev 2012;(8):CD003517.

9. Messner AH, Lalakea ML. Ankyloglossia: controversies in management. Int J Pediatr Otorhinolaryngol 2000;54(2-3):123–31.

10. Buryk M, Bloom D, Shope T. Efficacy of neonatal release of ankyloglossia: a randomized trial. Pediatrics 2011;128(2):280–8.

11. Berry J, Griffiths M, Westcott C. A double-blind, randomized, controlled trial of tongue-tie division and its immediate effect on breastfeeding. Breastfeed Med 2012;7(3):189–93.

12. Geddes DT, Langton DB, Gollow I, Jacobs LA, Hartmann PE, Simmer K. Frenulotomy for breastfeeding infants with ankyloglossia: effect on milk removal and sucking mechanism as imaged by ultrasound. Pediatrics 2008;122(1):e188–94.

13. O'Callahan C, Macary S, Clemente S. The effects of office-based frenotomy for anterior and posterior ankyloglossia on breastfeeding. Int J Pediatr Otorhinolaryngol 2013;77(5):827–32.

14. Ghaheri BA, Cole M, Fausel SC, Chuop M, Mace JC. Breastfeeding improvement following tongue-tie and lip-tie release: A prospective cohort study. Laryngoscope 2017;127(5):1217–23.

15. Ghaheri BA, Cole M, Mace JC. Revision Lingual Frenotomy Improves Patient-Reported Breastfeeding Outcomes: A Prospective Cohort Study. J Hum Lact 2018;890334418775624.

16. Hogan M, Westcott C, Griffiths M. Randomized, controlled trial of division of tongue-tie in infants with feeding problems. J Paediatr Child Health [Internet] 2005;Available from: http://onlinelibrary.wiley.com/doi/10.1111/j.1440-1754.2005.00604.x/full

17. Kotlow LA. Oral diagnosis of abnormal frenum attachments in neonates and infants: evaluation and treatment of the maxillary and lingual frenum using the Erbium: YAG laser. J Pediatric Dent Care 2004;10(3):11–4.

18. Kotlow L. Diagnosis and treatment of ankyloglossia and tied maxillary fraenum in infants using Er:YAG and 1064 diode lasers. Eur Arch Paediatr Dent 2011;12(2):106–12.

19. Kotlow LA. Ankyloglossia (tongue-tie): a diagnostic and treatment quandary. Quintessence Int 1999;30(4):259–62.

20. Emond A, Ingram J, Johnson D, Blair P, Whitelaw A, Copeland M, et al. Randomised controlled trial of early frenotomy in breastfed infants with mild-moderate tongue-tie. Arch Dis Child Fetal Neonatal Ed 2014;99(3):F189–95.

21. Smith GCS, Pell JP. Parachute use to prevent death and major trauma related to gravitational challenge: systematic review of randomised controlled trials. BMJ 2003;327(7429):1459–61.

22. Osband YB, Altman RL, Patrick PA, Edwards KS. Breastfeeding education and support services offered to pediatric residents in the US. Acad Pediatr 2011;11(1):75–9.

23. Siegel SA. Aerophagia Induced Reflux in Breastfeeding Infants With Ankyloglossia and Shortened Maxillary Labial Frenula (Tongue and Lip Tie). International Journal of Clinical Pediatrics 2016;5(1):6–8.

24. Coryllos E, Genna CW, Salloum AC, Others. Congenital tongue-tie and its impact on breastfeeding. Breastfeeding: Best for Mother and Baby 2004;1–6.

25. de Castro Martinelli RL, Marchesan IQ, Gusmão RJ, de Castro Rodrigues A, Berretin-Felix G. Histological characteristics of altered human lingual frenulum. International Journal of Pediatrics and Child Health 2014;2:5–9.

26. Pransky SM, Lago D, Hong P. Breastfeeding difficulties and oral cavity anomalies: The influence of posterior ankyloglossia and upper-lip ties. Int J Pediatr Otorhinolaryngol 2015;79(10):1714–7.

27. Kotlow LA. Diagnosing and understanding the maxillary lip-tie (superior labial, the maxillary labial frenum) as it relates to breastfeeding. J Hum Lact 2013;29(4):458–64.

28. Flinck A, Paludan A, Matsson L, Holm AK, Axelsson I. Oral findings in a group of newborn Swedish children. Int J Paediatr Dent 1994;4(2):67–73.

29. Ghaheri B. Lip-Tie vs. Normal Frenum [Internet]. Bobby Ghaheri MD Facebook Blog Post2017 [cited 2018 May 29];Available from: https://www.facebook.com/DrGhaheriMD/photos/a.451553228339392.1073741829.329432813884768/807144299446948/?type=3

30. Santa Maria C, Aby J, Truong MT, Thakur Y, Rea S, Messner A. The Superior Labial Frenulum in Newborns: What Is Normal? Glob Pediatr Health 2017;4:2333794X17718896.

31. Centers for Disease Control and Prevention. Breastfeeding Report Card, 2016. CDC; 2016.

32. Section on Breastfeeding. Breastfeeding and the use of human milk. Pediatrics 2012;129(3):e827–41.

33. Odom EC, Li R, Scanlon KS, Perrine CG, Grummer-Strawn L. Reasons for earlier than desired cessation of breastfeeding. Pediatrics 2013;131(3):e726–32.

34. Hazelbaker AK. The assessment tool for lingual frenulum function (ATLFF): Use in a lactation consultant private practice. 1993;

35. Srinivasan A, Dobrich C, Mitnick H, Feldman P. Ankyloglossia in breastfeeding infants: the effect of frenotomy on maternal nipple pain and latch. Breastfeed Med 2006;1(4):216–24.

36. Martinelli RL de C, Marchesan IQ, Berretin-Felix G. Lingual frenulum protocol with scores for infants. Int J Orofacial Myology 2012;38:104–12.

37. Lopes de Castro Martinelli R, Queiroz Marchesan I, Berretin-Felix G. Protocolo de avaliação do frênulo lingual para bebês: relação entre aspectos anatômicos e funcionais. Revista CEFAC [Internet] 2013;15(3). Available from: http://www.redalyc.org/html/1693/169327929012/

38. Martinelli RL de C, Marchesan IQ, Lauris JR, Honório HM, Gusmão RJ, Berretin-Felix G. Validade e confiabilidade da triagem: "teste da linguinha." Rev CEFAC 2016;18(6):1323–31.

39. FDA. FDA review results in new warnings about using general anesthetics and sedation drugs in young children and pregnant women [Internet]. FDA Drug Safety Communications2016 [cited 2018 May 29];Available from: https://www.fda.gov/downloads/Drugs/DrugSafety/UCM533197.pdf

40. Reddy SV. Effect of general anesthetics on the developing brain. J Anaesthesiol Clin Pharmacol [Internet] 2012;Available from: https://www.ncbi.nlm.nih.gov/pmc/articles/PMC3275974/

41. Rhoades DR, McFarland KF, Finch WH, Johnson AO. Speaking and interruptions during primary care office visits. Fam Med 2001;33(7):528–32.

42. Romanos GE, Belikov AV, Skrypnik AV, Feldchtein FI, Smirnov MZ, Altshuler GB. Uncovering dental implants using a new thermo-optically powered (TOP) technology with tissue air-cooling. Lasers Surg Med 2015;47(5):411–20.

43. Georgios E. Romanos D. Diode Laser Soft-Tissue Surgery: Advancements Aimed at Consistent Cutting, Improved Clinical Outcomes. Compend Contin Educ Dent [Internet] 2013 [cited 2018 Jun 18];Available from: https://cced.cdeworld.com/courses/20875-Diode_Laser_Soft-Tissue_Surgery:Advancements_Aimed_at_Consistent_Cutting-Improved_Clinical_Outcomes

44. Shavit I, Peri-Front Y, Rosen-Walther A, Grunau RE, Neuman G, Nachmani O, et al. A Randomized Trial to Evaluate the Effect of Two Topical Anesthetics on Pain Response During Frenotomy in Young Infants. Pain Med 2017;18(2):356–62.

45. Ovental A, Marom R, Botzer E, Batscha N, Dollberg S. Using topical benzocaine before lingual frenotomy did not reduce crying and should be discouraged. Acta Paediatr 2014;103(7):780–2.

46. Shah PS, Herbozo C, Aliwalas LL, Shah VS. Breastfeeding or breast milk for procedural pain in neonates. Cochrane Database Syst Rev 2012;12:CD004950.

47. Simonse E, Mulder PGH, van Beek RHT. Analgesic effect of breast milk versus sucrose for analgesia during heel lance in late preterm infants. Pediatrics 2012;129(4):657–63.

48. So T-Y, Farrington E. Topical benzocaine-induced methemoglobinemia in the pediatric population. J Pediatr Health Care 2008;22(6):335–9; quiz 340–1.

49. Haytac MC, Ozcelik O. Evaluation of patient perceptions after frenectomy operations: a comparison of carbon dioxide laser and scalpel techniques. J Periodontol 2006;77(11):1815–9.

50. Woolridge MW. The "anatomy" of infant sucking. Midwifery 1986;2(4):164–71.

51. Elad D, Kozlovsky P, Blum O, Laine AF, Po MJ, Botzer E, et al. Biomechanics of milk extraction during breast-feeding. Proc Natl Acad Sci U S A 2014;111(14):5230–5.

52. Chu MW, Bloom DC. Posterior ankyloglossia: a case report. Int J Pediatr Otorhinolaryngol 2009;73(6):881–3.

53. Kotlow LA. The influence of the maxillary frenum on the development and pattern of dental caries on anterior teeth in breastfeeding infants: prevention, diagnosis, and treatment. J Hum Lact 2010;26(3):304–8.

76. Palmer B. The Importance of Breastfeeding As It Relates to Total Health [Internet]. Brian Palmer, DDS For Better Health 2002 [cited 2018 May 29];Available from: http://www.brianpalmerdds.com/pdf/section_A.pdf

77. Lin S. Dental Diet: The Surprising Link Between Your Teeth, Real Food, and Life-Changing Natural Health The. Hay House, Incorporated; 2019.

78. Moss ML, Salentijn L. The primary role of functional matrices in facial growth. Am J Orthod 1969;55(6):566–77.

79. Trabalon M, Schaal B. It takes a mouth to eat and a nose to breathe: abnormal oral respiration affects neonates' oral competence and systemic adaptation. Int J Pediatr 2012;2012:207605.

80. Eltzschig HK, Carmeliet P. Hypoxia and inflammation. N Engl J Med 2011;364(7):656–65.

81. Izuhara Y, Matsumoto H, Nagasaki T, Kanemitsu Y, Murase K, Ito I, et al. Mouth breathing, another risk factor for asthma: the Nagahama Study. Allergy 2016;71(7):1031–6.

82. Yamaguchi H, Tada S, Nakanishi Y, Kawaminami S, Shin T, Tabata R, et al. Association between Mouth Breathing and Atopic Dermatitis in Japanese Children 2-6 years Old: A Population-Based Cross-Sectional Study. PLoS One 2015;10(4):e0125916.

83. Hang WM, Gelb M. Airway Centric® TMJ philosophy/Airway Centric® orthodontics ushers in the post-retraction world of orthodontics. Cranio 2017;35(2):68–78.

84. Huang YS, Quo S, Berkowski JA, Guilleminault C. Short lingual frenulum and obstructive sleep apnea in children. Int J Pediatr Res [Internet] 2015;1(003). Available from: http://orofacialintegrity.com/wp-content/uploads/2015/05/short-ling-frenum-and-sleep-apnea.pdf

85. Palmer B. Otitis Media: An Anatomical Perspective [Internet]. Brian Palmer, DDS For Better Health 2001 [cited 2018 May 29];Available from: http://www.brianpalmerdds.com/pdf/Otitis_media.pdf

86. Sexton S, Natale R. Risks and benefits of pacifiers. Am Fam Physician 2009;79(8):681–5.

87. CDC - Data and Statistics - Sleep and Sleep Disorders [Internet]. 2017 [cited 2018 Jun 26];Available from: https://www.cdc.gov/sleep/data_statistics.html

88. Kostrzewa-Janicka J, Jurkowski P, Zycinska K, Przybyłowska D, Mierzwińska-Nastalska E. Sleep-Related Breathing Disorders and Bruxism. Adv Exp Med Biol 2015;873:9–14.

89. Jokubauskas L, Baltrušaitytė A. Relationship between obstructive sleep apnoea syndrome and sleep bruxism: a systematic review. J Oral Rehabil 2017;44(2):144–53.

90. Chervin RD, Dillon JE, Bassetti C, Ganoczy DA, Pituch KJ. Symptoms of sleep disorders, inattention, and hyperactivity in children. Sleep 1997;20(12):1185–92.

91. Wu J, Gu M, Chen S, Chen W, Ni K, Xu H, et al. Factors related to pediatric obstructive sleep apnea-hypopnea syndrome in children with attention deficit hyperactivity disorder in different age groups. Medicine 2017;96(42):e8281.

92. Philby MF, Macey PM, Ma RA, Kumar R, Gozal D, Kheirandish-Gozal L. Reduced Regional Grey Matter Volumes in Pediatric Obstructive Sleep Apnea. Sci Rep 2017;7:44566.

93. Macey PM, Kheirandish-Gozal L, Prasad JP, Ma RA, Kumar R, Philby MF, et al. Altered Regional Brain Cortical Thickness in Pediatric Obstructive Sleep Apnea. Front Neurol 2018;9:4.

94. McNamara JA Jr, Lione R, Franchi L, Angelieri F, Cevidanes LHS, Darendeliler MA, et al. The role of rapid maxillary expansion in the promotion of oral and general health. Prog Orthod 2015;16:33.

95. Guilleminault C, Monteyrol P-J, Huynh NT, Pirelli P, Quo S, Li K. Adeno-tonsillectomy and rapid maxillary distraction in pre-pubertal children, a pilot study. Sleep Breath 2011;15(2):173–7.

96. Lehmann KJ, Nelson R, MacLellan D, Anderson P, Romao RLP. The role of adenotonsillectomy in the treatment of primary nocturnal enuresis in children: A systematic review. J Pediatr Urol 2018;14(1):53.e1–53.e8.

97. Oral health in America: a report of the Surgeon General. J Calif Dent Assoc 2000;28(9):685–95.

98. Bishara SE. Management of diastemas in orthodontics. Am J Orthod 1972;61(1):55–63.

99. Khoury MJ, Cordero JF, Mulinare J, Opitz JM. Selected Midline Defect Associations: A Population Study. Pediatrics 1989;84(2):266–72.

100. Hirsch S, Sanchez H, Albala C, de la Maza MP, Barrera G, Leiva L, et al. Colon cancer in Chile before and after the start of the flour fortification program with folic acid. Eur J Gastroenterol Hepatol 2009;21(4):436–9.

101. Troen AM, Mitchell B, Sorensen B, Wener MH, Johnston A, Wood B, et al. Unmetabolized folic acid in plasma is associated with reduced natural killer cell cytotoxicity among postmenopausal women. J Nutr 2006;136(1):189–94.

102. Mills JL. Fortification of Foods with Folic Acid — How Much is Enough? N Engl J Med 2000;342(19):1442–5.

103. Brandalize APC, Bandinelli E, dos Santos PA, Roisenberg I, Schüler-Faccini L. Evaluation of C677T and A1298C polymorphisms of the MTHFR gene as maternal risk factors for Down syndrome and congenital heart defects. Am J Med Genet A 2009;149A(10):2080–7.

104. Imbard A, Benoist J-F, Blom HJ. Neural tube defects, folic acid and methylation. Int J Environ Res Public Health 2013;10(9):4352–89.

105. CDC. Data and Statistics | Autism Spectrum Disorder (ASD) | NCBDDD | CDC [Internet]. Centers for Disease Control and Prevention 2018 [cited 2018 Jun 25];Available from: https://www.cdc.gov/ncbddd/autism/data.html

106. Rogers AP. Exercises for the development of the muscles of the face, with a view to increasing their functional activity. Dental Cosmos LX 1918;59(857):e76.

107. Bonuck K, Freeman K, Chervin RD, Xu L. Sleep-disordered breathing in a population-based cohort: behavioral outcomes at 4 and 7 years. Pediatrics 2012;129(4):e857–65.

108. Camacho M, Certal V, Abdullatif J, Zaghi S, Ruoff CM, Capasso R, et al. Myofunctional Therapy to Treat Obstructive Sleep Apnea: A Systematic Review and Meta-analysis. Sleep 2015;38(5):669–75.

109. Mindell JA, Owens JA. A Clinical Guide to Pediatric Sleep: Diagnosis and Management of Sleep Problems. Lippincott Williams & Wilkins; 2015.

110. Proffit WR, Fields HW Jr, Sarver DM. Contemporary Orthodontics. Elsevier Health Sciences; 2006.

111. Chiropractic care for children: Controversies and issues. Paediatr Child Health 2002;7(2):85–104.

112. Lee AC, Li DH, Kemper KJ. Chiropractic care for children. Arch Pediatr Adolesc Med 2000;154(4):401–7.

113. Fry LM. Chiropractic and breastfeeding dysfunction: A literature review. Journal of Clinical Chiropractic Pediatrics 2014;14(2):1151–5.

114. Page P. Cervicogenic headaches: an evidence-led approach to clinical management. Int J Sports Phys Ther 2011;6(3):254–66.

115. Mawji A, Vollman AR, Hatfield J, McNeil DA, Sauvé R. The incidence of positional plagiocephaly: a cohort study. Pediatrics 2013;132(2):298–304.

116. Pérez-Machado JL, Rodríguez-Fuentes G. [Relationship between the prone position and achieving head control at 3 months]. An Pediatr 2013;79(4):241–7.

117. Senju A, Shimono M, Tsuji M, Suga R, Shibata E, Fujino Y, et al. Inability of infants to push up in the prone position and subsequent development. Pediatr Int [Internet] 2018;Available from: http://dx.doi.org/10.1111/ped.13632

118. Mukai S, Mukai C, Asaoka K. Congenital ankyloglossia with deviation of the epiglottis and larynx: symptoms and respiratory function in adults. Ann Otol Rhinol Laryngol 1993;102(8 Pt 1):620–4.

Fragebogen für Säuglinge
(angepasst von Dr. Larry Kotlow, DDS)

Name des Kindes ______________________geb.______________ Heutiges Datum______________________

____männlich _____weiblich Geburtsgewicht ________ aktuelles Gewicht ________Geburtsort ________

_____Vaginale Geburt ______Kaiserschnitt-Geburt Geburtskomplikationen? ______________________

Stillen Sie oder pumpen Sie ab? ___Ja ___Nein Wenn nicht, wann haben Sie aufgehört zu stillen? ________

1. Babys bekommen üblicherweise Vitamin K nach der Geburt. Hat Ihr Kind Vitamin K erhalten? ___Ja___Nein
2. War Ihr Baby ein Frühchen? ___ Ja ___ Nein Wenn Ja, wieviele Wochen zu früh? __________
3. Hat Ihr Kind (angeborene)Herzfehler? ___ Ja ___ Nein oder Bluterkrankungen? ___Ja ___ Nein
4. Andere Erkrankungen? ____
4. Hatte Ihr Kind schon mal eine Operation? ___ Ja ____ Nein Was für eine Operation? ______________________________

5. Trifft einer oder mehrere der unten genannten Punkte auf Ihr Kind zu? Bitte kreuzen Sie an/umkreisen Sie oder führen Sie weiter aus.

___ Schlechtes Andocken an der Brust oder Flasche
___ Schläft beim Trinken ein
___ Abrutschen oder häufiges Wiederandocken an die Brust
___ Würgen, Verschlucken oder Husten beim Trinken
___ Schlechte oder sehr langsame Gewichtszunahme
___ häufig Schluckauf
___ häufiger Schluckauf im Mutterbauch
___ Quetschen oder Kauen der Brustwarze
___ Schnuller fällt schnell wieder aus dem Mundo der bleibt gar nicht drin
___ Schnarchen, geräuschvolles Atmen, Mundatmen
___ Kurze Schlafphasen, häufiges Erwachen
___ Baby bewegt sich sehr viel im Schlaf/rastlos
___ Baby scheint immer hungrig

___ Lippe rollt sich beim Stillen oder an der Flasche nach innen
___ Klicken oder Schmatzen beim Trinken
___ Saugbläschen an den Lippen
___ Koliken / Baby weint viel
___ Reflux
___ Häufiges Spucken? Menge/ Häufigkeit____________
___ Aufgetrieben (häufiges Pupsen) / Unruhe
___ Milch läuft beim Stillen/Flasche trinken aus den Mundwinkeln
___ Nase scheint oft verstopft
___ Baby ist an Brust oder Flasche frustriert
___ Verstopfung oder irregulärer Stuhlgang
Wie lange braucht Ihr Baby für eine Mahlzeit? ____________
Wie oft trinkt Ihr Baby? ___________________
Anderes?

6. Bekommt Ihr Baby eine Dauermedikation? ___ Reflux ____Soor Name des Medikaments: ______________

7. Vorherige Operation zur Lippen-oder Zungenband-Korrektur? (wann/wo) _____________________________

8. Wie geht es Ihnen emotional? ____

9. Hatten oder haben Sie folgende Anzeichen oder Symptome? Bitte kreuzen Sie an/führen Sie weiter aus.

___ Faltige, verformte Brustwarzen
___ Lippenstift-förmige Brustwarzen
___ Offene, blutige oder wunde Brustwarzen
Schmerz beim ersten Anlegen auf einer Skala von 0-10 ______
Schmerz beim Stillen (0-10) ______
___ Gefühle wie Hoffungslosigkeit/Depression

___ Schlechte/unvollständige Milchentleerung
___ Nachlassende Milchproduktion
___ Verstopfte Milchgänge/ Entzündung/ Mastitis
___ Soor in der Brust
___ Benutzung eines Brusthütchens
___ Baby hat eine bevorzugte Seite ____ (R/L)

Hausarzt/Kinderarzt ____________________________ Chiropraktiker/Physiotherapeut/Ergotherapeut____________________

StillberaterIn ___________________________________ Weitere Therapeuten/Ärzte__________________________________

Wie sind Sie auf uns aufmerksam geworden? _____________________________

Wie weit wohnen Sie von hier weg? ________________________

Unterschrift Arzt ____

Formular zur Untersuchung von Säuglingen
(nach Dr. Marty Kaplan, DDS)

Patientenname : Datum:

Lippenbändchen: Kotlow 1 2 3 4
Präsentation: Dünn / Dick / Fibrös / Fleischig   Weißwerden Gewebe: J / N
Schmerzen beim Anheben d. Lippe: J / N   Diastema: J / N / N.V.

Baby Lippen-Beurteilung:

1. Blasen/Saugblasen an der Oberlippe? J / N   Blasen auf beiden Lippen? J / N
2. Oberlippe lässt sich ein und ausrollen? J / N
3. Unterlippe lässt sich bis zu den Eingängen der Nase strecken? J / N
4. Muskeltonus: verspannt / flexibel

Wangenbändchen: Keines Weißwerden R / L Palpation R / L Baxter Class I II III

Zungen-Beurteilung:
Kotlow Klassifikation Zungenband: 1- 0-25% 2- 25-50% 3- 50-75% 4- 75-100% bis zur Zungenspitze
Anteriores Zungenband:

1. Frenum Breite: leicht <1mm / moderat 2-4mm / schwer > 4mm
2. Barrierre beim Fingerstreichen: Kleiner Huckel / moderater Huckel / Zaunähnlich
3. Zahnfleisch wird weiß bei Zug am Band J / N
4. Zungenform: eingedellt / schalenförmig / herzförmig / quadratisch / löffelförmig / zeltförmig

Posteriores Zungenband:
Fingerstreichen: Kleiner Huckel / moderater Huckel / Zaunähnlich / Zeltähnlich / Eiffelturm
Aussehen:

1. Dorsale Depression / Wangengrübchen: Ja / Nein
2. Linguale Fasern: Dünn / Dick
3. Faserinsertion: mittleres 1/3 / hinteres 1/3
4. Tief/Versteckt (Sichtbar bei Retraktion / *Submucosal*)

Funktionaler Grad: TIP ___ Grad 1 (>80%) Grad 2 (50-80%) Grad 3 (25-50%) Grad 4 (<25%)
LPS ___ Grad 1 (>60%) Grad 2 (30-60%) Grad 3 (<30%) Grad 4 (<5/UTO)

Kompensation: FoM hebt sich beim Zunge Heben J / N   Verspannungen: Nacken / M. mentalis
Grad 4 c/t 3 / Grad 4 c/t 2 / Grad 3 c/t 2 / Grad 3 c/t 1 / Grad 2 c/t 1

Gaumen: Flach / Normal / Hoch / V-förmig / U-förmig
Intermolare Breite Erwachsene: ____ Gut 38-42mm / Mild 36-38mm / Moderat 34-36mm / Schwer<34mm
Intermolare Breite Kind: ____ Gut 24mm + Alter
Zunge Overflow LPS: Normal / Mild / Moderat / Schwer Zungen Welle: J / N
Weicher Gaumen sichtbar: J / N   Tonsillare Hypertrophie: J / N

Post-Op-Formular für die Frenektomie bei Säuglingen
(nach Dr. Greg Notestine, DDS)

POSTOPERATIVES MERKBLATT Baby/Kleinkind

Unser Ziel ist eine gute Heilung des behandelten Areals bei bestmöglicher Mobilität des Gewebes. Sie sollten die Wunddehnübungen am liegenden Baby/Kleinkind ausführen (Wickeltisch, Bett, Sofa). Sie sollten wie ein Behandler von oben kommen, d.h., die Füße Ihres Kindes sollten von Ihnen weg zeigen. Auf unserer Website www.TongueTieAL.com finden Sie ein Video hierzu. Bitte nehmen Sie nach 7-10 Tagen einen virtuellen oder persönlichen Nachsorgetermin wahr. **Beginnen Sie mit den Übungen am Tag nach dem Eingriff.** Achten Sie darauf, dass Sie Handschuhe tragen oder zumindest mit gewaschenen Händen mit kurzen Nägeln (!) die Übungen im Mund Ihres Kindes ausführen.

1. Wenn auch Lippen- und Wangenbändchen bei Ihrem Kind durchtrennt wurden, fahren Sie zunächste von den Mundwinkeln kommend mit beiden Zeigefingern unter die Oberlippe und ziehen Sie sie auf Höhe der Nasenlöcher so weit wie möglich nach oben, so dass Sie die diamantförmige Wunde sehen können. **Massieren Sie den Diamanten von unten nach oben, sanft und mit leichtem Druck.** Manchmal kann die Wunde leicht bluten. Bei starker Blutung sollten Sie uns anrufen.
2. Bei der Zunge drücken Sie mit dem Daumen Ihrer nicht-dominanten (meist linken) Hand den Unterkiefer nach unten, um den Mund zu öffnen. Drücken Sie nun mit einem Zeigefinger hinter dem Kieferkamm am Mundboden beginnend langsam und fest auf die Wunde, um sie zu spannen, halten Sie diese Position für ein paar Sekunden und wiederholen Sie den Vorgang 3 Mal. Die ersten ein bis zwei Tage blutet die Wunde manchmal noch ein wenig, was nicht bedenklich ist.
3. Ziel ist es, eine offene, diamantförmige Wunde beizubehalten, besonders bei der Zunge. Wenn Sie bemerken, dass sich die Wunde zusammenzieht, dehnen Sie sie ein wenig tiefer, um sie wieder zu öffnen.
4. Wiederholen Sie diese Übungen **3 Mal täglich für 4 Wochen.**
5. **Wenn Sie keinen persönlichen Nachsorgetermin wahrnehmen können**, führen Sie bitte eine "tiefere Dehnung" und stärkeren Druck bei den Übungen einmal nach 7 Tagen aus, um ein erneutes Wiederanheften zu verhindern. Sie können sich hierzu ein Video auf unserer Webseite oder unserem YouTube Channel ansehen. Bei der Durchführung einer "tiefen Dehnung" kommt es in den moisten Fällen zu einer leichten Blutung, weil sich die Wunde erneut öffnet. Sie können die Blutung mit einem Papiertaschentuch oder einer Wundauflage unter leichtem Druck in 4-5min stoppen. Wieder aufgetretene Symptome sollten sich nach dieser "tiefen Dehnung" wieder normalisieren.
6. Spielen Sie einige Male am Tag ohne Übungen im Mund Ihres Kindes. Achten Sie dabei auf saubere, gewaschene Hände und kitzeln Sie beispielsweise die Lippen, massieren Sie den Kieferkamm oder Lassen Sie Ihr Baby an Ihrem Finger saugen. So vermeiden Sie eine orale Aversion.
7. Sehen Sie sich Michelle Emanuel's YouTube Channel an um mehr über die therapeutische Bauchlage und andere Übungen zu erfahren. Versuchen Sie, die Übungen in Ihr tägliches Programm aufzunehmen.
8. Auf der Wunde wird sich in den nächsten Tagen weicher feuchter Schorf oder Belag bilden. Dieser kann weiß, gelb oder sogar grün aussehen. **Diese Farbe ist kein Anzeichen für eine Infektion**, sondern Teil der normalen Wundheilung im Mund. Das weiße/gelbe/grüne Areal wird mit jedem Tag Kleiner warden, aber selbst wenn es verschwunden ist, müssen Sie die Übungen weiter durchführen. Bei Fragen melden Sie sich bitte in der Praxis.

Wenn Sie Stillen, wenden Sie sich bitte an Ihre Stillberaterin. Flaschengefütterte Kinder profitieren häufig von einem Besuch beim Ernährungstherapeuten. Ein Besuch beim Chiropraktiker, Physiotherapeuten oder Osteopathen kann ebenfalls sehr hilfreich sein, um die Heilung zu optimieren.

Erwarten Sie keine sofortige Verbesserung. Sie können in etwa von einer besseren Fütterung pro Tag ausgehen (zwei bessere Fütterunge am zweiten Tag usw.). Manchmal dauern die Verbesserungen etwas. Ihrem Baby helfen bei der Heilung viel Hautkontakt, wärme Bäder und beruhigende Musik.

Bei Schmerzen können Sie Ihrem Baby Ibuprofen oder Paracetamol in der entsprechenden altersgerechten Dosierung geben. Am besten starten Sie mit der Medikation, wenn Sie nach dem Eingriff nach Hause kommen für die nächsten 2-3 Tage alle 6 Stunden oder wie verschrieben. Homöopathische Mittel wie Arnika Globuli können sehr hilfreich bei der Reduzierung von Schwellung und Schmerz eingesetzt werden. Fragen Sie hierzu bitte Ihren behandelnden Arzt/Homöopathen nach der richtigen Dosierung. Wenn Ihr Baby nicht trinken möchte oder Schmerzen zu haben scheint, suchen Sie bitte einen Arzt auf.

Die Lippe Ihres Kindes kann nach der Behandlung für einige Tage leicht geschwollen und wund sein. Nach einer Woche sehen die behandelten Areale sehr gut, nach 2-3 Wochen fast normal aus.

Bei jeglichen Fragen rufen Sie bitte unsere Praxis oder außerhalb der Sprechzeiten in dringenden Fällen Dr. Baxter auf dem Handy an (####). In medizinischen Notfällen rufen Sie bitte den Rettungsdienst unter 112 an.

Fragebogen zu Zungenbändchen bei Kindern

Patienten-Name ____________________ Geburtsdatum ________ Alter___ Heutiges Datum _____

Vorerkrankungen: ____________________ Aktuelle Medikation: ____________________

Allergien: ____________________ Vorherige Behandlung Lippe/Zunge?(Datum)__________

1. Welche der unten genannten Aussagen treffen auf Ihr Kind zu? Bitte kreuzen Sie an oder unterstreichen Sie wenn nötig.

Sprache

__ Frustration mit Kommunikation
__ Eltern verstehen Kind schlecht
__ Andere Personen verstehen Kind schlecht
__ % Prozent der Zeit, die Sie Ihr Kind verstehen
__ Schwierigkeiten mit schnellem Sprechen
__ Schwierigkeiten mit bestimmten Worten
__ Schwierigkeiten mit Lauten (welchen?)______
__ Sprachverzögerung (wann?)____________
__ Stottern
__ Sprache bei langen Sätzen schwerer zu vesrtehen
__ Sprach-Therapie (seit wann)____________
__ Nuscheln oder leises Sprechen
__ "Baby-Sprache" oder Baby-Stimme

Füttern/Ernährung

__ Frustration mit Nahrungsaufnahme
__ Schwieriger Übergang zu fester Nahrung
__ langsamer Esser (isst nie auf)
__ wenig Appetit / Schwierige Gewichtszunahme
__ Ständige Nahrungsaufnahme über den Tag verteilt
__ Hamstern von Essen in den Backen
__ Wählerischer Esser/ mäkelig mit Texturen (welche?)________
__ Würgen oder Verschlucken beim Essen
__ Ausspucken von Nahrung
__Probiert keine neuen Nahrungsmittel
__ Anderes

Stillprobleme oder Probleme mit der Flasche als Baby

__ Schmerzen beim Stillen (Mutter) oder schlechtes Andocken
__ schlechte Gewichtszunahme
__ Reflux oder Spucken
__ Blähungen (häufiges Pupsen) als Baby
__ Milch lief aus den Mundwinkeln/ unordentlicher Esser
__ wenig Milch bei der Mutter
__ Brusthütchen zum Stillen notwendig
__ Klickgeräusche beim Trinken
__ viel Weinen/Koliken als Baby
__ Anderes:

Schlaf

__ Schläft in seltsamen Positionen
__ Schläft rastlos (viel Bewegung)
__ Wacht leicht oder oft auf
__ Bettnässen
__ Müde nach dem Aufwachen
__ Nächtliches Zähneknirschen
__ Schläft mit offenem Mund
__ Schnarchen (wie viel) __________
__ Atemaussetzer (Schlaf Apnoe)

Andere Probleme

__ Nacken/Schulterschmerzen oder Verspannungen
__ CMD Schmerzen, Kiefergelenksknacken
__ Kopfschmerzen oder Migräne
__ Starker Würgereiz
__ Verlängertes Daumenlutschen/ Schnuller
__ Mund offen /Mundatmung am Tag
__ Tonsillen oder Polypen Entfernung
__ Kürzlich Paukenröhrchen/ häufige Ohreninfektionen
__ Reflux (mit Medikation oder ohne)
__ Hyperaktivität
__ Verstopfung

Lippenband-Probleme

__ Schwierigkeiten beim Putzen der Frontzähne
__ Oberkieferzähne beim Lachen nicht sichtbar
__ Lücke zwischen Frontzähnen
__ Karies der Frontzähne
__ Schwierigkeiten vom Löffel zu essen
__ Schwierigkeiten mit B, P, M oder W Lauten

Weitere Probleme?

Hausarzt ____________________ Therapeut____________________

Wie haben Sie von uns gehört? ____________ Unterschrift Arzt ____________

Über die Autoren

Richard Baxter, DMD, MS

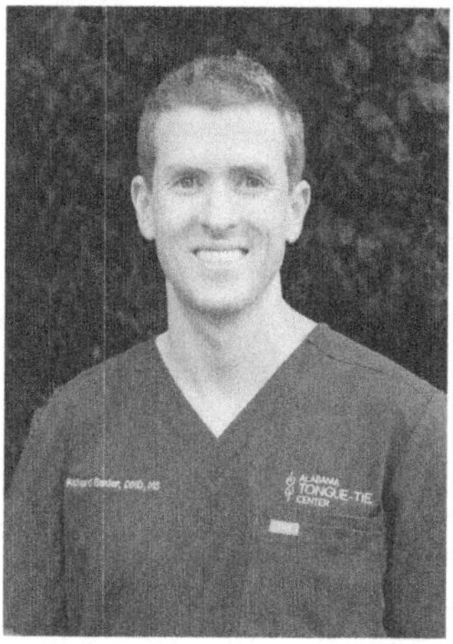

Dr. Richard Baxter ist Kinderzahnarzt und zertifizierter Laserchirurg. Er lebt in Birmingham, AL, mit seiner Frau Tara und seinen drei Töchtern Hannah, Noelle und Molly. Er ist der Gründer und Inhaber der Shelby Pediatric Dentistry (Kinderzahnarztpraxis) und des Alabama Tongue-Tie Center, wo er mit dem CO_2 Laser arbeitet, um orale Restriktionen zu lösen, die zu Still-, Sprach-, Zahn-, Schlaf- und Ernährungsproblemen führen. Er hatte selbst ein Zungenbändchen und seine drei Mädchen wurden bei der Geburt wegen Zungen- und Lippenbändchen behandelt, so dass ihm sein Fachgebiet ein persönliches Herzensanliegen ist. In seiner Freizeit verbringt er gerne Zeit mit seiner Familie, liest und ist draußen aktiv. Dr. Baxter nimmt auch an vielen zahnärztlichen Missionsreisen ins Ausland teil und arbeitet derzeit an mehreren Projekten im Zusammenhang mit Zungenbändchen, die Forschung und Ausbildung umfassen.

Megan Musso, MA, CCC-SLP

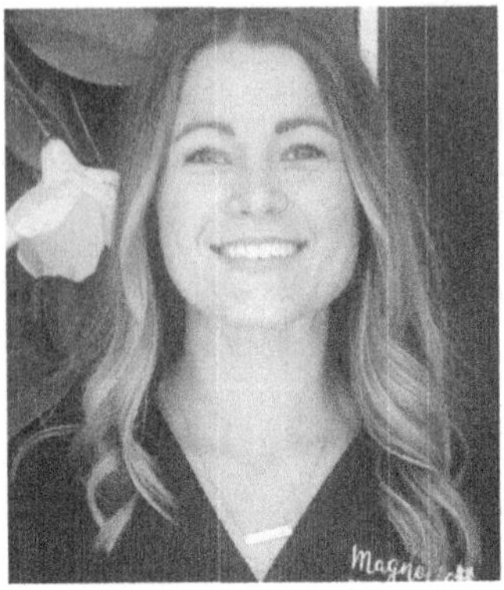

Megan Musso ist eine zertifizierte und zugelassene Logopädin und Gründerin und Inhaberin von Magnolia Pediatric Therapy in Lake Charles, Louisiana. Sie schloss ihr Studium an der Louisiana State University mit einem Bachelor und einem Master ab und widmet sich seitdem ihrer Leidenschaft für pädiatrische Ernährung und Frühförderung. Zu Megans Erfahrungen in der Arbeit mit Kindern gehört die Behandlung von Fütterungsstörungen bei Säuglingen und Kindern mit oralen Restriktionen, medizinisch auffälligen Säuglingen, Jugendlichen mit besonderen Bedürfnissen und sich normal entwickelnden Kindern mit oraler Abneigung oder "wählerischem Essverhalten". In ihrer Freizeit trinkt Megan gerne eine gute Tasse Kaffee, verreist mit ihrem Mann und trainiert eine Leichtathletikgruppe an der Barbe High School.

Lauren Hughes, MS, CCC-SLP

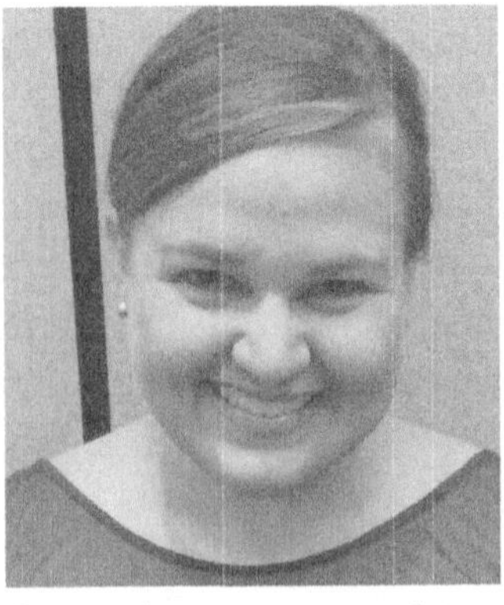

Lauren Hughes ist eine zertifizierte Logopädin und Inhaberin von Expressions Pediatric Therapy in Birmingham, AL. Sie erwarb ihren Master-Abschluss an der University of Southern Mississippi und hat sich weitergebildet, um ihr Verständnis für Fütterungs-, Mundmotorik-, Sprech- und Sprachstörungen zu vertiefen und ihren Kunden die bestmöglichen Dienstleistungen zu bieten. In ihrer Freizeit liest Lauren gerne, verbringt Zeit mit Freunden, sieht sich einen guten Film an und reist gerne an neue Orte.

Lisa Lahey, RN, IBCLC, COMS

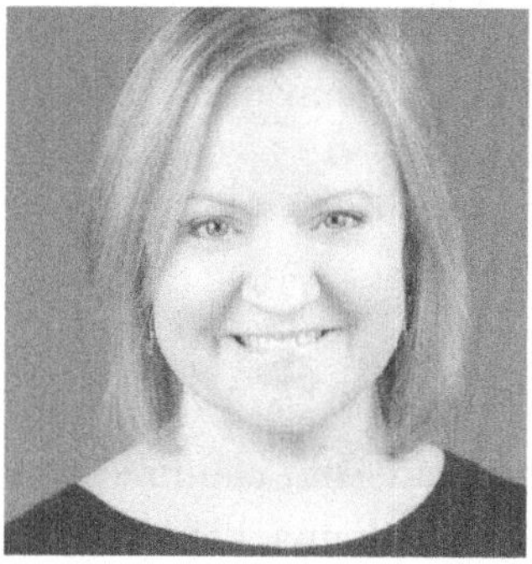

Lisa arbeitet seit 22 Jahren als Krankenschwester und Stillberaterin im Bereich der Mutter-Kind-Gesundheit, zunächst im Krankenhaus in den Bereichen Geburtshilfe, Wochenbett, Neugeborenenstation und Säuglingsstation. Seit 19 Jahren ist sie IBCLC und hat ein besonderes Interesse an oralen Restriktionen und myofunktioneller Therapie. Sie hat viele Fortbildungen und Kurse absolviert, die über ihren Abschluss als Krankenschwester hinausgehen, um ihren Patientinnen mit Fachwissen zur Seite zu stehen. In ihrer Privatpraxis Advanced Breastfeeding Care bietet Lisa nun Stillberatungen und ganzheitliche Methoden für komplexe Stillprobleme an. Lisa arbeitet auch in einer Praxis für funktionelle Kieferorthopädie in Indianapolis, IN, und bietet myofunktionelle Untersuchungen und Therapien für Babys, Kinder und Erwachsene an. Lisa unterrichtet zusammen mit anderen Kollegen einen IBCLC-Masterclass-Kurs über die Beurteilung von Bändern und orale Rehabilitation. Sie reist gerne mit ihrem Mann und ihren 5 Kindern in die Nationalparks, um abzuschalten und die Natur zu genießen.

Paula Fabbie, RDH, BS, COM

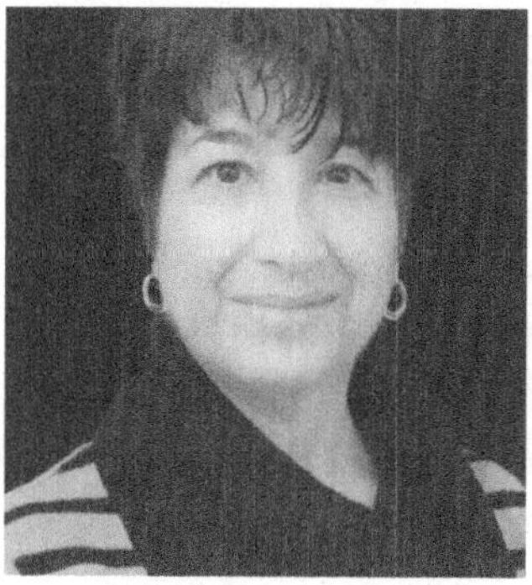

Paula Fabbie, RDH, BS, COM (zertifizierte orofaziale Myologin) berät, hält Vorträge und schreibt Artikel über orofaziale myofunktionelle Dysfunktionen (OMD) und deren Auswirkungen auf die allgemeine Gesundheit und den Schlaf. Paula Fabbie bietet eine einzigartige Perspektive auf bewährte Prinzipien der oralen Ruhehaltung in Kombination mit wissenschaftlich fundierten Erkenntnissen, um ihre Patienten beim Erreichen ihrer myofunktionellen Ziele und einer funktionellen Atmung zu unterstützen. Sie betreibt Paula Fabbie, LLC, wo sie myofunktionelle Dienstleistungen anbietet.

Marty Lovvorn, DC

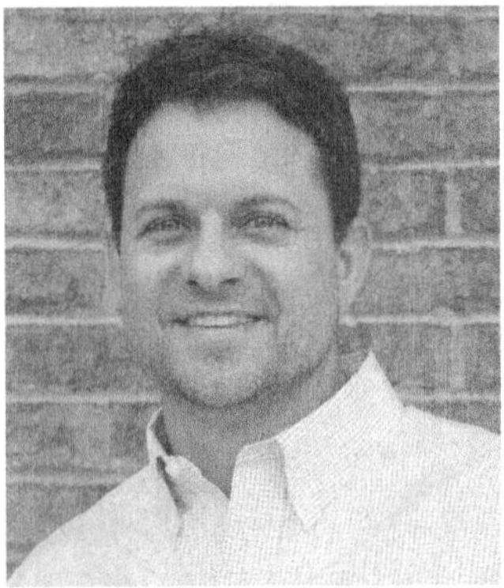

Dr. Marty Lovvorn ist der Gründer und leitender Gonstead-Arzt von Precision Chiropractic of Alabama. Dr. Lovvorn ist Absolvent der Auburn University (B.S.) und der Life University (D.C.). Er hat sich auf die weltberühmte Gonstead-Technik spezialisiert und konzentriert sich auf die pädiatrische Entwicklung, Schwangerschaft und pränatale Betreuung, die Heilung von Sportverletzungen und die Gesundheit von Erwachsenen. Seine Leidenschaft ist es, durch die Ausbildung und Anwendung einer prinzipientreuen chiropraktischen Behandlung einen dauerhaften Einfluss auszuüben. Dr. Lovvorn, seine Frau und seine beiden Kinder leben in Birmingham, AL, wo sie Freizeitaktivitäten im Freien und die Zeit mit der Familie genießen.

Michelle Emanuel, OTR/L, NBCR, CST, CIMI, RYT200

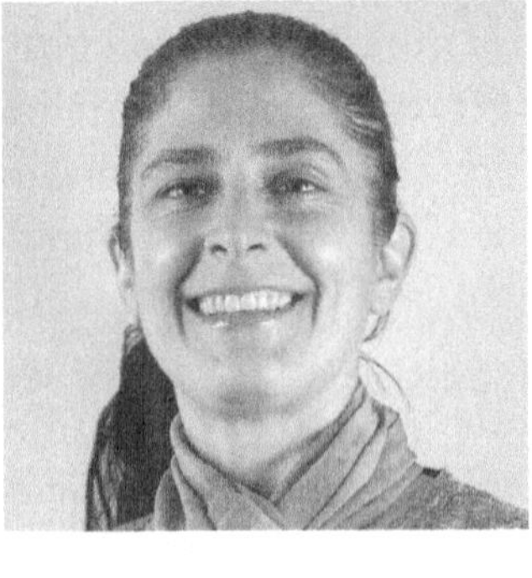

Michelle ist Ergotherapeutin für Neugeborene und Kinder, staatlich geprüfte Reflexologin, zertifizierte Craniosacral-Therapeutin, zertifizierte Ausbilderin für Säuglingsmassage und eingetragene Yogalehrerin mit Schwerpunkt auf Kleinkindern. 17 Jahre lang arbeitete sie im Cincinnati

Children's Hospital Medical Center, sowohl im stationären Bereich/ NICU als auch im ambulanten Bereich/Entwicklung. Während dieser Zeit entwickelte Michelle die TummyTime!™ Methode (TTM), bei der Eltern ihr Baby bewusst in Bauchlage spielen lassen, um seine Muskeln in Nacken, Armen und Rücken zu stärken. TTM soll Eltern und Babys dabei helfen, neue Herausforderungen anzunehmen und die Spielzeit als gemeinsame Zeit wertzuschätzen. Michelle bildet auch Fachleute aus, die sich für TTM zertifizieren lassen möchten und steht ihnen als Mentorin zur Seite. In den letzten Jahren hat Michelle Vollzeit in ihrer eigenen Praxis gearbeitet, in der sie Babys mit Hirnnervenfehlfunktionen (CND), oralen Restriktionen/ Tethered Oral Tissues (TOTs), Problemen mit der Mundmotorik und der Entwicklung untersucht und behandelt. Sie reist auch viel, um ihr Curriculum zu unterrichten, arbeitet mit anderen TOT-Fachleuten zusammen und ist Mitglied des Lehrkörpers der Academy of Orofacial Myofunctional Therapy. Michelle lebt mit ihren drei Kindern in Cincinnati, wo ein Sohn das College und zwei Töchter die High School besuchen.

Dr. Med.Dent. Maren Mittelhammer, MHBA

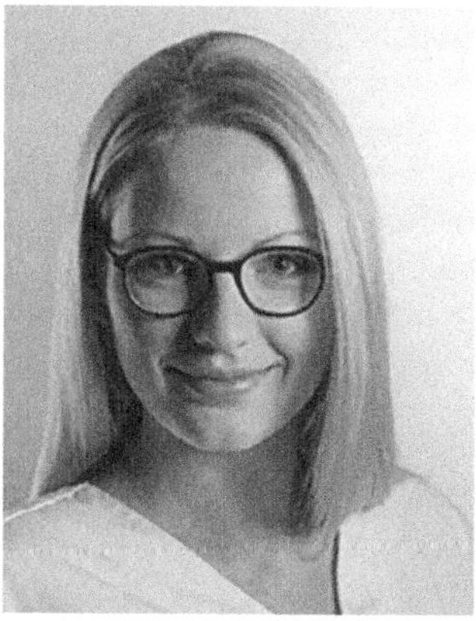

Dr. Maren Mittelhammer studierte Zahnmedizin an der Ludwig-Maximilians-Universität in München und promovierte dort im Fachbereich Mund-Kiefer-Gesichtschirurgie.
Nach dem Universitätsabschluss absolvierte sie aus persönlichem Interesse eine Weiterbildung zur StillspezialistIn®, legte einen Master in Gesundheitsökonomie (MHBA) an der Friedrich-Alexander-Universität Erlangen-Nürnberg ab und arbeitete neben ihrem Beruf als Zahnärztin ehrenamtlich als Rettungssanitäterin.

Sie arbeitet seit 2013 als Zahnärztin in München mit dem Schwerpunkt Endodontie und hat sich in den letzten Jahren komplett der Kinder- und Jungendzahnmedizin verschrieben.

Sie ist Autorin diverser Fachartikel zur Thematik Frühkindliche Karies und Stillen und Absolventin der Tongue-Tied Academy.

In diesem Zusammenhang besuchte sie Dr. Baxter zur Hospitation auch vor Ort in seiner Praxis in Alabama.

Ihr Ziel ist es, ihr interdisziplinäres Wissen in den Bereichen der Notfallmedizin, Zahnmedizin, Kinderzahnheilkunde und der oralen Restriktionen mit ihrer Fachexpertise im Bereich Stillen zu verknüpfen und damit möglichst viele Betroffene und Interessierte umfassend und ganzheitlich beraten und behandeln zu können.

Dr. Mittelhammer ist verheiratet und lebt mit Mann und Kindern in München.

Selbstbestimmtes Lernen. Umfassende Betreuung.

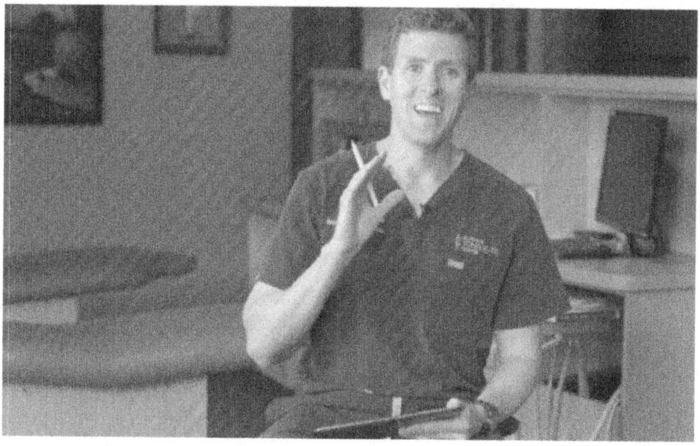

In diesem umfassenden Online-Kurs erklärt Dr. Richard Baxter im Detail, wie man Patienten mit oralen Restriktionen einschätzt, diagnostiziert und behandelt. Es wird ein gründliches Hintergrund-Wissen zu Zungenbändern und den Auswirkungen auf die Patienten im Laufe ihres Lebens vermittelt, sowie Dutzende von Fällen erläutert und die neuesten Forschungsergebnisse zusammengefasst. Ein Modul zur Geschäftsperspektive beschreibt, wie man Teammitglieder schult, Abrechnungs- und Versicherungsfragen klärt und wie man mit der Behandlung von Patienten mit zu kurzen Zungenbändchen beginnt. Letztendlich erlauben Videos mit jeweils vollständigen Patientenbehandlungen zu unseren Beratungs-, Behandlungs- und Nachsorgemethoden den Behandlern, unsere Praxis virtuell zu besuchen, ohne dass sie reisen oder ihre Praxen schließen müssen. Melden Sie sich noch heute an, um selbstbestimmt zu lernen und erfolgreich Patienten zu behandeln.

Erfahren Sie mehr und starten Sie Ihre Reise unter:
www.TongueTiedAcademy.com